주치의가 답해주는

치매의
진단·간병·처방

가와바타 노부야

야치요병원 치매질환의료센터장

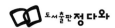
도서출판정다와

[서문]

'치매는 고혈압, 당뇨병 등과 같이 통상질환이므로 1차 진료를 담당하는 주치의 선생님들도 치매 진료에 참가해야 한다', '앞으로는 모든 의사가 치매 환자를 진료하는 시기가 온다'는 주장이 들리고 있는데 실제로는 어떤가요?

치매를 전문으로 하지 않는 선생님들의 솔직한 기분은 '치매 진단을 모르는데, 전문의가 아닌 내가 진단해도 될까?', '치매라고 진단하더라도 감당할 수 없는 행동심리 증상을 보이면 나로서는 대응할 수 없다', '외래환자 진료로도 바쁜데 개호(介護, 간병) 상담에 관여할 시간 같은 건 없다' 등이 아닐까 생각합니다.

1차 진료 의사 선생님들이 치매 진료에 발을 들여놓지 못하는 이유 중 하나가 실제 임상에 입각한 서적이나 강의가 적고, 진단 · 치료의 기술 향상 기회가 한정되어 있다는 점이라고 저는 생각합니다.

저는 2013년 5월부터 닛케이 메디컬 Online에 '1차 진료 의사를 위한 치매 진료 강좌'를 연재하고 있습니다. 1996년에 건망증 외래센터를 개설하여 현재까지 6,000명에 가까운 환자를 진료해 온 저의 경험을 바탕으로 선생님들이 실제로 치매 환자를 진료하는 장면을 상정하여 교과서에 나오는 내용이 아니라, 실천적 사고방식을 해설하는 데 역점을 두어 왔습니다.

이 책은 2016년 2월말까지 연재된 64회분 연재 기사를 바탕으로 선생님들이 일상 진료에서 느끼고 계신 의문점을 곧바로 찾아볼 수 있도록 QA 방식으로 재구성하였습니다. 이 책이 선생님들의 일상 진료에 도움이 될 수 있기를 기원합니다.

2016년 5월
가와바타 노부야

3

주치의가 답해주는
치매의 진단·간병·처방

CONTENTS

시작하며

[진단 편]

Q1 치매 진료의 대원칙은? 10

Q2 알츠하이머 치매의 특징은? 18

Q3 생활 장애 유무를 어떻게 판단하나? 26

Q4 HDS-R을 진단에 어떻게 활용하나? 34

Q5 치매인지 고령에 따른 건망증인지 혼동되면 어떻게 하나? 42

Q6 진료실에서 나타난 환자 모습에서 알 수 있는 것은? 50

Q7 문진 받는 모습에서 알츠하이머 치매를 진단하기 위해서는? 58

Q8 단골 환자의 치매 증상을 재빨리 발견하기 위해서는? 64

Q9 자신의 병원에서 진료 가능한 치매 환자를 구별하는 포인트는? ... 68

Q10 왜 뇌 영상 진단을 하는가? 76

Q11 어떤 사례에서 DaTscan을 사용하나? 84

Q12 치매와 유사한 질환에는 무엇이 있나? 90

Q13 우울증 치매와 알츠하이머 치매의 구별법은? 98

Q14 루이소체 치매란 어떤 질환인가? 106

Q15 루이소체 치매 진단 요령은? 112

Q16 알츠하이머 치매와 루이소체 치매는 감별해야 하나? ················ 116

Q17 루이소체 치매라고 오진하지 않습니까? ···················· 124

Q18 알츠하이머 치매를 잘 설명하는 요령은? ···················· 130

Q19 개정 도로교통법으로 치매 치료는 어떻게 바뀌나? ················ 136

Q20 치매 환자의 자동차 운전을 중단하게 하는 효과적 방법은? ········ 144

Q21 운전면허 갱신 시의 임시 적성검사를 어떻게 하나? ··············· 150

Q22 임시 적성검사와 의학적 진단을 내릴 때의 리스크는? ·············· 154

Q23 성년후견인제도를 이용해야 하는 사례는? ···················· 160

Q24 이 환자, 어떻게 진단하나? 사례 1 ······················ 168

Q25 이 환자, 어떻게 진단하나? 사례 2 ······················ 176

Q26 이 환자, 어떻게 진단하나? 사례 3 ······················ 186

Q27 이 환자, 어떻게 진단하나? 사례 4 ······················ 196

[치료와 간병]

Q28 알츠하이머 치매 약물 치료의 대원칙은? ···················· 204

Q29 도네페질의 효과와 부작용을 구분하는 포인트는? ··············· 214

Q30 메만틴을 사용해야 하는 사례와 최적 용량은? ················ 222

Q31 2제 병용 요법을 어떻게 진행하나? ······················ 230

Q32 치매 치료제는 언제 중지해야 하나? ······················ 238

Q33 보습제, 외용 스테로이드제를 제대로 사용하기 위해서는? ········ 242

Q34 망상에 어떻게 대처하나? ···································· 250

Q35 "화를 잘 내서 힘들어요."라는 상담을 받으면? ···················· 256

Q36 루이소체 치매에 대한 아리셉트 처방의 순서와 요령은? ·········· 262

Q37 이노성 유무에 따라 치매 치료제를 구분해 사용하자 ·············· 268

Q38 불면과 야간 행동 장애를 어떻게 치료하나? ···················· 274

Q39 이노성이 있는 알츠하이머 치매의 약물요법을 어떻게 하나? ······ 282

Q40 티아프리드, 억간산(抑肝散)의 효과적 처방법은? ··················· 288

Q41 이노성이 있는 알츠하이머 치매에 대한
항정신병약 처방은 어떻게 하나? ····························· 294

Q42 망상을 보이는 알츠하이머 치매에 대한 약물요법 요령은? ········ 300

Q43 식욕 저하를 보이는 알츠하이머 치매에 대한
약물요법 요령은? ··· 306

Q44 루이소체 치매를 어떻게 진료하나? 사례 1 ···················· 312

Q45 루이소체 치매를 어떻게 진료하나? 사례 2 ···················· 318

Q46 "앞으로 어떻게 하면 좋을까요?"라고 가족이 물으면
어떻게 설명하나? ··· 324

Q47 간병인이 치매를 이해하지 못할 때, 어떻게 하나? ·············· 330

Q48 환자가 데이 서비스 이용을 싫어하면 어떻게 하나? ·············· 334

[행동심리 증상 편]

Q49 행동심리 증상이란? ··· 340

Q50 행동심리 증상에 향정신병약을 쓸 때 주의점은? ····················· 350

Q51 행동심리 증상에 향정신병약을 능숙하게 사용하기 위해서는? ···· 356

Q52 행동심리 증상에 대한 항간질약 처방 순서와 주의점은? ··········· 364

Q53 행동심리 증상에 어떻게 대응하나? 사례 1 ························· 370

Q54 행동심리 증상에 어떻게 대응하나? 사례 2 ························· 376

Q55 행동심리 증상에 어떻게 대응하나? 사례 3 ························· 380

Q56 행동심리 증상에 어떻게 대응하나? 사례 4 ························· 386

Q57 행동심리 증상에 어떻게 대응하나? 사례 5 ························· 392

Q58 행동심리 증상에 어떻게 대응하나? 사례 6 ························· 398

Q59 행동심리 증상에 어떻게 대응하나? 사례 7 ························· 404

Q60 행동심리 증상에 어떻게 대응하나? 사례 8 ························· 410

Q61 행동심리 증상에 어떻게 대응하나? 사례 9 ························· 416

Q62 행동심리 증상에 어떻게 대응하나? 사례 10 ······················· 422

Q63 행동심리 증상에 어떻게 대응하나? 사례 11 ······················· 428

Q64 행동심리 증상에 어떻게 대응하나? 사례 12 ······················· 434

Q65 행동심리 증상에 어떻게 대응하나? 사례 13 ······················· 440

※본서의 한국의 의약품에 대한 정보 '국내 생산 제품'은 한국의 출판사 〈정다와〉에서 추가한 것입니다.

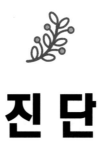

진단

Q.01

치매 진료의 대원칙은?

치매 진료의 대원칙은 다음 5가지입니다.

❶ 치매를 일으키는 원인 질환은 70가지에서 100가지 전후라고 하는데, 일 상적인 임상에서 선생님들이 만날 기회가 많은 질환은 알츠하이머 치매 와 혈관성 치매(혈관성 인지장애), 루이소체 치매 3가지입니다. 이 3가지 질환을 진료할 수 있는 능력을 습득할 수 있다면 치매 진료 기술은 현격히 향상됩니다.

❷ 치매가 의심되는 모든 환자를 1차 진료의 선생님들이 진료할 필요는 없습니다. 자신의 진료 기술 범위 안에서 진료 가능한 환자를 보는 것만으로 도 충분하다고 생각합니다.

❸ 치매 진료는 시간이 걸린다고 하는데, 모든 환자에게 장시간 진료가 필요한 건 아닙니다. 효율적으로 진료할 수 있는 노하우는 많이 있습니다. 그 노하우를 이 책에서 소개하겠습니다.

❹ 치매 진료는 어떤 의미에서는 패턴 진료입니다. 예를 들어, 알츠하이머 치매에는 어떤 일련의 특징적 병상(病像)이 있습니다. 이 기본 패턴을 습득

하면 그 후의 진료를 신속하고 효율적으로 할 수 있게 됩니다.

❺ 치매 진단은 어떤 의미에서는 매우 애매합니다. 예를 들어, 당뇨병처럼 수치로 나타나는 진단 기준이 있는 것도 아니고, 혈압을 측정하면 고혈압 진단을 할 수 있는 것같이 명확한 영역이 있는 질환이 아닙니다. 초진 시에 치매다, 치매가 아니다라고 명확하게 판단하지 못하는 경우도 적지 않습니다. 그 시점에서 명확하게 판단할 수 없다고 해서 걱정할 필요는 없습니다. 기본적으로는 약 반년 혹은 1년 정도 임상 경과를 본 후 다시 평가하면 됩니다. 어떤 의미에서는 느긋한 자세를 갖는 게 진료를 시작하기 쉬울지도 모릅니다.

그럼 본편으로 들어가겠습니다. 다음과 같은 환자가 선생님들의 의원이나 클리닉에서 진찰을 받았다고 상정하고 읽어 보십시오.

사례 1

외래 환자인 71세 여성이 남편에 이끌려 진찰받으러 왔다. 환자를 데리고 온 남편에 따르면 반년 전부터 똑같은 걸 몇 번이나 물어보게 되었다. 중요한 물건을 종종 분실하고 전날도 진찰권과 보험증을 어딘가 깊숙이 감춰둬 찾지 못했다. 며칠 전 장례식에 갔을 때 조의 봉투에 자기 이름을 쓰고 나서 다른 조의 봉투에 또 이름을 썼다.

최근에는 저녁 식탁에 같은 요리가 오르는 경우가 자주 있고, 같은 식자재를 몇 번이나 사오는 경우도 늘었다. 냉장고 안 식자재를 방치해서 상하게 하는 경우도 가끔 있다. 예전에는 온화한 성격이었는데, 최근에는 화를 잘 낸다. 외출도 안 하려고 한다. "일상생활에 지장이 있느냐."고 본인에게 물었지만 "전혀 없다."고 한다.

이 환자는 과연 치매일까요? 먼저 생각해야 할 것은 이 사례가 치매인지에 대한 판단입니다. 감별해야 할 병태(病態)에는 고령으로 인해 나타나는 석성할 필요 없는 건망증, 말하자면 '나이 문제'를 들 수 있습니다.

○ 가족에게 이끌려 진찰받으러 왔나 환자 스스로 진찰받으러 왔나?

치매 유무를 판단할 때 진찰받으러 온 경로가 판단 근거 중 하나가 됩니다. 그림1은 제가 개설하고 있는 건망증 외래센터에 진찰받으러 온 환자가 진찰받으러 오기까지의 경로를 조사한 결과입니다. 가족에게 이끌려 진찰받으러 온 환자의 92%는 여러 검사 결과 치매를 앓고 있다는 게 밝혀졌습니다. 한편, 환자 자신이 치매를 걱정하여 진찰받으러 온 경우, 치매를 앓고 있는 사례는 겨우 6%에 지나지 않았습니다.

치매를 판단할 때 가족이나 주위 사람들에게 이끌려 진찰받으러 온 경우는

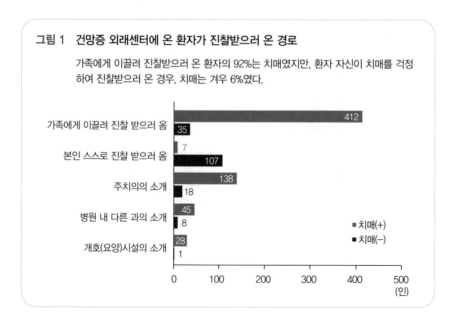

그림 1 건망증 외래센터에 온 환자가 진찰받으러 온 경로

가족에게 이끌려 진찰받으러 온 환자의 92%는 치매였지만, 환자 자신이 치매를 걱정하여 진찰받으러 온 경우, 치매는 겨우 6%였다.

치매로 진전되고 있을 가능성이 높다고 생각됩니다. 사례 1도 남편이 치매를 걱정하여 의료기관에 데리고 온 것이므로 치매 가능성이 높을 거라 생각하고 진료를 진행했습니다. 덧붙이면 저는 가족의 제6감이 치매를 진단하는 데 가장 도움이 된다고 생각하고 있습니다. 오랜 세월 함께 생활하고 있는 가족이 이상을 느낄 경우 치매일 가능성이 매우 높습니다.

⬤ 가족이나 같이 온 사람이 환자의 상황을 파악하고 있는가?

치매는 의식 장애가 없음에도 불구하고 지적 기능이 저하하여 그로 인해 사회생활과 가정생활, 하는 일에 지장을 초래하는 병태(病態)입니다. 생활에 지장을 초래하는지를 판단하기 위해서는 가족이나 주위 사람들로부터 병력을 청취하고 환자를 진찰·문진하는 게 중요합니다. 하지만 병력 청취 시 주의해야 할 게 하나 있습니다. 그것은 가족이나 같이 온 사람이 환자의 생활 상황을 정확히 파악하고 있는지 입니다(그림 2).

가족이나 같이 온 사람이 환자의 생활 상황을 충분히 인식하고 있는 경우에는 병력을 청취하는 것만으로 환자가 치매로 진전되고 있는지를 판단하기가 비교적 쉽습니다. 문제는 가족이나 같이 온 사람이 환자의 생활 상황을 파악하고 있지 못하거나, 의사에게 제대로 얘기할 능력이 부족한 경우입니다. 이런 경우에는 가족이나 주위 사람들로부터 병력을 청취하는 데 시간을 들여도 소용없습니다. 치매 판단은 환자의 진찰·문진에 의존하는 것 말고는 방법이 없습니다. 사례 1에서는 남편이 환자의 생활 변화 또는 생활 장애에 대해 비교적 정확히 파악하고 있기 때문에 치매 유무 판단은 쉽다고 생각됩니다.

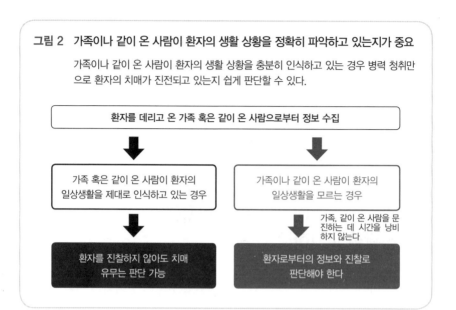

그림 2 가족이나 같이 온 사람이 환자의 생활 상황을 정확히 파악하고 있는지가 중요

가족이나 같이 온 사람이 환자의 생활 상황을 충분히 인식하고 있는 경우 병력 청취만으로 환자의 치매가 진전되고 있는지 쉽게 판단할 수 있다.

환자를 데리고 온 가족 혹은 같이 온 사람으로부터 정보 수집

가족 혹은 같이 온 사람이 환자의 일상생활을 제대로 인식하고 있는 경우

가족이나 같이 온 사람이 환자의 일상생활을 모르는 경우

가족, 같이 온 사람을 문진하는 데 시간을 낭비하지 않는다

환자를 진찰하지 않아도 치매 유무는 판단 가능

환자로부터의 정보와 진찰로 판단해야 한다

◯ 임상의가 하는 치매 진료의 흐름은?

현재의 의학에서는 치매 유무를 판단하는 검사에 결정적인 것은 없습니다. **그림 3**은 임상의가 치매를 진단할 때 그 흐름을 나타낸 것입니다.

선생님 중에는 치매 진단에 최첨단 영상검사나 신경심리검사가 필수적이라고 생각하는 분도 계시지 않는지요? 하지만 그건 완전한 오해입니다. 치매 판단에서 중요한 스텝은 환자의 생활 상황을 잘 아는 가족이나 주위 사람들로부터의 정보 수집과 환자 진찰 · 문진입니다. 많은 사례에서는 이 2가지 스텝만으로 치매 유무 판단이 가능합니다. 바꿔 말하면, 이 2가지 스텝으로 판단할 수 없는 사례에서는 '개정 하세가와식 간이 지능 평가 스케일(HDS-R)'이나 뇌 영상 검사를 추가로 해도 치매 유무 판단은 어렵습니다.

즉, 많은 사례에서는 진찰실에서 임상 기술로 치매 유무를 판단할 수 있습니다. 그리고 그것만으로 판단할 수 없을 때에는 치매 전문 의료기관에 소개하면 됩니다.

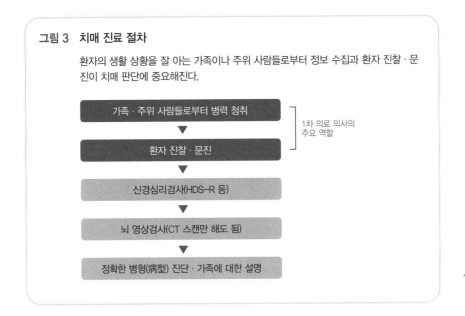

그림 3　치매 진료 절차

환자의 생활 상황을 잘 아는 가족이나 주위 사람들로부터 정보 수집과 환자 진찰·문진이 치매 판단에 중요해진다.

가족·주위 사람들로부터 병력 청취

환자 진찰·문진

〔 1차 의료 의사의 주요 역할 〕

신경심리검사(HDS-R 등)

뇌 영상검사(CT 스캔만 해도 됨)

정확한 병형(病型) 진단·가족에 대한 설명

○ '능력 저하'와 '생활 장애 유무'를 확인한다

치매를 판단하는 포인트는 2가지입니다. 첫 번째는 종전보다 능력이 저하되어 보이는지, 두 번째는 능력 저하로 환자의 생활에 지장이 생기는지입니다. 이 2가지 포인트가 확인되면 치매일 가능성이 커집니다.

첫 번째 포인트에 관해서는 가족이나 주위 사람들이 '전에 비해 이상하다'라고 느꼈기 때문에 의료기관에 상담하러 온 것이니 이 점을 확인하는 것은 그렇게 어렵지는 않을지 모릅니다. 문제는 두 번째 포인트를 어떻게 확인하고 판단하느냐는 것입니다.

고령자 중에는 활동적인 일을 하지 않는 경우가 많고, 비교적 습관화된 생활 행동을 반복하는 경우가 종종 있습니다. 그 때문에 생활 장애 유무를 확인하기 위해서는 기본적 생활능력 즉, 용모 관리, 입욕, 식사, 요리, 장보기 등을 수행하는 능력을 중심으로 그것이 저하되어 생활에 지장이 있는지를 묻는 것이 좋지 않을까 생각합니다.

이 사례에서는 중요한 물건을 분실하고, 장례식장에서 실수하고, 요리와 장보기에 지상이 생긴 것으로써 생활 장애가 있는 것이 명확합니다. 남편은 별로 심각하게는 생각하고 있지 않지만, 치매 가능성이 높다고 판단됩니다.

Q.02

알츠하이머 치매의 특징은?

선생님들이 외래에서 진료할 기회가 압도적으로 많은 것은 알츠하이머 치매입니다. **그림 4**는 제가 개설한 건망증 외래센터에 주치의 선생님들의 소개를 받아 온 환자 464명의 진단 내역입니다.

알츠하이머 치매가 3분의 2를 차지하고 있음을 알 수 있습니다. 즉, 선생님들의 외래에 건망증이 걱정되어 진찰받으러 온 환자의 3명 중 2명은 알츠하이머 치매라고 생각해도 된다는 것입니다.

치매 진료에서는 알츠하이머 치매 진단과 치료, 대응책 스킬을 습득하는 것이 가장 중요합니다.

⭕ 알츠하이머 치매
= 이제까지 해 온 생활을 할 수 없게 되는 질환

개호(간병)하는 가족이 질환을 정확히 이해할 수 있으면 그 후에 간병과 대응을 더 적절히 할 수 있습니다. 알츠하이머 치매의 특징을 환자와 가족에게 설명할 때 얼마나 질환을 알기 쉽게 설명할 수 있느냐가 중요한 포인트 중 하나가 됩니다.

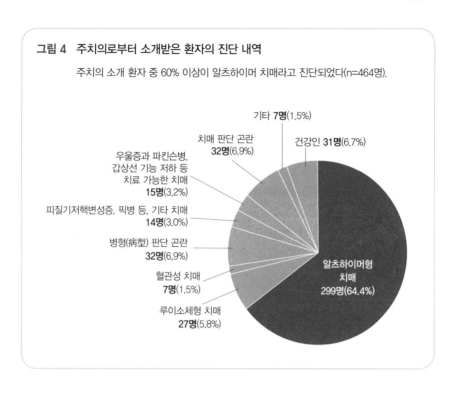

그림 4   주치의로부터 소개받은 환자의 진단 내역

주치의 소개 환자 중 60% 이상이 알츠하이머 치매라고 진단되었다(n=464명).

기타 **7명**(1.5%)

치매 판단 곤란
32명(6.9%)

건강인 **31명**(6.7%)

우울증과 파킨슨병,
갑상선 기능 저하 등
치료 가능한 치매
15명(3.2%)

피질기저핵변성증, 픽병 등, 기타 치매
14명(3.0%)

병형(病型) 판단 곤란
32명(6.9%)

혈관성 치매
7명(1.5%)

루이소체형 치매
27명(5.8%)

**알츠하이머형
치매
299명(64.4%)**

표 1은 알츠하이머 치매의 특징을 정리한 것입니다. 알츠하이머 치매의 특징을 한마디로 표현하면 '이제까지 해왔던 생활을 서서히 할 수 없게 되는 질환'이라고 할 수 있을 것입니다. 병에 걸리기 전에는 아주 간단히 할 수 있던 집안일과 장보기, 외출, 머리 감기 등을 점점 할 수 없게 되는 것이 알츠하이머 치매인 것입니다.

제 경험으로는 알츠하이머 치매의 초기 증상은 (1) 건망증 증상이 있다(기억장애), (2) 날짜 파악에 혼란을 겪는다, (3) 화를 잘 낸다(이노성(易怒性)), (4) 자발성 저하, 의욕 감퇴가 보인다 ─── 등 4가지입니다. 바쁜 외래 진료 와중에도 이 4가지 증상을 중심으로 병력 청취를 하면 알츠하이머 치매 진단은 비교적 쉬워집니다. 특히 (3)과 (4)는 교과서 등에 게재되어 있는 알츠하이머 치매 진단 기준에 기재되어 있지 않은 증상입니다. 이 4가지 증상과 일치할수록 알츠하이머 치매 가능성은 더 커집니다. 이런 관점에서 앞서 제시한 사례 1의 병력을 분석해 봅시다.

사례 2 (사례 1 다시 게재)

외래 환자인 71세 여성이 남편에 이끌려 진찰받으러 왔다. 환자를 데리고 온 남편에 따르면 반년 전부터 똑같은 걸 몇 번이나 물어보게 되었다. 중요한 물건을 종종 분실하고 전날에도 진찰권과 보험증을 어딘가 깊숙이 감춰둬 찾지 못했다. 며칠 전 장례식에 갔을 때 조의 봉투에 자기 이름을 쓰고 나서 다른 조의 봉투에 또 이름을 썼다.

최근에는 저녁 식탁에 같은 요리가 오르는 경우가 자주 있고 같은 식자재를 몇 번이나 사오는 경우도 늘었다. 냉장고 안 식자재를 방치해서 상하게 하는 경우도 가끔 있다. 예전에는 온화한 성격이었는데, 최근에는 화를 잘 낸다. 외출도 안 하려고 한다. "일상생활에 지장이 있냐."고 본인에게 물었지만 "전혀 없다."고 한다.

남편의 얘기로 판단하면 기억 장애가 분명히 존재합니다. 또한, 이노성(易怒性) 및 자발성 저하·의욕 감퇴가 나타나고 있습니다. 4가지 증상 중 '날짜 파악에 혼란을 겪는다' 이외의 3가지가 확인됩니다. 그리고 장보기와 요리, 식자재 관리에 지장을 보이는 것 같습니다. 알츠하이머 치매에서 보이는 증상과 함께 71세라는 연령을 생각해도 생활 장애의 존재는 분명하다고 할 수 있습니다. 알츠하이머 치매라고 생각해도 좋은 사례입니다.

⚫ 건망증(기억 장애)에서 알아두어야 할 것

여기에서는 기억에 관해 해설하려고 하는데, 어려운 신경심리학적 해석은 생략하고 1차 진료 의사 선생님들이 치매 진료를 할 때 최소한 알아두어야 할 사항만 말씀드리겠습니다. 기억은 언어로 표현할 수 있는 기억(진술 기억)과 언어로 표현할 수 없는 기억(비진술 기억)으로 나눌 수 있습니다. 전자는 다시 에피소드 기억과 의미 기억으로 세분화됩니다(그림 5).

에피소드 기억은 간단히 말하면 개인이 경험한 사건의 기억이며, 그 사람의 생활 또는 인생의 기억이라고 생각할 수 있습니다. 예를 들면, '어제 시집간 딸이 초등학생 손자와 함께 집에 찾아왔다'는 사건(기억)은 그 사람 개인 또는 그 관계자밖에 알 수 없는 것입니다.

의미 기억은 보편적 사실, 말하자면 사회적 상식이나 지식으로 누구나 알고 있어도 이상하지 않은 사건을 가리킵니다. 예를 들면, '현재 수상은 누구입니까?' '일본의 수도는 어디입니까?' 같은 질문은 의미 기억을 묻는 것입니다. 알츠하이머 치매에서는 먼저 에피소드 기억에 장애를 보이기 시작하고, 그 후에 의미 기억에 장애가 나타납니다. 더 진행하면 비진술 기억에도 지장이 나타나게 됩니다(그림 6).

그림 5   에피소드 기억과 의미 기억이란

진술 기억은 개인적 추억 같은 에피소드 기억과 보편적 사실이나 사회 상식 같은 의미 기억으로 나누어진다.

에피소드 기억	의미 기억

자신이 경험한 사건의 기억
그 사람 개인의 생활(인생) 기억

보편적으로 알려진 사실
누구나 알고 있는 사회적 상식

예를 들면...

시집간 딸이 초등학생 손자와
함께 집에 찾아왔다

한 달 전에 가족 모두가 홋카이도에
2박 3일 여행을 갔다

예를 들면...

펭귄은 생물로,
남극에 서식한다

튤립은 식물이며,
어떤 것은 빨간색도 있다

코알라는 동물로,
오스트레일리아에 서식

그림 6   알츠하이머 치매의 진행이 가져오는 기억 장애

증상 발생 초기에는 진술 기억 중 에피소드 기억에 장애가 생기고, 다음으로 의미 기억에 장애가 생긴다. 비진술 기억 장애가 생활 장애의 근원이 된다.

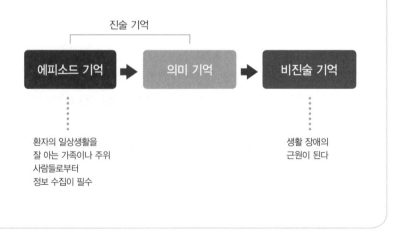

진술 기억

에피소드 기억 ➡ 의미 기억 ➡ 비진술 기억

환자의 일상생활을
잘 아는 가족이나 주위
사람들로부터
정보 수집이 필수

생활 장애의
근원이 된다

알츠하이머 치매를 조기에 진단하기 위해서는 먼저 에피소드 기억에 지장이 있는지 여부를 확인하는 것이 필수적입니다. 그렇기 때문에 환자의 생활 상황을 잘 아는 가족이나 주변 사람들로부터 정보 수집이 가장 중요한 요인이 되는 것입니다.

⬤ 건망증의 성상(性狀)에서 알츠하이머 치매를 판단한다

알츠하이머 치매에서는 물건을 어디에 두었는지 잊어버리고, 똑같은 말을 몇 번이나 하고, 자기가 한 말을 잃어버리는 등의 건망증이 초발증상(가족이나 주위 사람들이 처음으로 알아차리는 증상)인 경우가 압도적으로 많습니다. 제가 검토한 바로는 알츠하이머 치매의 70%에서 가족이 맨 처음 알아차리는 증상은 '건망증'이었습니다.

그림 7은 건망증 증상으로부터 알츠하이머 치매 가능성을 생각할 때 제가 참고로 삼고 있는 기준입니다. 절대적 기준은 아니며, 어디까지나 제가 생각하는 기준에 지나지 않는다는 점을 이해해 주십시오. '물건을 어디에 두었는지 잊어버리는 일이 잦아졌다' '똑같은 말을 몇 번이나 한다'는 알츠하이머 치매에서는 항상 볼 수 있는 상태지만, 건강한 고령자에게도 자주 나타나는 것이므로 둘을 판별하는 기준은 아닙니다.

'약속이나 이전에 한 말을 잊어버리고' '전날의 일도 잊어버리는' 때는 알츠하이머 치매를 염두에 두거나 그 가능성을 의심하도록 합니다. '방금 전 한 말을 잊어버리는' 일이 자주 나타나면 알츠하이머 치매의 확률이 매우 높고, '직전에 한 일을 잊어버리는' 경우에는 확실히 알츠하이머 치매라고 판단하고 있습니다.

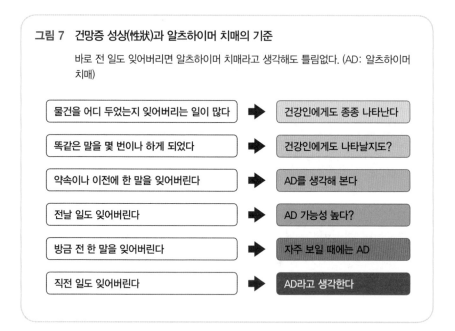

그림 7 건망증 성상(性狀)과 알츠하이머 치매의 기준

바로 전 일도 잊어버리면 알츠하이머 치매라고 생각해도 틀림없다. (AD: 알츠하이머 치매)

물건을 어디 두었는지 잊어버리는 일이 많다 ➡	건강인에게도 종종 나타난다
똑같은 말을 몇 번이나 하게 되었다 ➡	건강인에게도 나타날지도?
약속이나 이전에 한 말을 잊어버린다 ➡	AD를 생각해 본다
전날 일도 잊어버린다 ➡	AD 가능성 높다?
방금 전 한 말을 잊어버린다 ➡	자주 보일 때에는 AD
직전 일도 잊어버린다 ➡	AD라고 생각한다

사례 2에서는 '조의 봉투에 자신의 이름을 쓰고 나서 다른 조의 봉투에 다시 이름을 썼다'는 에피소드가 있었습니다. 분명히 자신이 바로 전에 한 행동을 잊어버린 것이므로 알츠하이머 치매라고 판단해도 틀리지 않습니다. 이러한 기준을 참고로 해서 선생님들이 건망증이 주요 증상인 환자를 진료하고, 각자 나름대로 알츠하이머 치매 유무를 판단하는 작업을 반복해 가면 진단 스킬이 향상될 것입니다.

Q.03

생활 장애 유무를
어떻게 판단하나?

알츠하이머 치매는 생활에 지장을 가져오는 질환입니다. 환자의 일상생활 지장 유무를 어떻게 청취할 것인가, 또한, 그 지장이 병적 장애인가 아니면 고령에 따른 현상인가를 판별하는 것이 알츠하이머 치매를 진단하는 데 커다란 포인트가 됩니다(**그림 8**).

그림 8 환자의 생활 장애를 어떻게 질문해서 알아낼까?

치매를 판단할 때 생활 장애에 관한 가족의 호소가 없는 경우에는 생활 기능에 관해서 의사가 질문하는 것이 중요하다.

> 생활 장애, 생활 지장 유무가 치매 판단에 필수

> 가족이 (기본적 생활 능력에서)
> '이런 저런 것들을 못 하게 되었다'고 호소하는 경우에는 판단이 쉽다

> 건망증만을 호소할 때는
> 가능한 한 생활 장애 상황에 관해서 질문하는 것이 중요

> 기본적 생활 능력 정도에 대해 질문한다
> (계절에 맞는 의복 선택, 장보기, 요리 등)

◯ 생활 장애 유무를 어떻게 판단하나?

진찰받으러 온 환자의 가족이 "일상생활 중 이것을 못 하게 되었다."라고 호소하는 경우에는 생활 장애 유무를 판단하는 것은 쉽습니다. 예를 들면, 60대 주부의 경우에 "요리를 못 하게 되었다."고 가족이 얘기할 때에는 분명히 생활에 지장이 생겼음을 알 수 있다고 생각합니다. 그럼, 생활 장애 유무에 중점을 두어 실제 증례를 봅시다.

<hr />

사례 3

외래에 78세 여성이 남편에게 이끌려 진찰을 받으러 왔다. 남편에 따르면, 언제부터인지는 모르지만 최근 건망증이 심해졌다. 1주일 전에 항상 가는 슈퍼에 장 보러 갔는데 3시간 후에 순찰차에 실려 귀가했다. 목적지를 잊어버리고 여기저기 걸어 다녔던 것 같다.

3일 전에는 장롱 속에서 수백만 엔의 현금이 발견되어 아내에게 상황을 물었으나 알아들을 수 없는 대답을 했다. 자신의 연금을 금융기관에서 인출해 장롱 안에 간수한 것 같다. 남편이 걱정되어 아내의 통장을 대신 보관하자 "당신이 연금을 훔쳐 갔지?"라며 화를 냈다. 욕실 바닥이 미끄러워 알아보니 아내가 튀김용 기름을 바디워시라고 착각하고 사용했다는 게 밝혀졌다. 장 보러 가서 같은 것을 몇 번이나 사 오고, 냉장고 속 식자재 관리를 못해 식자재를 상하게 하는 일이 많다. 계절에 맞는 의복 선택에 곤란을 겪는다.

<hr />

이 사례에서는 자주 가는 슈퍼를 찾아가지 못하고, 돈과 냉장고 속 식자재 관리를 못 하고, 용모 관리에 곤란을 겪는 등 생활능력 저하를 보이는 것이 명백합니다. 이렇게까지 현저하게 생활에 지장이 나타나는 경우, 고령화 현상만으로 설명할 수 없다는 것을 알 수 있으리라 생각합니다.

○ 증상 발생 초기에는 생활 장애는 두드러지지 않는다

하지만 사례 3처럼 생활 장애가 명백하여 가족도 그것을 인식하고 있는 사례만 있는 건 아닙니다. 선생님들의 외래 병동에 환자를 데리고 온 가족으로부터 "건망증은 보이지만 생활에 큰 장애는 없다.""생활에 곤란을 겪지는 않는다."라는 말을 들었을 때는 어떻게 할까요?

그런 사례를 진료할 때 치매 유무를 판단하는 것은 어려울지 모릅니다. 왜냐하면 치매는 인지 기능 저하(예를 들면, 건망증이 있다)가 있고, 그 저하에 의해 생활에 지장이 나타나는(장보러 가서 같은 물건을 몇 번이나 사 온다) 것이 대전제가 되기 때문입니다.

예를 들면 50대의 은행원이 금전 관리를 하지 못하거나 만 엔 지폐와 천 엔 지폐 구별에 혼란을 보일 경우, 직업 상 지장이 명백합니다. 하지만 80대의 고령자는 다수가 직업을 가지고 있지 않으며, 일상생활이 비교적 단순하여 매일 익숙한 행동을 반복하는 일이 많아서 생활 장애 유무를 판단하는 것이 불가능한 경우도 적지 않습니다. 특히, 행동심리증상이 두드러지지 않는 환자의 경우에는 생활 장애 유무를 판단하는 것이 더 곤란해집니다.

알츠하이머 치매의 초기 단계에서는 익숙한 생활 행동을 파괴하는 경우가 많지 않으므로 고령자가 알츠하이머 치매로 진전되어도 초기 단계에서는 생활 장애가 두드러지지 않은 경우가 많습니다(그림 9). 고령 환자 진찰의 경우 가족으로부터 "건망증은 있지만 생활에 지장이 없다."라는 말을 들었을 때, 고령에 따른 걱정할 필요 없는 건망증(생리적 건망증)일 가능성과 동시에, 생활 장애가 두드러지지 않은 초기 알츠하이머 치매일지도 모른다는 생각을 염두에 두고 진료를 진행해 갑시다.

그림 9   생활 장애 유무를 판단 할 때의 함정

생활 장애 유무를 판단할 때 고령자, 경도 치매, 가족의 이해도 등에 주의해야 할 점이
있다.

> **고령자는 다양한 생활능력을 종합적으로 쓰지 않는 경우가 많다**

▶ 이전부터 익숙한 단순한 행동 양식밖에 하지 않는 경우가 많다

> **경도 치매는 생활 장애가 두드러지지 않은 경우도 많다**

▶ 생활 장애가 없으므로 치매가 아니라고 속단해서는 안 된다

> **가족(특히, 고령 배우자)이 "생활 장애는 없다."고 말해도**
> **100% 신뢰할 수 없는 경우도 적지 않다**

▶ 가족의 지적 능력 등도 고려해야 한다

> **경미한 알츠하이머 치매의 경우 처음에는**
> **건망증밖에 보이지 않는 케이스가 많다**

⬤ 생활 장애를 판단하는 보편적 기준은 없다

가족이 "생활에 지장이 없다."고 말해도 건망증 정도와 상태가 점점 진행되
고 있다고 생각되는 경우에는 의사가 환자의 생활 장애에 대해서 구체적인 예
를 들어가면서 문진을 하면 치매, 특히 알츠하이머 치매의 유무를 판단할 수
있을지 모릅니다.

생활 장애 유무를 물을 때는 그 환자의 기본적 생활 능력을 묻는 것이 중요
합니다. 주부로 활동하고 있는 여성이라면 가족에게 "요리를 이전처럼 할 수
있습니까?." "양념이 진해지지 않았습니까?" "같은 요리가 빈번하게 식탁에
오르지 않습니까?" "장을 볼 때 적절한 물건을 필요한 만큼 사 오는 게 가능합

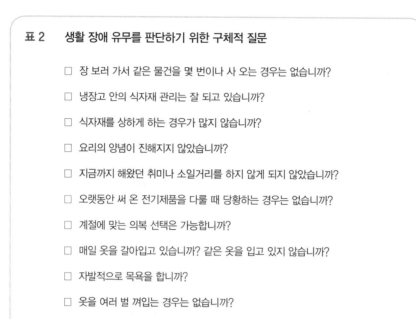

<table>
<tr><td colspan="2">표 2   생활 장애 유무를 판단하기 위한 구체적 질문</td></tr>
</table>

□ 장 보러 가서 같은 물건을 몇 번이나 사 오는 경우는 없습니까?

□ 냉장고 안의 식자재 관리는 잘 되고 있습니까?

□ 식자재를 상하게 하는 경우가 많지 않습니까?

□ 요리의 양념이 진해지지 않았습니까?

□ 지금까지 해왔던 취미나 소일거리를 하지 않게 되지 않았습니까?

□ 오랫동안 써 온 전기제품을 다룰 때 당황하는 경우는 없습니까?

□ 계절에 맞는 의복 선택은 가능합니까?

□ 매일 옷을 갈아입고 있습니까? 같은 옷을 입고 있지 않습니까?

□ 자발적으로 목욕을 합니까?

□ 옷을 여러 벌 껴입는 경우는 없습니까?

□ 은행이나 우체국에서 적절하게 돈을 인출할 수 있습니까?

□ 애완견에게 몇 번이나 먹이를 주지는 않습니까?

니까." 등을 묻는 것이 좋을 것 같습니다.

남성은 일반적으로 집안일을 하지 않는 경우가 많으므로 남성 환자의 경우에는 "계절에 맞는 의복 선택을 혼자 할 수 있습니까?" "나무나 화분의 가지치기를 이상한 모양으로 하지 않습니까?" "자동차 운전에 지장은 없습니까?" 등 그 환자의 생활양식에 적합한 문진을 하면 생활 장애 유무를 판단하기 쉬워집니다.

여기에서 명기해 두고 싶은 것은 생활 장애를 판단하는 '보편적 기준'이 없다는 것입니다. 왜냐하면 환자의 지금까지의 생활양식, 습관, 살아온 환경 등에 따라 무엇을 생활 장애라고 할지 환자마다 그 기준이 다르기 때문입니다. 어떤 환자에게는 일상에서 아주 당연한 생활이라도 다른 환자에게는 관계없는 생활인 경우도 있습니다. 그 환자의 발병 전 생활을 전제로 해서 그 생활 기능이 어떻게 변화했는가, 또는 불가능해졌는가를 중심으로 묻는 것이 필요해집니다(표 2).

예를 들면, 장 보러 가서 같은 물건을 두 번 사온 경우, 생활 장애라고 판단할 것인가, 그 환자는 젊을 때부터 종종 그런 행동을 보여서 예전 행동 양식에 변화가 없다(생활 장애에 해당하지 않는다)고 판단할 것인가에 관하여 명확한 기준은 없는 것입니다. 경도 생활 장애를 병적이라고 할 것인가, 고령에 따른 현상으로 판단할 것인가는 실제 임상에서 항상 어려운 과제입니다.

· ·

(사례 4)

　외래에 83세 여성이 아들에게 이끌려 진찰받으러 왔다. 아들에 따르면 2~3년 전부터 건망증이 있다는 걸 알았지만 나이 탓이라고 생각했다. 외래 진찰받기 1주일 전에 자신의 방 앞 통로에서 배뇨하고 있는 것을 가족이 발견하고 깜짝 놀랐다. 그 일이 있기 1주일 전까지는 일상생활에 지장은 못 느꼈고, 현재도 생활에 곤란을 겪는 점은 없다.

· ·

통로에서 배뇨를 하는 치매를 의심할 만한 행동 장애가 보임에도 불구하고 가족이 생활 장애로 인식하지 않거나 혹은 중대한 일이라고 생각하지 않는 것 같습니다. 아들은 병력 청취 초반에 생활 장애는 없다고 했지만, 의사가 구체적인 예를 들며 질문하자 일상생활에서 많은 지장을 보였음이 판명되었습니다.

"그 외에 느낀 점은 없습니까?"라고 질문하자 "최근 몇 번인가 길을 잃어 경찰 보호를 받은 적이 있다."고 대답했습니다. "계절에 맞는 의복 선택은 가능합니까?"라고 묻자 "선택을 못 하고, 옷을 껴입는 것을 보았다."고 말하고, "자발적으로 목욕을 합니까?"라는 질문에는 "일주일에 두 번밖에 목욕을 하지 않고, 목욕을 해도 5분 만에 나오는 경우가 많다."고 말했습니다. 의사의 구체적 질문으로 많은 생활 장애가 존재하고 있다는 것이 분명해졌습니다.

의료기관에 환자를 데리고 오는 가족 중에 환자의 일상생활 모습을 심각하게 생각하지 않거나 신경 쓰지 않는 경우도 있으므로 생활 장애 유무를 확인하기 위해서 의사가 구체적 질문을 하면서 주의 깊게 병력을 청취하는 것이 중요합니다.

Q.04

HDS-R을
진단에 어떻게 활용하나?

78세 여성이 같이 살고 있는 딸에게 이끌려 선생님들의 외래에 진찰받으러 왔습니다. 딸은 "1년 전까지는 아무 문제 없었는데, 최근에 건망증이 심하고 새로운 것을 기억하지 못합니다. 치매인지 아닌지 판단해 주세요."라고 호소했습니다.

⦿ 초진 시의 HDS-R 결과가 25점이라면…

바쁜 외래 와중에 선생님들은 "그럼, 개정(改訂) 하세가와식 간이 지능 평가 스케일(HDS-R)이라는 건망증 구별 검사를 해 보죠."라고 말하며 대응합니다. **표 3**은 그 환자의 HDS-R 결과입니다. 총득점은 25점으로 고득점을 보이고 있습니다.

선생님들은 "HDS-R은 20점 이하가 치매 의심이므로 이 결과로는 치매라고 할 수 없습니다. 고령에 따른 건망증이겠네요."라고 가족에게 설명하고 치매 가능성은 없다고 판단해 버릴지 모릅니다. 그런데 상세한 병력을 청취하여 다음과 같은 상황이 판명되었다면 어떨까요?

표 3	78세 여성의 HDS-R 결과

'3단어의 지연 재생'과 '5가지 물품명 기억'에서 감점되어
총득점은 25점이었다.

연령	1 / 1
날짜 인식	4 / 4
장소 인식	2 / 2
3단어 따라 말하기	3 / 3
계산	2 / 2
숫자 거꾸로 말하기	2 / 2
3단어 지연 재생 ※힌트를 주자 3단어 상기 가능.	3 / 6
5가지 물품명 기억	3 / 5
단어 열거	5 / 5
합계	25 / 30

사례 5

78세 여성. 딸에 따르면 환자는 1년 정도 전까지는 문제없었지만 그 무렵
부터 "연말 확정 신고를 하고 싶지 않다."고 말하기 시작했다. "자기는 못 하
기 때문에 가족이 대신 수속해 달라."고 의뢰해 오게 되었다.

새로운 것을 외우지 못하고 약속을 잊어버리는 경우도 많다. 하루 종일 텔
레비전을 보며 지내거나 신문을 들여다보고 있는 경우가 많다. 계절에 맞는
의복 선택은 할 수 있지만, 최근 새로운 옷을 사지 않는다. 고지혈증 약을 2
개월분 처방받았는데 먹는 걸 잊어버리는 경우가 많아 3개월 후 먹을 약까
지 남아 있다. 전날 오늘 진찰받는다고 얘기해 줬는데, 오늘 아침에는 잊어
버리고 있었다.

표 4는 환자의 문진 결과를 보여주는 것입니다. 날짜와 요일, 전날 저녁 식사 메뉴, 사회적 사건 등을 정확히 대답하지 못하고 있습니다. 이 병력과 문진 결과에서 나이가 늘어 감에 따라 일어날 수 있는 걱정할 필요 없는 건망증이라고 안이하게 판단할 수 없을 것 같습니다. 오히려 치매 가능성이 높다고 생각해야 하지 않을까요?

간단한 병력 청취와 HDS-R 총득점 결과만으로는 치매를 놓치는 결과가 생길 수 있습니다. HDS-R 총득점 결과만으로 치매 유무를 판단해서는 안 된다는 것입니다. 지난 회까지 설명했던 것처럼 치매 유무를 판단하기 위해서는 환자의 생활 상황을 잘 아는 가족이나 주위 사람들로부터의 병력 청취가 가장 중요합니다.

표 4 78세 여성의 문진 결과 (2011년 7월 30일 시행)

날짜와 요일, 전날 저녁 식사 메뉴 등을 정확히 대답하지 못해 치매 가능성이 높다고 생각된다.

몸은 어떠세요?	"별로 나쁘지 않아."
연세가 어떻게 되세요?	"78살" (정답)
생년월일은?	"19○○년 □월 △일" (정답)
오늘은 몇 월인가요?	"2018년에…. 7월인가?"
오늘은 며칠인가요?	".... 20일쯤?"
오늘은 무슨 요일인가요?	"........"
어제 저녁 식사는?	(생각하지도 않고) ".... 기억이 안나"
오늘 아침 식사는?	"우유, 빵, 야채"
최근 일어난 큰 뉴스는?	"지진" (정답)
지진은 언제 일어났나요?	"7월에 일어났어" (오답)

○ HDS-R은 필요 없는가?

그럼, HDS-R을 시행하는 의의는 어디 있을까요? 저는 (1) 병력과 문진 · 진찰로 판단한 치매의 보조 검사, (2) 가족에 대한 설명 근거 확보, (3) 인지기능 장애의 시간적 변화 확인 등 3가지가 HDS-R을 시행하는 의의라고 생각하고 있습니다.

치매 유무를 판단하는 스텝은 병력과 환자 문진 · 진찰입니다. 이 2가지 스텝을 제대로 밟으면 치매로 진전하고 있는지의 판단은 대부분 환자의 경우 가능할 것입니다. 그 후에 HDS-R을 시행함으로써 자신의 진단에 대해 확인하고 보강하는 것이 가능합니다. 예를 들면, 병력과 문진 · 진찰로 알츠하이머 치매라고 생각한 사례에서 HDS-R이 16점이라고 판명되면 '역시 알츠하이머 치매가 맞을 거야'라고 생각할 수 있습니다.

치매 진료에 익숙해지면 병력과 문진 · 진찰로 치매 유무를 쉽게 판단할 수 있지만 의료기관에 환자를 데리고 온 가족은 확실한 진찰과 검사를 한 후에 정확한 진단을 해주기를 바라는 경우가 많습니다. 그런 의미에서는 가족에게 HDS-R 결과를 보여주는 것으로 선생님들이 내린 임상진단에 대해 납득시킬 수 있는 경우가 많다고 생각합니다. 환자(가족)에 대한 설명이라는 관점에서 볼 때 HDS-R을 시행하는 두 번째 의의가 있는 것입니다.

또한, HDS-R로 대표되는 신경심리검사는 수치로 결과가 보이기 때문에 초진 시뿐 아니라, 반년 후, 1년 후 등의 타이밍에 같은 검사를 함으로써 수치에 의한 시간적 변화를 환자와 가족에게 보여줄 수 있습니다. 예를 들면, 초진 시에 HDS-R가 17점인 환자가 1년 후에는 13점까지 저하된 경우 "약간 치매가 진행되었습니다."라고 환자와 가족에게 얘기해 줄 수 있습니다. 1년 후에도 초진 시와 마찬가지로 17점 전후의 득점을 보일 경우에는 "1년 전과 별로 변화는 없습니다."라고 설명할 수 있습니다.

◯ HDS-R에서 주목해야 할 포인트는?

HDS-R 결과를 해석할 때 총득점의 높고 낮음이 치매 진단에 도움이 되는 것은 당연하지만, 감점된 항목에도 주목하면 총득점이 21점 이상인 케이스에서도 치매를 의심할 계기가 생기는 경우가 많이 있습니다.

알츠하이머 치매 환자의 경우에는 '3단어 지연 재생' 항목에서 득점하지 못하는 경우가 가장 많고, 그다음으로 '날짜 인식', '단어 열거(야채 이름 떠올리기)', '5가지 물품명 기억' 등 모두 4개 항목에서 감점되는 경우가 많이 보입니다(**그림 10**). 총득점이 21점 이상인 경우에도 이 4개 항목에 주목하면 알츠하이머 치매 가능성이 올라오게 됩니다.

그림 10　HDS-R에서 주목해야 할 항목

알츠하이머 치매 환자의 경우에 감점이 많은 4개 항목. '3단어 지연 재생'에서 감점되는 경우가 가장 많다.

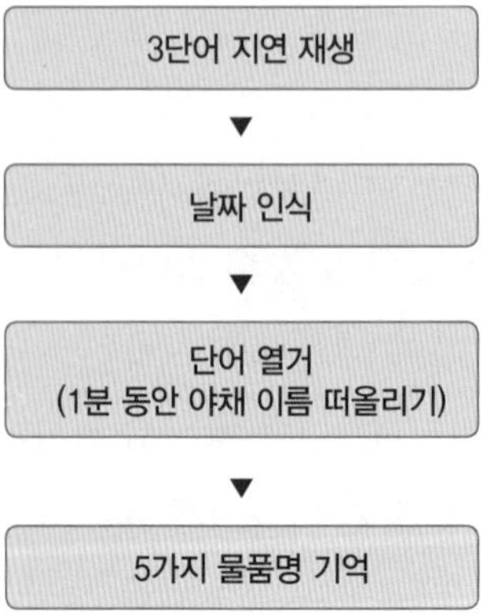

3단어 지연 재생

▼

날짜 인식

▼

단어 열거
(1분 동안 야채 이름 떠올리기)

▼

5가지 물품명 기억

그런 관점에서 사례 5의 HDS-R을 분석해 봅시다. '3단어 지연 재생'과 '5가지 물품명 기억'에서 감점이 나타나 알츠하이머 치매에서 관찰되는 감점 양식과 합치합니다. 저는 병력과 문진·진찰로부터 쉽게 치매라고 판단되는 사례에 대해서는 반드시 HDS-R을 시행할 필요는 없다고 생각하고 있습니다.

병력 청취와 환자에 대한 문진 및 진찰은 1차 진료 의사 선생님들의 기본적 진료 스킬이라고 생각합니다. 이러한 진료 스킬만으로 치매, 특히 알츠하이머 치매라고 진단할 수 있는 환자는 매우 많다고 생각합니다. 그중에서 진단 보강 등 필요에 따라 적절히 HDS-R을 추가 시행하면 되는 겁니다. 이러한 절차를 거쳐도 도저히 임상진단이 불가능한 사례는 자신의 외래에서 경과를 계속 보거나 치매 전문 의료기관에 소개하면 된다고 생각합니다.

● 병력, 문진·진찰과 HDS-R 결과가 일치하지 않는다면…

앞서 말씀드린 사례처럼 병력과 문진·진찰에서는 분명히 치매라고 생각되지만, HDS-R에서는 좋은 성적을 획득한 환자를 볼 수 있습니다. 이러한 사례에 대해 어떻게 임상진단을 내릴지는 어려운 문제입니다. 알츠하이머 치매 환자의 경과에는 (1) 일상생활 장애와 HDS-R 성적이 평행하여 악화되어 가는 패턴, (2) 먼저 생활 장애 저하가 나타나기 시작하여 그 후에 HDS-R 저하가 나타나는 패턴, (3) HDS-R 저하가 선행하되 그 후에 생활 장애가 나타나는 패턴 등 3가지가 있습니다.

(1)의 경우에는 임상진단은 쉽다고 생각합니다. 문제는 병력 및 문진·진찰과 HDS-R 결과에 불일치가 보이는 (2)와 (3)의 경우입니다. 병력 및 문진·진찰 결과가 알츠하이머 치매 유무 판단 시의 원칙이라고 생각한다면 (2)의

경우도 치매라고 판단해도 좋다고 생각합니다. 그때, 만일 자신의 진단에 자신이 없다면 환자와 가족에 대해 "알츠하이머 치매 가능성은 높지만, 확실하다고도 말하기 어렵기 때문에 당분간 외래에서 경과를 지켜봅시다."라고 얘기해 주면 좋겠죠. 이러한 사례 중 많은 경우는 경과를 지켜보는 동안 HDS-R도 점차로 저하되어 갑니다.

(2) 먼저 생활 장애 저하를 보이기 시작하고 그 후에 HDS-R 저하가 나타나는 패턴'을 만난 경우, 저는 가족에 대해 다음과 같이 설명하고 있습니다.

"가족 분들의 얘기를 들어보면 알츠하이머 치매 가능성이 높다고 생각하지만, [개정 하세가와식 간이 지능 평가 스케일]이라는 치매를 판단하는 테스트를 하면 정상 범위(또는 고득점)라는 걸 알 수 있습니다."

"가족 분들의 얘기를 중요시하면 '알츠하이머 치매'이지만, 인지 기능 조사 테스트를 중요시하면 '나이가 들어감에 따라 나타나는 걱정할 필요 없는 건망증'이 됩니다. 따라서 현시점에서는 좀처럼 판단하기가 어렵습니다. 앞으로의 방침은 반년 정도 저희 외래에서 경과를 지켜보고 싶습니다. 혹시 알츠하이머 치매 증세가 있다면 반년 전후 경과를 지켜보면 증상이 진행하거나 새로운 증상이 나타나는 경우가 많습니다. 반년 정도 지난 후 다시 한 번 치매 유무를 판단해 보고자 합니다."

(3) HDS-R 저하가 선행되고 그 후에 생활 장애가 나타나는 패턴'은 해석이 곤란한 경우가 많습니다. 병력 및 문진 · 진찰에서 나이가 들어 나타나는 걱정할 필요 없는 건망증이라고 판단되는 사례입니다. 초진 시의 HDS-R이 정상 범위 이하이고 생활 장애가 없을 때는 원래 지적 수준이 낮아서 HDS-R에서 정상 범위 내의 득점을 획득하지 못했을 가능성을 생각할 수 있습니다."

한편, 병력 및 문진·진찰로 알츠하이머 치매라고 생각할 수 있는 사례에서는 생활 장애가 없다고 말하는 가족들의 진술을 의심해 볼 수도 있습니다. 가족이 환자의 생활 상황을 정확히 이해하지 못하고 있기 때문에 생활 장애가 없다고 말했을 가능성이 높기 때문입니다. 하지만 제 경험으로는 실제 임상에서 (3)의 패턴을 만난 적은 거의 없습니다.

Q.05

치매인지 고령에 따른
건망증인지 혼동되면 어떻게 하나?

건망증 증상으로 진찰받으러 온 환자를 진료하는 경우에는 그 증상이 알츠하이머 치매의 부분 증상으로 나타나는 병적인 것인지, 아니면 나이가 들어 나타나는 걱정할 필요 없는 건망증(생리적 건망증)인지를 판별하는 데 어려움을 겪는 경우가 많지 않은가요?

○ 걱정할 필요 없는 건망증 감별 포인트

치매 진료에서는 조기 발견, 조기 치료가 중요하다고 하지만, 실제로는 초기 단계에서 알츠하이머 치매를 판단하는 것은 예상외로 어렵습니다. 왜냐하면 초기 알츠하이머형 치매와 나이가 들어 생기는, 걱정할 필요 없는 건망증은 증상이 겹치는 경우가 많기 때문입니다.

어떤 환자가 길을 잃는 경우가 많거나, 배회하는 게 목격되거나, 누군가가 물건을 훔쳐갔다는 망상을 빈번히 호소한다거나 하는 정보를 얻는다면 알츠하이머 치매라고 판단하는 것은 어렵지 않을 것입니다. 문제는 건망증 증상만 보이는 환자의 진단입니다. 이 환자가 이미 알츠하이머 치매로 진전되고 있는

표 5   알츠하이머 치매에서 나타나는 건망증과 고령에 따른 건망증의 감별점

건망증 증상이 진행되고 있는지, 일상생활에 지장을 주는지 여부가 포인트가 된다.

	알츠하이머 치매	나이가 듦에 따른 걱정할 필요 없는 건망증
건망증 내용	자신이 경험한 일을 잊어버린다	일반 지식이나 상식을 잊어버리는 경우가 많다
건망증 범위	체험한 것을 전부 잊어버린다	체험의 일부를 기억해내지 못한다
	최근 일을 기억해내지 못한다	기억하고 있는 일을 때때로 생각해 내지 못한다
힌트를 주면	힌트를 줘도 기억해내지 못한다	힌트로 기억해내는 경우가 많다
기억 장애의 진행	느리게 진행해 간다	몇 년 지나도 진행·악화되어 가지 않는다
일상생활	지장 있음	지장 없음
건망증 자각	자각 못 함(병식(病識)이 없음)	자각하고 있으며 필요 이상 걱정함
	심각하게 생각 안 함	
판단력	저하되어 가는 경우가 많음	저하는 보이지 않음
학습능력	새로운 것을 배우지 못한다 배우려 하지 않는다	학습하는 능력은 유지된다
날짜 인식	혼란을 겪는 경우가 많다	유지되는 경우가 많다
감정·의욕	화를 잘 낸다	유지되고 있다
	의욕이 없다	

것인지, 고령에 따른 걱정할 필요 없는 건망증인지에 대한 판단을 의사들은 해야 합니다. 표 5는 알츠하이머 치매에서 보이는 건망증과 나이가 들어 나타나는 걱정할 필요 없는 건망증의 감별점을 나타낸 것입니다.

감별점은 건망증 증상이 진행되는지, 일상생활에 지장을 주는지 2가지로 집약됩니다. 이 2가지에 주목하여 병력을 청취하면 저절로 양자의 감별이 가능하게 되는 경우가 많다고 생각합니다.

먼저, 알츠하이머 치매에서 보이는 건망증은 그 상태와 정도, 빈도가 반드시 진행·악화되는 것이 특징입니다. 한편, 나이가 듦에 따라 나타나는 건망증의 경우에는 건망증 상태가 몇 년 지나도 진행·악화되지 않는 것이 원칙입니다. 환자를 데리고 온 가족에게 "환자가 보이는 건망증은 1년 전보다도 지금 더 나빠졌습니까? 아니면 변화가 없습니까?"라고 물어보면 양쪽의 감별에 도움이 됩니다.

건망증 상태가 분명히 진행·악화되고 있다는 정보를 가족으로부터 얻었을 때는 치매 가능성이 높다고 생각됩니다. 일상생활에 지장을 주는지도 중요한 판단 기준이 되지만, 이 판단 기준을 실제로 어디에 둘지 애매한 경우가 많습니다. 특히 치매가 경도인 경우, 일상생활에 습관화된 행동에서는 지장이 잘 나타나지 않기 때문에 가족에게서 얻은 정보만으로는 판단이 어려운 경우가 적지 않습니다. 실제 임상에서는 개별 사례에 따라 생활 장애 유무를 판단해 가는 것 외에는 방법이 없을 것입니다.

● 환자의 인식도 진단의 단서가 된다!

환자 자신이 자신의 건망증을 인식하고 있는지, 심각함을 느끼고 있는지, 신경 쓰지 않고 있는지를 관찰하는 것도 양쪽의 감별에 도움이 됩니다. 알츠하이머 치매의 경우에는 자신의 건망증을 인정하지 않거나, 관심을 보이지 않고, 심각하게 생각하지 않는 등의 태도를 보이는 경우가 많습니다(병에 대한 인식이 없거나 부족). 나이 들어 나타나는 걱정할 필요 없는 건망증의 경우에는 자신의 건망증을 필요 이상으로 걱정하고, 신경과민이 되고, 의사에게 과장되게 하소연하는 경우가 적지 않습니다.

진찰받으러 온 경위를 봐도 알츠하이머 치매 환자는 자신이 건망증이 심하다고 말하는 경우가 전무합니다. 대부분은 가족이나 주위 사람들이 건망증을 알게 되어 환자를 의료기관에 데리고 옵니다. 한편, 나이가 듦에 따라 건망증을 보이는 환자는 자신의 의지로 진찰을 받으러 오는 케이스가 많습니다.

일상 진료에서는 양쪽을 감별하지 못하는 경우도 종종 경험합니다. 제가 개설한 건망증 외래에서도 건망증 정밀 검사를 희망하여 진찰받으러 온 환자의 5% 정도는 초진 단계에서 치매 유무를 판단하지 못합니다. 그럴 때는 무리하게 그 시점에서 진단을 내리지 말고, 환자와 가족에게 현재의 병상(病狀)을 설명하고 경과를 관찰하는 것도 선택지의 하나라고 할 수 있습니다.

◉ 초진에서 진단을 확정하지 못 할 때는…

일반 의원·클리닉에서 진단을 확정하지 못할 때의 선택지는 2가지입니다 (**그림 11**). 가까운 곳에 치매 전문 의료기관이 있으면 그곳에 진단을 의뢰하면 좋을 것입니다. 하지만 지역에 치매 전문 의료기관 수가 적어 전문 의료기관에 소개하는 것은 좀처럼 어려울지 모릅니다. 근처에 치매 전문 의료기관이 없는 경우, 자신의 외래에서 경과를 지켜보는 것 말고 다른 선택지가 없습니다.

실제, 초진에서 진단을 확정할 수 없을 때는 어떻게 대응하면 좋을까요? 다음 사례를 보고 생각해 봅시다.

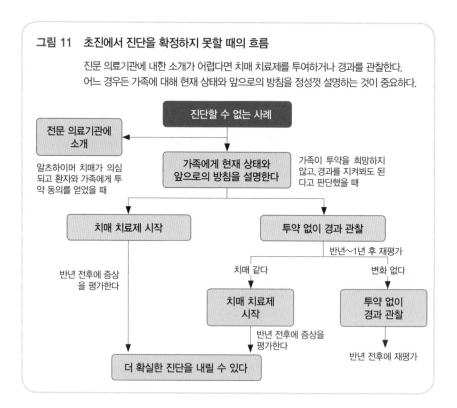

그림 11 초진에서 진단을 확정하지 못할 때의 흐름

진문 의료기관에 대한 소개가 어렵다면 치매 치료제를 투여하거나 경과를 관찰한다.
어느 경우든 가족에 대해 현재 상태와 앞으로의 방침을 정성껏 설명하는 것이 중요하다.

진단할 수 없는 사례

전문 의료기관에
소개

알츠하이머 치매가 의심
되고 환자와 가족에게 투
약 동의를 얻었을 때

가족에게 현재 상태와
앞으로의 방침을 설명한다

가족이 투약을 희망하지
않고, 경과를 지켜봐도 된
다고 판단했을 때

치매 치료제 시작

투약 없이 경과 관찰

반년 전후에 증상
을 평가한다

반년~1년 후 재평가

치매 같다

변화 없다

치매 치료제
시작

투약 없이
경과 관찰

반년 전후에 증상을
평가한다

반년 전후에 재평가

더 확실한 진단을 내릴 수 있다

(사례 6)

81세 여성. 80세 무렵부터 건망증을 호소해 가족에게 이끌려 건망증 외
래에서 진찰을 받았다. 가족이 기입한 문진표에서 건망증이 심하기는 하지
만, 가스 잠그는 걸 한 번 잊어버린 것 외에는 일상생활에 지장은 없다고 한
다. 진찰받았을 때, HDS-R은 20점, MMSE는 24점으로 양쪽 다 정상치 아
래쪽 한계점에 위치하고 있어 이 검사들로는 치매 유무를 판단할 수 없었다.

1주일 전에 시행한 MRI 검사에 대한 여성 환자의 기억은 모호했다. 알츠하
이머 치매 가능성을 고려하여 환자 및 가족의 동의하에 도네페질(상품명 아
리셉트) 투여를 시작, 반년 후 MMSE는 19점으로 악화. 당일 시행한 검사 내
용을 전혀 기억하지 못해 알츠하이머 치매라고 진단했다.

사례 6은 경과 관찰 중에 알츠하이머 치매가 분명해진 케이스입니다. 이와 같이 알츠하이머 치매 가능성이 높거나, 강하게 의심되지만 확신을 가질 수 없을 때는 환자와 가족의 양해를 얻은 후에 치매 치료제 투여를 시작하는 선택지를 고려합시다.

제 경험으로는 그 시점에 이상하다거나 의심스럽다고 느낀 환자를 반년에서 1년 정도 추적하면 알츠하이머 치매로 진전될 가능성이 높은 것 같습니다. 그런 관점에서 저는 조기 약물요법 개입이 더 좋지 않을까 생각하여 치매 치료제 투약을 시작하도록 하고 있습니다.

사례 7

83세 여성. 건망증으로 외래에 진찰받으러 오기 3주 전에 장녀 가족과 동거를 시작했다. 동거 후, 가족은 환자가 새로운 것을 기억하지 못하고, 환경 변화에도 적응하지 못하는 것을 알고 장녀가 알츠하이머 치매일지 모른다고 생각해 외래에 데리고 왔다. 환자는 목욕물 온도 조정 방법을 설명해도 좀처럼 이해하지 못한다고 한다. 금전 관리와 계산, 용모 관리 등에는 지장이 없다.

진찰 시 그날의 연월일과 요일, 자녀 3명의 상황 등에는 정확히 대답했으나, 전날 저녁 식사 메뉴는 대답하지 못했다. HDS-R은 25점, MMSE는 24점으로 모두 정상 범위. 이 시점에서 치매로 진전되고 있는지를 판단하는 것은 어려웠다. 가족에게는 환자의 현재 상황을 설명하고 반년 후에 다시 진찰받도록 얘기해 주었다.

사례 7은 진단을 내리지 않고 경과를 관찰한 사례입니다. 초진 단계에서 정확한 진단을 내리지 못하는 경우, 중요한 것은 현재까지의 병상과 검사 결과, 앞으로의 방침 등에 대하여 가족에게 알기 쉽게 설명하는 것입니다. 이 점은 무엇보다 중요한 포인트입니다. 선생님들은 환자와 가족이 이해하기 쉬운, 혹은 납득할 수 있는 설명을 제공할 능력을 갖추는 것이 중요합니다. 본인이나 가족이 납득하지 못하면 다른 의료기관에 진찰 받으러 가게 되는 경우도 있을지 모릅니다.

표 6은 제가 일상 진료에서 치매로 진전되고 있는 것인지 판단하지 못 한 사례에 대해 환자와 가족에게 설명하는 내용을 나타낸 것입니다. 환자와 가족을 이해·납득시키는 설명을 할 때 부디 참고해 보시기 바랍니다.

표 6   가족에 대한 설명 내용

환자의 현재 상태를 어떻게 파악하고 앞으로의 방침에 대해 어떻게 생각하고 있는지 정성껏 설명하는 것이 중요하다.

현재 상황을 알기 쉽게 설명한다	"진찰·검사를 했지만, 현시점에서는 치매인지 나이가 들어 나타나는 걱정할 필요 없는 건망증인지 판단할 수 없습니다. 치매의 경우 환자분처럼 경도 단계의 진단이 가장 어렵습니다. 확실히 건망증을 보이는 것 같지만, 그 건망증에 의해 어느 정도 생활에 지장이 있는지가 치매 판단에는 중요합니다. 환자분의 경우 증상이 가볍기 때문에 이 점을 가지고 치매라고 진단 내리는 것은 현시점에서는 불가능합니다."
경과 관찰의 필요 성을 얘기해 준다	"혹시 알츠하이머 치매가 배경에 있다면 반년~1년 동안 경과를 지켜보면 반드시 증상이 진행·악화되어 갑니다. 나이가 들어 나타나는 걱정할 필요 없는 건망증이라면 증상은 몇 년 지나도 진행되지 않습니다. 정확한 진단을 내리기 위해 당분간 외래에서 경과를 지켜보죠."
치매 치료제 투여의 필요성	"현재 환자분은 알츠하이머 치매라고 확실히 진단할 수 없지만 혹시 알츠하이머 치매라면 증상의 진행 속도를 늦추는 약제가 있습니다. 반년 후에 치매라고 확실하게 진단되었을 때, '그럼, 지난 반년은 뭐였나?'라고 환자분과 가족은 생각하실지 모릅니다. '치매가 걱정돼서 미리 진찰받은 건데'라고 느끼실지도 모릅니다. 저는 그렇게 되었을 때의 상황을 생각해서 지금 단계에서 치매 치료제 투여를 시작해도 좋지 않을까 생각하고 있습니다. 부작용 등에 주의하면서 약을 복약해 가는 방법도 생각할 수 있습니다. 어떠세요?"

Q.06

진찰실에서 나타난
환자의 모습으로
알 수 있는 것은?

여기서는 치매에 관한 교과서에는 거의 다루지 않은, 치매를 판단하는 요령에 대해 생각해 보고 싶습니다. 보통 진찰의 경우 환자는 이름을 부르면 대기실에서 진찰실로 들어옵니다. 그리고 선생님들 앞에 있는 의자에 앉아 진찰을 받게 됩니다.

그런 일련의 흐름 속에서 치매를 판단하기 위한 힌트를 몇 가지 포착할 수 있습니다. 환자가 진찰실에 들어올 때 걷는 모습, 의자에 앉을 때의 모습, 또한, 진찰 전체에 걸쳐 받은 환자의 인상 등이 그것입니다. 이번에는 이 힌트들에 주목해서 치매를 어떻게 판단할지 생각해 봅시다.

○ 환자의 걷는 모습에 주목한다

환자가 선생님의 진찰실에 들어올 때 걷는 모습을 관찰하면 치매 판단에 도움이 되는 경우가 있습니다(**그림 12**). 고령에도 불구하고 건강하게 걷는, 즉 반듯한 걸음걸이로 들어오는 경우에는 알츠하이머 치매 가능성을 생각합니

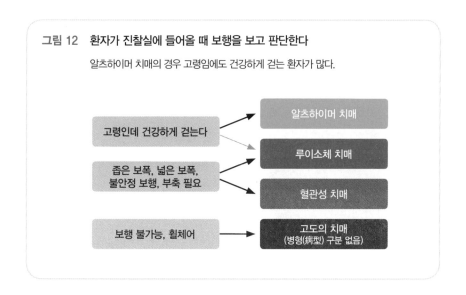

그림 12 환자가 진찰실에 들어올 때 보행을 보고 판단한다

알츠하이머 치매의 경우 고령임에도 건강하게 걷는 환자가 많다.

고령인데 건강하게 걷는다 → 알츠하이머 치매

좁은 보폭, 넓은 보폭, 불안정 보행, 부축 필요 → 루이소체 치매 / 혈관성 치매

보행 불가능, 휠체어 → 고도의 치매 (병형(病型) 구분 없음)

다. 왜냐하면 알츠하이머 치매의 경우는 증상이 고도로 진행되지 않는 한 머리 아래쪽 증상은 나타나지 않기 때문입니다.

거꾸로 좁은 보폭으로 잔걸음을 걷거나, 불안정하게 뒤로 넘어질 듯 걷거나, 보행 동작이 느린 경우에는 혈관성 치매 또는 루이소체 치매를 생각합니다. 물론 그 때는 경추병변이나 변형성 무릎 관절증 등 정형외과적 질환을 제외하고 생각하는 것이 필요하다고 할 수 있습니다.

휠체어로 진찰실에 들어오는 경우에는 고도로 진전된 치매 외에 추체외로 증상이나 편측 마비 등에서 기인하는 어떤 신체 질환을 합병하고 있을 가능성이 높다고 생각합니다. 물론, 이런 생각이 절대적인 것은 아닙니다. 예외는 얼마든지 있으며, 여기서는 어디까지나 원칙을 말씀드리고 있을 뿐이라는 것을 잊지 말아 주십시오.

○ 환자의 앉는 모습 관찰 포인트

진찰실 의자에 환자가 앉을 때의 모습도 치매 병형 판단에 도움이 되는 경우가 있습니다(**그림 13**). 알츠하이머 치매의 경우에는 병상이 진행될 때까지 머리 아래쪽에 분명한 이상이 보이지 않기 때문에 많은 경우 환자는 자기 힘으로 의자에 순조롭게 앉을 수 있습니다. 혈관성 치매 또는 루이소체 치매의 경우에는 사지의 근강강(筋强剛, 근육의 긴장이 보통 때보다 높아진 상태)과 동작완만(動作緩慢) 때문에 앉는 동작이 어색하거나 부축이 필요한 경우가 적지 않습니다.

앉으시라고 얘기해도 앉기 위한 동작을 시작하지 않거나 흥미 없는 기색을 보이는 경우 병형 구분 없이 고도 치매로 진전되고 있는 경우가 많다고 할 수 있습니다. 왜냐하면 그런 환자들의 경우에는 치매가 진전된 결과 청각적 이해를 못 하거나 행동 시작을 할 수 없게 되었기 때문입니다. 전두측두형(前頭

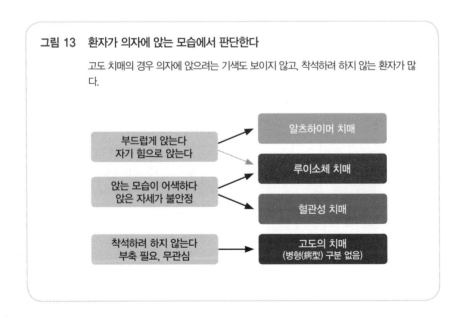

그림 13 환자가 의자에 앉는 모습에서 판단한다

고도 치매의 경우 의자에 앉으려는 기색도 보이지 않고, 착석하려 하지 않는 환자가 많다.

부드럽게 앉는다 자기 힘으로 앉는다	→	알츠하이머 치매
앉는 모습이 어색하다 앉은 자세가 불안정	→	루이소체 치매
	→	혈관성 치매
착석하려 하지 않는다 부축 필요, 무관심	→	고도의 치매 (병형(病型) 구분 없음)

側頭型) 치매의 경우에는 진찰실에서 가만있지 못하고 곧바로 방에서 나가려고 하는 '자꾸 나가려는 증상'이라고 불리는 행동 장애가 나타나는 경우가 적지 않습니다.

● 대화하는 모습도 단서가 된다

진찰을 할 때 잡담을 하듯이 "요즘, 건망증 없으세요?"라고 묻고 환자의 대답 내용을 음미하면서 질문에 답할 때의 모습을 관찰하는 것도 치매 유무를 판단하는 데 도움이 됩니다(**그림 14**). 선생님들의 질문에 대해 환자가 "건망증 같은 건 없어요.", "이 나이엔 다 그런 거니까 문제없어요." 같은 대답을 한 경우에는 주의가 필요합니다.

고령자 중 많은 사람은 건망증이 진행되어 자신이 치매에 걸리는 것을 매우 두려워하고 있습니다. 건망증이 주요 증상으로 가족 등에 이끌려 진찰을 받

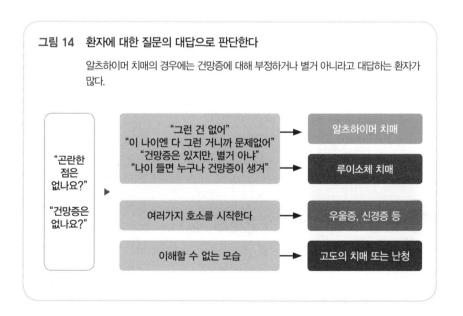

그림 14 환자에 대한 질문의 대답으로 판단한다

알츠하이머 치매의 경우에는 건망증에 대해 부정하거나 별거 아니라고 대답하는 환자가 많다.

"곤란한 점은 없나요?"

"건망증은 없나요?"

"그런 건 없어"
"이 나이엔 다 그런 거니까 문제없어"
"건망증은 있지만, 별거 아냐"
"나이 들면 누구나 건망증이 생겨" → 알츠하이머 치매, 루이소체 치매

여러가지 호소를 시작한다 → 우울증, 신경증 등

이해할 수 없는 모습 → 고도의 치매 또는 난청

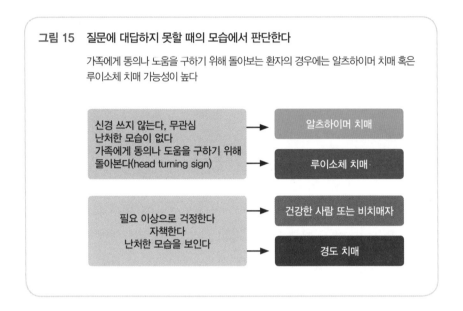

그림 15 질문에 대답하지 못할 때의 모습에서 판단한다

가족에게 동의나 도움을 구하기 위해 돌아보는 환자의 경우에는 알츠하이머 치매 혹은 루이소체 치매 가능성이 높다

신경 쓰지 않는다, 무관심
난처한 모습이 없다
가족에게 동의나 도움을 구하기 위해
돌아본다(head turning sign) → 알츠하이머 치매

→ 루이소체 치매

필요 이상으로 걱정한다
자책한다
난처한 모습을 보인다 → 건강한 사람 또는 비치매자

→ 경도 치매

으러 왔음에도 불구하고 자신의 건망증을 부정하거나 관심을 보이지 않는 경우에는 치매로 진전되고 있을 가능성이 높다고 생각할 수 있습니다. 또한, 환자가 질문에 대답하지 못할 때의 모습도 관찰하면 좋을 것입니다(**그림 15**).

자신이 대답을 하지 못하는 것에 대해 신경 쓰지 않거나, 무관심하거나, 난처한 모습을 보이지 않거나, 같이 온 사람에게 도움이나 대답을 구하는 등의 태도를 보이는 경우에는 치매일 가능성이 높습니다. 가족이나 주위 사람들에게 도움이나 동의를 구하면서 돌아보는 현상은 head turning sign(고개를 돌리는 현상)이라고 불립니다.

○ 진찰 과정에서 받은 인상도 중요

일련의 진찰 중에 환자로부터 받는 인상도 치매를 판단할 때 간과할 수 없

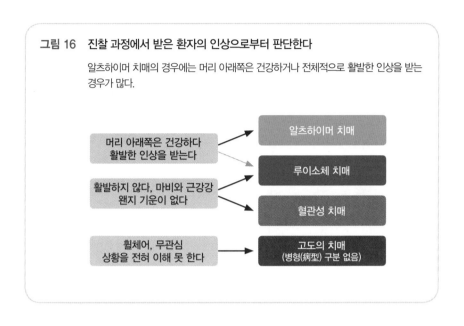

그림 16 진찰 과정에서 받은 환자의 인상으로부터 판단한다

알츠하이머 치매의 경우에는 머리 아래쪽은 건강하거나 전체적으로 활발한 인상을 받는
경우가 많다.

습니다(**그림 16**). '인상'이라고 하면 과학적이 아닌 것처럼 생각되지만, 저는 실제 임상에서 이 '인상'과 '제6감'이라고 할 수 있는 감각이 매우 중요하다고 생각하고 있습니다.

예를 들면, '머리 아래쪽은 건강하고 활발'하다는 인상을 받을 때는 알츠하이머 치매 가능성을 생각합니다. 거꾸로, '전체적으로 활발하지 않고', 탈력과 근강강(筋强剛)을 보이고 왠지 기운이 없는 환자는 혈관성 치매 또는 루이소체 치매일지 모릅니다.

하지만 알츠하이머 치매라도 진찰에서 자발성 저하와 의욕 감퇴, 무관심이 전면에 나타나는 병형의 경우에는 활발하지 않다는 인상을 받는 경우가 많으므로 주의합시다. 또한, 휠체어를 타고 있으며, 상황 파악을 전혀 하지 못할 때는 병형 구분 없이 고도 치매로 진전되고 있을 가능성이 높다고 판단됩니다.

⬤ 다양한 치매 환자의 특징

전형적인 알츠하이머 치매에서는 고도로 진전되지 않는 한 보행 장애와 근 강강, 동작 완만 등의 운동 장애와 연하 장애는 나타나지 않는 것이 원칙입니다. 건망증 증상은 보이지만 머리 아래쪽 증상이 없는 경우, 알츠하이머 치매 가능성을 생각하면서 진료를 진행해가도록 합니다.

하지만 고령자, 특히 여성의 경우에는 변형성 무릎 관절증 등 정형외과적 질환의 합병증을 갖고 있는 경우도 적지 않습니다. 알츠하이머 치매가 의심되는 환자가 머리 아래쪽 증상을 동반하는 경우, 우선은 정형외과적 질환 혹은 다른 뇌신경 질환 합병을 감별 질환에서 제외하는 것이 필요해집니다.

다발성 열공경색이 원인으로 생기는 혈관성 치매는 '모세혈관 병변에 따른 치매'라고 불리며 일본에서 가장 많은 유형입니다. 모세혈관 병변에 따른 치매는 혈관성 파킨슨증을 합병하고 있는 경우가 많으므로 주의합니다. 고혈압 이나 당뇨병 등으로 오랫동안 통원하고 있는 환자의 경우에 왠지 기운이 없고, 용모 관리가 되지 않고, 건망증이 눈에 띄며, 요실금이 많고, 동작이 둔하고, 잘 넘어지는 등의 증상이 나타난 경우에는 이 모세혈관 병변에 따른 치매로 감별해야 할 것입니다.

진찰실에 들어올 때 넓은 보폭 보행(wide-based gait)을 보이는 경우 혈관성 파킨슨증의 유무 혹은 인지 기능에 문제가 없는지 우선 생각하도록 합시다. 혈관성 파킨슨증 환자 모두가 치매로 진전되고 있는 것은 아니지만, 환자 중 많은 경우 인지 기능 장애가 오고 있을 가능성이 있기 때문입니다.

루이소체 치매에 파킨슨 증상을 동반한 환자의 경우에는 진찰실에 들어올 때의 보행을 관찰하면 작은 보폭의 불안정한 보행이나, 앞으로 숙인 자세, 두

팔의 흔들림이 적다는 등의 특징이 종종 보입니다. 또한, 병력 청취 시에 '최근 잘 넘어진다'는 정보를 얻은 경우 루이소체 치매 또는 혈관성 치매 가능성을 염두에 두고 진찰을 진행하도록 합시다.

파킨슨 증상은 근긴장 등을 평가하면 판단하기 쉬운 신경증상이지만, 신경내과를 전문으로 하지 않는 선생님들이 진찰에서 신경학적 진찰까지 하는 경우는 적을 것 같습니다. 그 때문에 어떻게 해서든 진찰 시 환자의 모습에서 판단하지 않을 수 없는데, 표정이 없다(가면양 얼굴, mask-like face), 사지에 떨림이 보인다(루이소체 치매의 경우에는 떨림 출현은 적다고 얘기되긴 하지만), 작은 보폭의 불안정한 보행이 보인다, 앞으로 숙인 자세를 보인다 등과 같은 경우에는 파킨슨 증상의 존재를 의심할 수 있지 않을까요?

Q.07

문진 받는 모습에서
알츠하이머 치매를
진단하기 위해서는?

알츠하이머 치매의 특징에는 자신이 병에 걸렸다고 인식하는 병식(病識)의 부족, 얼버무림 반응, 변명, 깊이 생각하지 않고 대답하는 것 등이 있습니다. 문진 중에 나타나는 이런 특징에 대해 진단적 의의를 생각해 보고자 합니다.

○ 병식(病識)의 결여

알츠하이머 치매는 자신이 병에 걸렸다는 인식(병식)이 없거나 부족한 것이 특징 중 하나입니다. 한편, 치매로 발전되지 않은 고령자의 경우에는 질문에 대답을 하지 못할 때 걱정하거나 괴로워하는 등 자신의 건망증에 대해 과잉 반응하는 모습이 관찰됩니다. 이러한 병식의 유무에 의해 알츠하이머 치매를 진단하는 것이 가능해집니다.

진찰실에서 실제 있었던 예를 제시하면서 알츠하이머 치매의 진단에 대해 생각해 봅시다. 모두 "건망증은 없으세요?"라고 물었을 때 환자의 대답입니다.

"건망증은 없으세요?"

● 81세 남성

"있는 건 같지만, 나는 모르겠어. 나는 없는 것 같은데, 건망증이 있다고 아내가 말하니까 있는지도 몰라. 내 생각으로는 별로 심하지는 않은 것 같아" HDS-R은 23점.

● 79세 여성

"있나? 나는 모르겠어. 있는 것 같기는 한데(별로 심각한 느낌은 없다)" HDS-R은 11점.

● 73세 남성

"나이가 나이니까 다소는 있지만, 내 생각으로는 그냥 보통인 것 같아" HDS-R은 12점.

당연히 알츠하이머 치매에 걸린 모든 환자가 위와 같은 반응이 보이는 것은 아니나, 일부 환자의 경우에는 자신의 건망증을 부정하거나, 대단한 일이라고 생각하지 않고, 심각함이 결여된 태도를 보이는 경우가 있는 것도 사실이 아닐까 생각합니다. 진찰을 시작하며 건망증 유무를 물었을 때 위와 같은 대답을 하는 환자의 경우에는 알츠하이머 치매일 가능성을 상정하고 진료를 진행해 가야 할 것입니다.

또한, '병식(病識)이 없다'고 표현하면 '심층심리적으로는 병식을 가지고 있지만, 그에 대한 불안이나 방위적 심리기제 때문에 자신의 병태를 부인하고 있을 뿐이며, 환자의 인격을 부정하는 생각이다'라고 일부 의사로부터 비난을 받을지도 모릅니다. 여기서 제가 말하는 병식의 결여라는 것은 외관적으로는 병식이 없는 듯이 환자가 행동하나, 자신은 병에 걸리지 않았다고 표현하고 있다는 것을 가리키고 있는 것으로, 환자 자신이 정말로 병에 대한 인식을 가지고 있는지를 의미하는 것은 아님을 말씀드리고 싶습니다.

⬤ 얼버무림 반응

저는 문진할 때 연령과 생년월일, 진찰 당일의 날짜와 요일 등을 물은 후에 전날 저녁 식사와 당일 점심식사 메뉴를 질문합니다. 그때 알츠하이머 치매로 진전되고 있는 환자의 경우에는 종종 얼버무림 반응이 확인됩니다. 아래는 70대 후반 여성 환자의 문진 풍경입니다.

– 어제 저녁 식사 메뉴는?
"매일 식사 메뉴를 장부에 쓰고 있기 때문에 기억할 필요는 없어요.
필요 없는 건 머리에 담지 않으려고 해요."
"집에 있는 장부를 보면 알 수 있거든요."

– 그럼 장부를 보여 주세요.
"어제의 메뉴 장부는 버렸기 때문에 모를지도…"

– 장부를 버리나요?
"아니, 장부가 아니에요. 그냥 메모 용지이기 때문에…"

의사가 저녁 식사 메뉴를 묻고 있는데도 핑계와 변명을 대고 얼버무리면서 어떻게든 그 상황을 빠져나가려고 하는 정경이 떠오릅니다. 치매로 진전되지 않은 고령자의 경우에는 의사의 질문에 대해 어떻게든 기억해 내고, 생각하려는 자세를 보여 알츠하이머 치매와 대조적인 모습이 관찰될 것입니다.

얼버무림 사례를 하나 더 제시하겠습니다. 80대 초반 여성 환자입니다. 처음에는 "저녁은 안 먹었어요. 나는 평소에 저녁을 안 먹으니까요."라고 말했는데, 의사가 아들에게 어제 저녁 식사를 확인하자 아들은 돈가스였다고 대답했습니다. 그걸 들은 환자는 "그래그래, 어제는 돈가스를 먹었어."라고 말을 바꿨습니다. 처음에 저녁 먹는 습관은 없다고 단언했음에도 그 후에 얼핏 들은 사실을 바탕으로 먹었던 저녁 식사 메뉴를 말하는 것을 보고 분명히 기이한 인상을 받습니다. 얼버무림 반응이라고 판단해도 좋을 것입니다. 이 경우, 가족이 동반하여 환자의 에피소드 기억이 맞는지를 의사에게 얘기해 주지 않는 한 환자의 대답이 맞는지 얼버무림 반응을 한 건지 구별할 수 없습니다. 저녁 먹는 습관이 없다고 환자가 말하면 사람에 따라서는 그런 식습관도 있겠다고 생각할 수 있기 때문입니다.

⦿ 변명·깊게 생각하지 않음

알츠하이머 치매의 경우에는 질문에 대답하지 못할 때 핑계나 변명을 하는 것도 특징입니다. 저녁식사 메뉴를 대답하지 못할 때 "나는 식사에 관심이 없어서요." "연금생활자라서 대단한 걸 먹지는 않아요." 등의 변명을 하는 경우가 종종 있습니다. 또한, 환자에 따라서는 질문에 대해 생각하려고 하지 않고 곧바로 "몰라요" "잊어버렸어요"라고 대답하는 경우도 있어 알츠하이머 치매를 의심할 근거가 됩니다. 치매로 진전되지 않은 고령자의 경우에는 의사의 질문에 대해 진지하게 생각하는 태도나 모습이 관찰되는 것이 일반적이지만, 알츠하이머 치매의 경우에는 깊이 생각하려 하지 않는 것도 특징 중 하나입니다.

⬤ 고개 돌리기 현상

의사의 질문에 스스로 대답하지 못해서 뒤 혹은 옆에 앉아 있는 가족에게 대답이나 도움을 구하는 현상을 고개 돌리기 현상(head turning sign)이라고 부르며, 이런 모습은 필자의 검토로는 알츠하이머 치매의 20~30%에서 확인되었습니다. 정상인의 경우에 절대 보이지 않는 현상이라고 할 수 없지만, 알츠하이머 치매에 상당히 특징적인 현상이 아닐까 생각합니다.

치매 진단은 환자의 생활 상황을 잘 아는 가족이나 주위 사람들로부터 병력 청취가 가장 중요하지만, 문진 중의 병식(病識) 결여나 얼버무림 반응, 깊이 생각하려 하지 않음, 고개 돌리기 현상 들을 주의 깊게 관찰함으로써 진단의 단서를 얻게 되는 경우도 적지 않습니다. 환자를 관찰하는 임상관찰력을 기르는 것도 치매 진료에서는 중요한 것이라고 생각합니다.

Q.08

단골 환자의 치매 증상을 재빨리 발견하기 위해서는?

주치의 선생님들이 치매 환자를 진료할 기회는 (1) 건망증을 주요 증상으로 하여 진찰받으러 온 초진 환자, (2) 재방문 환자 가운데 치매로 진전되고 있는 환자 등 2가지라고 생각합니다.

'건망증 외래'라는 전문 외래에 진찰받으러 온 환자나 그 가족은 치매 유무를 판단받고 싶다는 희망을 가지고 왔으므로 진찰은 치매에 집중하게 됩니다. 그렇기 때문에 진단은 그렇게 어렵지 않습니다. 한편, 주치의 선생님들의 경우 신체 질환 등으로 오랫동안 자신의 외래에 통원하고 있는 재방문 환자의 가족으로부터 치매에 관한 상담을 받거나 그 환자가 치매로 진전되고 있는지 상담하는 경우가 많지 않을까요?

제 경험으로는 오랫동안 진료해 온 환자 가운데 치매로 진전되고 있는 환자를 구별해 내는 것은 매우 어렵다고 생각하고 있습니다. 오랫동안 보아 온 환자의 경우 평소의 익숙함 때문에 그 변화를 알아채는 것이 어렵기 때문입니다. 저도 당뇨병으로 오랫동안 진료해 온 환자가 치매로 진전되었을 때, 따님으로부터 "벌써 2년 전부터 건망증이 심해 생활에 곤란을 겪었습니다. 눈치 못 채셨나요?"라는 말을 듣고 깜짝 놀랐던 일을 기억하고 있습니다. '치매일까?'라는 관점에서 환자를 진찰하지 않으면 치매를 알아채지 못하는 경우가 많습니다. 이번 회에는 재방문 환자 중에서 치매로 진전되고 있는 환자를 구분하는 요령에 대해 생각해 봅시다.

● 재방문 환자의 치매를 생각하는 경우는?

표 7은 재방문 환자의 언동과 행동 가운데 치매를 의심할 포인트를 나타낸 것입니다. 치매가 아직 경도인 경우나 가족이 치매를 알아채지 못한 경우에는 환자가 혼자서 선생님들의 외래에 진찰받으러 오는 케이스가 압도적으로 많다고 생각됩니다. 이 경우 진찰실에서 환자의 언동과 행동을 주의 깊게 관찰하면 치매 유무를 판단하는 데 도움이 됩니다. 치매로 진전된 환자의 경우에는 기억 장애에 따른 불안과 당황, 자신감 상실 등 이전과 다른 언동과 행동 변화를 보이는 경우가 많으므로 진료하는 의사에게 주의 깊은 관찰력이 요구됩니다.

진찰실에서 대화할 때 기억 장애가 원인이라고 생각할 수 있는 종잡을 수 없는 언동이나, 이해력 저하에 따른 모호한 대답, 질문에 대한 되물음, 부적절한 대화 내용 등에 주의하면 좋을 것입니다. 행동면에서는 자신 없어 보이는 태도나 확인 행동의 여부, 용모 관리의 적절성(진찰 받는 날의 복장이 제대로 되었는지, 단추를 잘못 끼웠거나 옷매무새가 단정치 않거나 계절에 맞지 않는 옷을 입고 있는지 등), 의사가 지시한 것을 문제없이 할 수 있는지 여부 등에 주목하여 진찰을 진행합니다.

접수나 회계할 때 환자의 행동과 태도도 치매 판단에 도움이 되는 경우가 있습니다. 예를 들면, 회계할 때에 적은 금액인데도 항상 만 엔 지폐를 내고

표 7　재방문 환자의 치매를 의심할 때의 확인 포인트

1	환자의 진료 행동에 주의한다	● 예정되어 있던 외래 진료일을 착각하는 일이 많아졌다. ● 외래 진료 빈도가 높아지거나 진료받으러 오지 않는 일이 많아졌다. ● 분명히 약을 다 먹었을 텐데도 진료받으러 오지 않는다. ● 처방한 약을 종종 분실하여 몇 번이고 받으러 온다.
2	환자의 외관을 관찰한다	● 계절에 맞지 않는 얇은 옷 또는 두꺼운 옷을 입는다. 예를 들면, 분명히 날씨가 더울 텐데도 두꺼운 옷을 입고 있다. ● (여성의 경우)이제까지와 비교하여 립스틱이 비정상적으로 진하거나 화장이 연령과 맞지 않아 기이한 인상을 받는다. ● 단추를 제대로 잠그지 않거나 속옷이 보이는 데도 신경 쓰지 않는다. ● 옷차림에 신경 쓰지 않게 되었다. 분명히 용모가 이상한데도 무관심하다.
3	진찰실에서의 대화를 분석한다	● 분명히 건망증이 보이는 데도 환자 본인은 "나는 어디도 나쁘지 않아" "곤란한 점은 전혀 없어"라고 우긴다. ● 지난번 외래 진료 시 지시한 중요한 사항을 "그런 말을 들었었나?"라고 대답하는 등 신경 쓰지 않을 때 ● 이전과 달리 자신 없게 대답한다. ● 환자가 몇 번이고 확인하거나 같은 내용을 몇 번이나 되묻게 되었다.
4	접수 · 회계 시의 모습에 주의한다	● 회계할 때 고액지폐(만 엔권 등)를 사용하는 경우가 많아지는 등 금액 계산에 자신 없어 하는 모습이 관찰된다. ● 보험증 분실이 잦다. 가지고 오지 않았다고 말해 보험증을 확인하지 못하는 경우가 많다. ● 받았던 진찰권과 보험증을 돌려주었는데도 잠시 후에 "돌려받지 못했다"고 우긴다. ● 가방이나 지갑에서 필요한 물건을 좀처럼 찾지 못한다.

거스름돈을 받는 것은 금전 수수에 불안을 느끼기 때문에 고액지폐를 사용함으로써 그 상황을 빠져나가려 하는 환자의 심리를 나타냅니다. 보험증과 진찰권을 받은 후 돌려주었는데도 없다고 하소연하는 행동도 알츠하이머 치매에서는 종종 보입니다.

○ '치매가 아닐까?'라는 관점에서 진료한다

진료 중에 재방문 환자의 모습이나 태도에 기이한 인상을 받은 경우 잡담하는 가운데 "지금 무슨 계절이죠?" "어제 저녁에는 무엇을 드셨습니까?"라고 물어보는 것도 좋을 것입니다. 이 때 대답이 맞는지 여부도 중요하지만, 대답할 때 환자의 모습을 주의 깊게 관찰하는 것도 잊어서는 안 될 것입니다. 핑계가 많다, 대답하지 못하는 것에 신경 쓰지 않는다, 생각하려고 하지 않는다와 같은 반응은 치매를 의심할 근거가 됩니다. 치매가 의심된다고 해서 곧바로 하세가와식 간이 지능평가스케일(HDS-R) 등을 시행하면 환자에 따라서는 거꾸로 화를 낼 가능성이 있기 때문에 잡담하는 가운데 환자의 기억이나 자신이 놓여 있는 상황을 올바로 인식하는 지남력을 확인하는 것이 좋다고 생각합니다.

이 시점에서 치매가 의심되는 경우(이 단계에서는 치매라는 진단은 할 수 없는 경우가 많다), 다음 진찰에서는 환자의 생활을 잘 아는 가족을 불러 일상생활 모습에 대해 물어보면 정확한 진단으로 이어집니다.

Q.09

자신의 병원에서
진료 가능한 치매 환자를
구별하는 포인트는?

치매 환자의 급증에 따라 치매를 전문으로 하지 않는 1차 진료의와 비전문의 선생님들도 치매 진료에 적극적으로 참가해야 한다고 권장하고 있습니다. 과연 그것은 가능한 것일까요? 바쁜 외래 가운데서 진료에 시간이 걸리는 치매 환자를 진료하는 것이 가능할까요? 이러한 점들에 대해 제 생각을 말씀드리고자 합니다.

○ 치매 전문 의료기관과 1차 진료의와 비전문의로 진료 분야를 구분해야 한다!

저는 모든 치매 환자를 1차 진료의와 비전문의 선생님들이 진료할 필요는 없다고 생각하고 있습니다. 각 진료기관이 자신의 스킬로 진료할 수 있는 환자만 진료하면 된다고 생각하고 있습니다. 1차 진료의와 비전문의 선생님들이 각자의 진료 범위 내에서 진료 가능한 환자와, 치매 전문 의료기관에 소개해야 하거나 소개하는 게 좋은 환자를 구분함으로써 1차 진료의와 비전문의 선생님들이 치매 진료에 더 적극적으로 참가하기가 쉽지 않을까 생각합니다.

○ 1차 진료의와 비전문의가 진료할 환자는?

그림 17은 치매를 전문으로 하지 않는 1차 진료의와 비전문의 선생님들의 진료업무 범위에서 진료 가능한 사례를 나타낸 것입니다.

먼저, 전형적인 치매 병상(病像)을 보이는 환자, 바꿔 말하면 누가 진단해도 치매가 틀림없다고 생각되는 환자를 치매 전문 의료기관에 소개할 필요는 없습니다. 선생님들의 외래에서 진단하고 치료를 진행해도 좋다고 생각합니다. 중등도에서 고도로 진전되고 있는 환자도 임상 진단이 쉽기 때문에 소개할 필요는 없습니다. 치매에 따른 행동심리증상은 확인되지만, 선생님들의 진료 스킬로 대응 가능한 환자나 행동심리증상이 두드러지지 않은 얌전한 치매 환자도 선생님들의 진료 범위라고 생각합니다. 아래에서 사례를 제시하겠습니다.

그림 17　선생님들의 진료업무 범위에서 치매 진료(진단, 치료) 가능한 사례는?

전형적인 병상(病像)을 보이는 환자
(누가 진단해도 치매가 틀림없다고 생각되는 환자)

중등도에서 고도로 진전되고 있는 환자
(치매가 진행될수록 진단은 쉽다)

**행동심리증상을 보이지만
자신의 진료 스킬로 대응 가능한 환자**

행동심리증상이 두드러지지 않는 얌전한 환자
(치매 치료제만으로 진료가 가능)

사례 8 (시례 3의 재게재)

　외래에 78세 여성이 남편에 이끌려 진찰받으러 왔다. 남편에 따르면 언제
부터인지는 모르지만, 최근 건망증이 심해졌다. 1주일 전에 항상 가던 슈퍼
에 장 보러 갔다가 3시간 후에 경찰차에 실려 귀가했다. 어디로 가려고 했는
지 잊어버리고 여기저기 걷고 있었다고 한다.

　3일 전에는 장롱 안에 수백만 엔의 현금이 있어서 아내에게 상황을 물었는
데, 알아들을 수 없는 대답이었다. 자신의 연금을 금융기관에서 인출하여 장
롱에 넣어둔 것 같다. 남편이 걱정하여 아내의 통장을 간수하자 "당신이 연금
을 훔쳤지?"라며 화를 냈다. 욕실 바닥이 미끄러워 알아보니 아내가 튀김용
기름을 바디워시라고 착각하고 사용했었다는 게 밝혀졌다. 장보러 가서 같은
걸 몇 번이나 사오고, 냉장고 안의 식자재 관리를 하지 못해 식자재가 상해 버
리는 경우도 많다. 계절에 맞는 의복 선택을 제대로 못 한다.

• •

　이 사례의 병력을 보면 일상생활에 커다란 지장이 있음을 알 수 있습니다.
예를 들면, 78세로 고령이기는 하지만 산책을 나가서 경찰차에 실려 귀가하
는 것은 건강한 고령자의 경우에는 있을 수 없는 일입니다. 치매, 특히 알츠하
이머 치매를 생각할 수 있는 병력입니다.

　표 8은 이 환자가 진찰실에서 문진 받는 모습을 나타낸 것입니다. 자신의 나
이를 틀리게 대답했을 뿐 아니라, 전날 저녁과 당일 점심 메뉴를 전혀 기억해
내지 못합니다. 기억 장애가 병적인 것은 분명합니다.

　이와 같이 병력과 문진에서 전형적인 알츠하이머 치매 병상(病像)을 보이
는 환자는 1차 진료의와 비전문의 선생님들의 외래에서 충분히 진단 가능하
다고 생각합니다.

표 8	78세 여성, 알츠하이머 치매 문진 모습
몸은 어떠세요?	"그냥 그래"
연세가 어떻게 되세요?	"58세" (79살이 정답. 자신이 틀렸음을 전혀 알아채지 못함)
생신은 언제세요?	"19ㅇㅇ년 ㅁ월 △△일" (정답)
지금은 몇 월인가요?	"1947년 10월" (정답은 2015년 10월)
오늘은 며칠이죠?	"24일" (정답은 25일)
무슨 요일인가요?	"화요일" (정답)
이 병원 이름이 뭐죠?	"ㅇㅇㅇ병원" (정답)
어제 저녁은 무얼 드셨나요?	"반찬..."
오늘 점심은 무얼 드셨어요?	"그러니까... 바나나였나..." (주식, 부식을 전혀 기억해내지 못함)

● 치매 전문 의료기관에
소개하는 게 좋은 사례는?

그림 18은 치매 전문 의료기관에 소개해 정확한 진단과 치료를 의뢰하는 게 좋은 사례를 나타낸 것입니다.

치매 진료에서 가장 어려운 것은 경미한 혹은 경도의 환자를 임상진단하는 것입니다. 치매가 경미·경도 단계에서 진찰받으러 온 환자가 치매로 진전되고 있는지, 고령에 따른 걱정할 필요 없는 건망증인지 판단하는 것은 종종 곤란합니다. 이런 환자들 중에는 병력과 문진·진찰만으로는 정확한 진단에 이르지 못하는 사례도 적지 않습니다. 경도 인지 장애 MCI를 포함해 이런 사례들은 치매 전문 의료기관에 소개해 정확한 진단을 구하는 게 좋다고 생각합니다. 치매의 존재는 분명하지만 병형(病型) 진단을 할 수 없는 환자(예를 들면,

그림 18 치매 전문 의료기관에 소개하는 게 좋은 사례는?

> 치매인지 아닌지 판단할 수 없다, 혹은 MCI 사례

> 병형(病型) 진단을 할 수 없는, 그 필요성이 있는 사례

> 자신의 진단 스킬로 대응할 수 없는
> 주변증상(행동심리증상)을 나타내는 사례

> 혈관성 치매가 의심되는 사례
> (배경에 뇌의 신경세포가 원인불명으로 감소하는 변성성(変性性) 질환이 없는가?)

> 치매가 급격히 악화되고 있는 사례

알츠하이머 치매인지 루이소체 치매인지 판단할 수 없는 경우), 또는 병형(病型) 진단이 필요한 환자, 자신의 진료 스킬로 대응이 곤란한 행동심리증상을 보이는 환자도 치매 전문 의료기관에 소개하는 게 좋을 것입니다.

혈관성 치매라고 생각되는 환자는 알츠하이머 치매나 루이소체 치매 등 변성성(変性性) 치매 질환을 합병하고 있는 경우가 많다고 생각됩니다(순수한 혈관성 치매는 매우 적다!). 혈관성 치매가 의심되는 환자의 경우에는 병태(病態) 해명을 위해서도 치매 전문 의료기관에 소개하는 게 좋을 것입니다.

치매로 진전되고 있는지 아닌지 판단할 수 없어서 치매 전문 의료기관에 소개되어 진단이 확정된 사례를 제시하겠습니다.

이 병력을 가지고 치매라고 판단하는 것은 곤란하다고 생각합니다. **표 9**는 문진 모습을 나타낸 것입니다. 문진도 모든 질문에 대한 대답이 정확했음을

사례 9

76세 남성. 한자(漢字)를 기억해 내지 못하는 등의 건망증을 걱정하여 혼자서 진찰받으러 왔다. 문진·진료에서 눈에 띄는 지장은 없고 HDS-R은 24점이었다. 치매로 진전되고 있지 않다고 판단하고 반년 후 재검사를 지시. 반년 후 진찰에서는 스스로가 느끼기에 건망증은 여전한데 일상생활에 지장은 여전히 없다고 말했다(가족은 동반하지 않았음). HDS-R은 21점으로 낮아졌다. 다음에 같이 내원한 아내에 따르면 "기억력이 나빠졌어. 한자가 기억나지 않아"라고 하소연하는 것 이외에 생활에 곤란한 점은 없다. 이전부터 궁도가 취미여서 연습에 규칙적으로 참가하고, 동창회 등 모임에도 지장 없이 나가고 있다. 아내는 치매라고 생각하지 못했다고 말했다.

보여줍니다.

그럼, HDS-R이 진단에 도움이 될까요? **표 10**은 환자의 HDS-R 결과를 나타낸 것인데, 치매/비치매의 경계점에 해당하는 21점을 나타내고 있습니다. 선생님들은 이 환자를 치매라고 진단하시겠습니까? 아니면 고령에 따른 걱정할 필요 없는 건망증이니까 걱정 안 하셔도 된다고 환자에게 말해 주시겠습니까?

1차 진료의와 비전문의 선생님들은 이 사례를 치매라고 진단하기를 주저할지 모릅니다. 하지만 이 환자는 알츠하이머 치매로 진전되고 있을 가능성이 높습니다. 왜냐하면 초진 반년 후 다시 내원했을 때 시행한 뇌SPECT검사(**그림 19**)에서 알츠하이머 치매에 특징적인 소견이 나타났기 때문입니다. 또한, 현재까지 3년 정도 경과를 봤는데, 치매는 진행·악화되고 있습니다.

표 9 초진 시 76세 남성, 문진 모습

몸은 어떠세요?	"한자가 좀처럼 생각나지 않아요"
건망증은 없으세요?	"기억력이 나빠진 것 같아요"
연세가 어떻게 되세요?	"77세" (정답)
생년월일은 언제세요?	"19○○년 □월 △일" (정답)
오늘은 몇 년 몇 월 며칠이죠?	"20○○년 1월 11일" (정답)
무슨 요일인가요?	"월요일" (정답)
여기가 어디죠?	"병원"
병원 이름 아시겠어요?	"○○○병원" (정답)
어제 저녁은 무얼 드셨어요?	"모임이 있어 외식했는데, 틀림없이 회하고 튀김이었어" (정답 여부는 불분명)

표 10 초진 시 76세 남성, HDS-R 결과

연령	1 / 1
날짜 인식	4 / 4
장소 인식	2 / 2
3단어 따라 말하기	3 / 3
계산	1 / 2
숫자 거꾸로 말하기	2 / 2
3단어 지연 재생	3 / 6
3가지 물품명 기억하기	3 / 5
단어 열거	2 / 5
합계	21 / 30

그림 19   ¹²³I-IMP-SPECT검사 3D-SSP통계 해석 화상

좌두정엽후부에서 측두엽에 걸친 영역(➞)과 양측 후부대상회(➞)에서 뇌혈류 저하가 발견된다. 또한, 우두정엽 후부에도 약간의 혈류 저하가 관찰되고 있다(➞).
이런 혈류 이상은 알츠하이머 치매에 특징적인 소견이다.

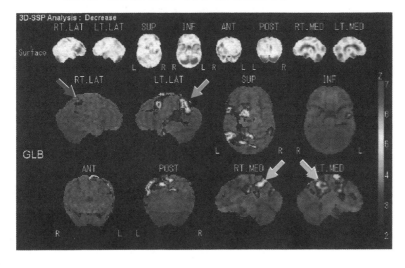

 이와 같이 초진 시에 고령에 따른 걱정할 필요 없는 건망증인지, 치매로 진전되고 있는지 판단하기 곤란한 사례, 즉 경도 단계에서는 병력과 문진·진찰만으로는 확정 진단이 어려운 경우가 많습니다. 상세한 신경심리검사와 뇌기능 영상 검사, 바이오마커 측정 등을 실시할 수 있는 치매 전문 의료기관에 소개하는 게 좋을 것입니다.

Q.10

왜 뇌 영상 진단을 하는가?

치매 유무를 뇌 영상 검사로 판단하려는 의사가 아주 적지만 존재한다는 것은 유감스러운 일입니다. 제 외래에 "건망증이 걱정되어 어떤 클리닉에서 진찰을 하고 MRI 검사를 받았습니다. 그곳의 선생님이 '뇌위축은 연령에 상응한 결과를 보이니까 치매 염려는 안 하셔도 될 것 같습니다'라고 말씀하셔서 그대로 경과를 지켜봤습니다. 하지만 건망증이 한층 심해졌습니다."라고 호소하며 상담하러 온 가족이 있습니다.

⬤ 연령에 상응하는 뇌위축의 정의 같은 건 없다!

실제로 그런 환자를 진찰해 보면 전형적인 알츠하이머 치매인 경우가 많습니다. 치매를 진찰하고 싶지 않아서 그렇게 말하는지, 아니면 정말로 치매가 아니라고 생각했는지는 모르지만, 어느 경우든 잘못된 진료 태도입니다. 일상 진료 속에서 저도 환자와 가족에 대해 "이 MRI에서 보이는 뇌위축은 연령에 상응하는 것이네요"라는 말이 무심코 입 밖으로 나오는 경우가 있습니다. 그런 때 항상 스스로에게 묻는 것은 '연령에 상응하는 뇌위축이란 어떤 상태인가?'라는 것입니다. 애초에 뇌 영상 검사에서 연령에 상응하는 뇌위축의 정의는 없습니다. 또한, 뇌 영상 검사에서 이 소견이 있기 때문에 치매라고 판단하는 명확한 기준도 없습니다.

◯ 뇌 영상 검사는 어디까지나 보조 검사

그럼, 치매 진료에서 뇌 영상 검사는 어떤 역할을 하는 걸까요? 여기서는 뇌 형태 영상 검사(CT, MRI)와 뇌기능 영상 검사(SPECT, PET)로 나누어 생각해 봅시다.

뇌 형태 영상 검사를 시행하는 최대 목적은 두엽 안의 기질적 질환을 제외하는 것입니다. 임상 증상에서 언뜻 보기에 알츠하이머 치매 병상(病像)을 보이고 있어도 뇌 형태 영상 검사에서 뇌종양이나 만성 경막하혈종, 급성기 뇌경색 등이 드물지만 존재할 가능성이 있습니다. 이런 것들을 제외하기 위해서 CT 또는 MRI를 시행하는 것입니다. 알츠하이머 치매라고 진단하기 위해서 CT 또는 MRI를 촬영하는 것은 아닙니다.

• •

(사례 10)

79세 남성. 2개월 전부터 건망증이 두드러져서 가족에게 이끌려 진찰받으러 온 환자입니다. 물건은 어디에 두었는지 잊어버리는 경우가 많고, 의욕 감퇴가 현저해 자택에서 멍하니 있는 경우가 많아졌다. 진찰에서도 자신이 먼저 얘기하는 경우가 적어 확실히 기운이 없는 듯이 느껴졌다. 발음이 약간 부정확하고 동작이 느리다.

• •

고령자에게 건망증이 보이면 치매, 특히 알츠하이머 치매가 머리에 떠오르리라 생각됩니다. 하지만 알츠하이머 치매에서 구음 장애나 운동 장애는 치매

그림 20　사례 10의 CT 영상 좌전두엽에서 두정엽에 걸쳐 혈종의
　　　　존재가 확인된다

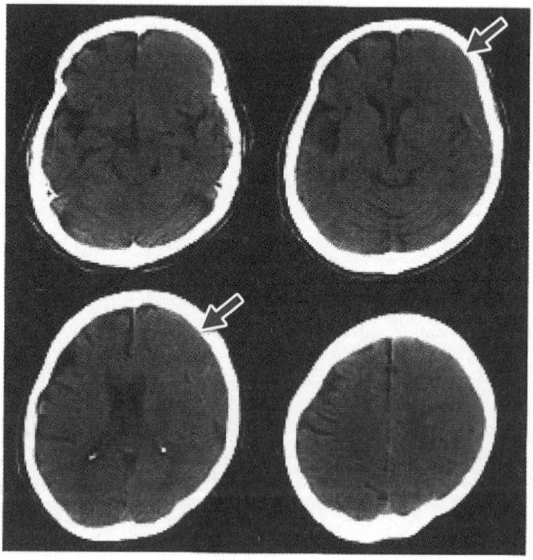

증상이 고도에 이르지 않으면 출현하지 않는 증상입니다.

　2개월 전부터 건망증이 있음을 알게 된 환자의 경우, 발음이 부정확하고 동작이 느려 보이는 것은 발증(發症) 초기의 알츠하이머 치매에서는 분명히 비전형적입니다. 이 사례에서는 알츠하이머 치매 이외의 기질적 질환(뇌혈관 장애, 뇌종양, 만성 경막하혈종 등)의 존재를 의심하는 것을 잊어서는 안 됩니다.

　사례 10에서는 당일 시행한 두부 CT(그림 20)에서 좌전두엽에서 두정엽에 걸쳐 혈종의 존재가 확인되어 만성 경막하혈종이라고 진단되었습니다. 환자에서 나타난 증상은 이 혈종이 주원인일 가능성이 높다고 할 수 있다. 또 덧붙이자면, 사례 10은 79세의 고령이기 때문에 만성 경막하혈종 발현 이전부터 치매가 존재했을 가능성도 부정할 수 없습니다. 혈종 제거 후 안정된 시기에

표 11	신속하게 CT 또는 MRI를 촬영해 보는 게 좋은 사례

치매라고 생각되는 증상이 매일 혹은
매주 단위로 급속히 진행하고 있는 사례

비전형적인 증상 또는 경위를 보이는 사례

초진 시에 확실히 운동 장애
(편측 마비나 구음 장애 등)가 확인된 사례

알츠하이머 치매 경과 중에 운동 장애
(편측 탈력이나 보행 장애 등)가 출현한 사례

다시 치매 판단을 하는 게 필요합니다.

표 11은 급속히 CT 또는 MRI를 시행하는 것이 좋은 경우를 나타낸 것입니다. 어느 경우든 두개 내 기질적 질환이 의심됩니다. 이러한 사례를 진찰한 때에는 가까운 의료기관에 CT 또는 MRI를 의뢰하도록 합시다(MRI는 예약을 기다려야 하기 때문에 바로 시행하지 못하는 경우가 많으므로 즉각 검사할 수 있는 CT가 좋다고 생각합니다).

뇌기능 영상 검사를 시행하는 목적은 3가지가 있습니다. 첫 번째는 병력과 문진·진찰에서 치매로 진전되고 있는지를 판단할 수 없는 사례를 진단하기 위한 보조 역할입니다. 두 번째는 치매 병형(病型) 진단입니다. 세 번째는 혈관성 치매라고 생각되는 사례의 병태(病態) 해명(알츠하이머 치매를 비롯한 변성성 치매의 합병 유무 탐색)입니다.

• •

사례 11

71세 여성. 환자의 남편에 따르면 확실한 시기는 모르지만 최근 물건을 둔 채 잊어버리고 오거나, 어디에 넣어두었는지 잊어버리는 경우가 눈에 띄게 늘었다.

환자는 자영업을 하는 남편을 도와 사무를 보고 있는데, 때때로 계산을 틀리는 경우가 있다. 장 보러 가서도 같은 물건을 몇 번이나 사 온다. 냉장고 안의 식자재를 상하게 하는 경우가 있다. 하지만 남편은 일상생활에서 크게 곤란한 점은 없다고 느끼고 있다. 아내에 관해 남편이 기재한 문진표에서도 '사람 이름, 물건 이름을 기억해 내는 게 곤란', '같은 말을 몇 번이나 한다' 이외에 두드러진 증상은 없다고 생각하고 있었다.

문진에서는 연령과 생년월일, 진찰 당일의 달과 요일, 전날 저녁 식사와 당일 점심 메뉴는 정답을 맞힐 수 있었다. 신경심리검사에는 MMSE는 22점(23점 이하는 치매 의심), ADAS-J cog.(Alzheimer's Disease Assessment Scale 일본어판)은 8점(치매가 아닌 경우는 2~8점. 12점 이상은 치매라고 판단되며 득점이 증가할수록 고도 치매라고 판단된다). MRI에서는 경도 뇌위축을 확인했을 뿐이었다.

•••

병력 및 문진·진찰, 신경심리검사만으로는 치매로 진전되고 있는지 여부의 판단이 곤란한 사례입니다. 이러한 사례에서는 뇌SPECT검사가 치매 유무를 판단하는 보조 검사가 될 수 있는 경우가 있습니다. 왜냐하면 뇌SPECT검사에서 나타나는 혈류 이상은 임상증상 출현이 나타나기 전에 보이는 경우가 적지 않기 때문입니다.

임상증상으로부터 치매로 진전하고 있는지를 판단할 수 없는 사례에서 치매에 특징적인 혈류 이상을 관찰할 수 있다면 임상 진단에 도움이 될 수 있습니다. 선생님들의 의료기관에서 치매 유무를 판단할 수 없을 때는 SPECT 장치를 가진 가까운 의료기관에 소개하는 것도 선택지의 하나입니다.

사례 11에서는 뇌 SPECT검사(**그림 21**)에서 양측설전부(兩側楔前部)에서

그림 21　사례 11의 뇌SPECT영상
(¹²³I-IMP-SPECT검사, 3D-SSP 통계 해석 영상)

양측설전부에서 후부대상회에 걸친 영역(⇒)에서 뇌혈류 저하가 관찰되며, 또한 좌두정엽후부(➡)에도 소량이긴 하지만 혈류 저하가 확인된다.

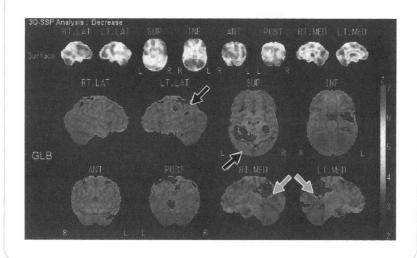

후부대상회(後部帶狀回)에 걸친 영역(흐린 붉은색 화살표)에서 뇌혈류 저하가 관찰되며, 또한 좌두정엽후부(붉은색 화살표)에도 소량이긴 하지만 혈류 저하가 확인됩니다. 어느 경우든 알츠하이머 치매에 특징적 소견으로, 뇌 SPECT 검사를 추가함으로써 알츠하이머 치매 진단을 내리는 것이 가능해진 것입니다. 1년 후에는 생활 장애도 두드러지게 되어 알츠하이머 치매 진단이 정확하다는 것이 뒷받침되었습니다.

⃝ 뇌 영상 검사보다도 병력 청취와 문진·진찰을!

　뇌 영상 검사만으로 치매 진단을 할 수 없으며, 진단을 해서는 안 됩니다. 중요한 것은 이제까지 말씀드린 것처럼 환자의 생활 상황을 잘 아는 가족이나 주위 사람들로부터의 상세한 병력 청취와 환자에 대한 주의 깊은 문진·진찰입니다. 이 2가지 스텝에 의해 많은 사례에서 치매 유무 판단이 가능해지리라 생각합니다.

CT나 MRI 등의 뇌 화상 검사 장비를 갖고 있지 않은 1차 진료의 선생님들에게 병력 청취와 문진·진찰은 가장 숙련되어 있는 진료 수단이라고 생각합니다. 이런 스텝들을 거쳐 진단한 후, 두개 내 기질적 질환의 존재가 없음을 확인하기 위해 가능한 한 빨리 가까운 의료기관에서 CT만 시행하면 될 것입니다(MRI를 시행할 필요는 없습니다. 물론, 촬영 가능하다면 실시해도 괜찮습니다). 자신의 외래에서 진단 가능한 사례와 치매 전문 의료기관에 소개하는 게 좋은 사례를 잘 구분한다면 치매 진료 스킬은 틀림없이 향상될 것입니다.

Q.11

어떤 사례에서
DaTSCAN을 사용하나?

2014년부터 루이소체 치매 보조 검사로서 새롭게 DaTSCAN을 이용한 검사가 가능하게 되었습니다. 여기에서는 이 검사의 특징과 임상 진단에 사용할 때의 주의점을 생각해 봅니다.

DaTSCAN은 선조체(線条体)안의 흑질(黑質) 선조체 도파민 신경종말부(神經終末部)에 존재하는 도파민 트랜스포터(DAT)에 높은 친화성을 보이는 이오플루판(^{123}I)을 함유하는 SPECT 검사용 방사성 의약품을 말합니다. 파킨슨병이나 루이소체 치매에서는 DAT가 저하하기 때문에 이오플루판(^{123}I)을 사용함으로써 이런 질환에서 DAT의 뇌 내 분포, 즉 도파민 신경 변성을 가시화하는 것이 가능하다고 합니다.

DaTSCAN의 효능 · 효과는 '파킨슨 증후군, 루이소체 치매 진단에서의 도파민 트랜스포터 신티그래피'로, 파킨슨 증후군과 루이소체 치매 진단에 사용됩니다.

그림 22는 임상상(臨床像)에서 전형적인 루이소체 치매라고 진단한 환자 7

그림 22 루이소체 치매 7개 사례에서 DaTSCAN을 이용한 검사 결과

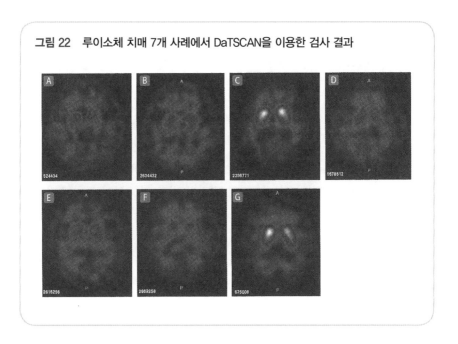

명의 DaTSCAN 결과를 나타낸 것입니다. 미상핵(尾狀核)과 피곡(被殼)에서의 RI 집적저하(集積低下)가 진단의 기준이 되는데, 실제로는 전형적인 루이소체 치매의 병상(病像)을 보이는 환자라도 건강한 사람과 유사한 패턴을 보이는 경우도 있다는 것을 잊지 않도록 해야겠습니다(**그림 20**의 C와 G).

○ 실제 임상에서는 어떻게 사용하나?

치매 진료에 한해서지만, DaTSCAN을 이용한 SPECT검사는 루이소체 치매를 임상 진단할 때 보조 검사에 지나지 않는다는 것을 기억해 두어야 합니다. 병력과 문진ㆍ진찰에서 루이소체 치매가 의심되는 경우, 다른 질환과 루이소체 치매를 감별하기 위해 시행하는 검사라고 할 수 있습니다. 임상상(臨床像)에서 루이소체 치매의 주요 징후(변동하는 인지 기능 장애와 환시, 파킨슨 증상)가 3가지 모두 나타나는 사례에서는 굳이 DaTSCAN을 시행할 의의는 없을 것입니다. 임상 진단을 확인하는 목적이라면 시행해도 되겠지만, 고액의 검사 비용이 든다는 것을 환자에게 이해시킬 필요가 있으리라 생각합니다.

DaTSCAN에 의한 검사 결과는 파킨슨 증상의 중증 정도와 어느 정도 상관관계가 있다고 하므로, 치매 증상에 환시는 보이지만 파킨슨 증상을 동반하지 않는 사례에서는 '건강형'으로 검사 결과가 나올 가능성이 높다고 추측됩니다. 실제 임상에서는 이러한 사례야말로 루이소체 치매인지 알츠하이머 치매인지 감별이 요구되지만, DaTSCAN을 이용한 검사가 도움이 되지 않을 가능성이 높다는 것입니다.

DaTSCAN에 의한 검사가 가장 효과를 발휘하는 것은 추체외로 징후(파킨슨 증상)가 출현한 병기(病期)의 알츠하이머 치매와 루이소체 치매의 감별이 아닐까 생각합니다. 고도로 진전된 알츠하이머 치매에서는 추체외로 징후를 동반하는 경우가 많지만, 알츠하이머 치매가 고도로 진전된 후 처음으로 진찰받으러 온 사례에서는 임상상(臨床像)에서 루이소체 치매와 감별하는 것이 곤란한 경우가 적지 않은 것을 종종 경험합니다. 이러한 사례에서 DaTSCAN을 하는 것은 적극적으로 루이소체 치매를 진단하기 위한 것이 아니라 오히려 건강형임을 보여줌으로써 알츠하이머 치매라는 확증을 얻기 위해서라고 생각하는 것이 좋을 것입니다.

⬤ ^{123}I-MIBG 심근 신티그래피는 어떤 사례에 해야 하는가?

^{123}I-MIBG 심근 신티그래피도 루이소체 치매의 보조 검사로서 사용되는 경우가 있습니다. ^{123}I-metaiodobenzylguanidine(MIBG)는 교감신경 말단에

서 세포 내로 흡수되기 때문에 교감신경 이미징(imaging)에 사용되고 있습니다. 치매 진료에서는 루이소체 치매와 기타 치매 질환, 특히 알츠하이머 치매와의 감별에 임상 응용되고 있습니다. 여기에서는 원리와 문헌적 고찰은 생략하고, 실제 진료에 도움이 될 정보를 간결하게 기술하겠습니다.

비용 대 효과를 생각하면 치매가 의심되는 환자 가운데 ^{123}I–MIBG 심근 신티그래피를 선택하는 사례는 한정되리라 생각합니다. 루이소체 치매에서는 병기(病期)의 길고 짧음에 관계없이 ^{123}I–MIBG의 심장 교감신경 내부 흡수량이 저하한다고 합니다. 그 때문에 임상상(臨床像)에서 분명히 루이소체 치매라고 진단되는 사례에 대해 다시 진단을 목적으로 본 검사를 시행할 의의는 없다는 것이 분명합니다. 전형적인 알츠하이머 치매의 경우에도 마찬가지라고 할 수 있습니다.

다만, 루이소체 치매의 임상 진단 기준을 충족하지 않는 비전형적 사례에서 알츠하이머 치매와의 감별이 필요할 때 본 검사는 유효성을 기대할 수 있을지 모릅니다. 즉, 병형(病型) 판단이 곤란한 사례에서 심장에 흡수된 양의 저하가 확인된 경우에는 루이소체 치매 가능성이 더 있다고 판단하고, 저하가 확인되지 않은 경우에는 알츠하이머 치매로 간주해 경과를 지켜보는 것이 실제 임상에서는 좋을 것이라 생각됩니다.

○ 판단기준은?

^{123}I–MIBG 심근 신티그래피 결과는 시각적 판단 외에 심근종격섭취비(心筋縱隔攝取比, Heart/Mediastinum ratio: H/M 비)를 초기 영상과 후기 영상에서 평가하는 방법이 있습니다(**그림 23**). 객관적 평가를 기대한다면 H/M 비를 이용하면 좋을 것입니다. 컷오프 값은 2 전후라고 합니다. 개인적으로

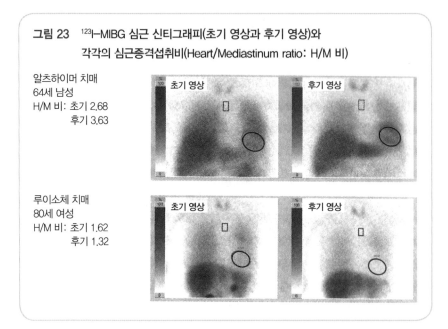

그림 23　^{123}I-MIBG 심근 신티그래피(초기 영상과 후기 영상)와
　　　각각의 심근종격섭취비(Heart/Mediastinum ratio: H/M 비)

알츠하이머 치매
64세 남성
H/M 비: 초기 2.68
　　　 후기 3.63

초기 영상　　후기 영상

루이소체 치매
80세 여성
H/M 비: 초기 1.62
　　　 후기 1.32

초기 영상　　후기 영상

는 루이소체 치매 진단 시에 DaTSCAN보다 약간 유효성을 기대할 수 있다는
인상을 받고 있습니다.

Q.12

치매와 유사한 질환에는 무엇이 있나?

치료 가능한 치매와 치매에 유사한 질환(이하, 이 두 가지를 합쳐 치료 가능한 치매라고 표기)의 감별 방법에 대해 생각해 봅시다.

실제 임상에서 건망증이 주요 증상인 환자를 대할 때는 치료 가능한 치매 중에서 만날 기회가 많은 여러 질환을 생각하면서 진료를 진행하도록 하고 있습니다. 구체적으로는 우울증·억울증 상태나, 치매를 동반하지 않는 환각·망상, 만성 경막하혈종, 갑상선 기능 저하증, 뇌경색 등을 염두에 두면서 감별을 진행해 가게 됩니다.

◯ 치매를 동반하지 않는 환각·망상을 감별하는 포인트

가족이나 주위 사람들이 '망상이나 환각을 보이므로 치매가 아닐까?'라고 걱정하여 외래에 환자를 데리고 오는 경우가 적지 않습니다. 그런 사례에서는 치매로 발전하여 망상이나 환각을 보이는 경우가 많지만, 아주 적은 경우

치매 판단 기준에 합치하지 않는데도 불구하고 망상이나 환각만이 활발한 환자를 볼 수 있습니다.

　이것은 '치매를 동반하지 않는 환각 · 망상'이라고 불러야 할 *병태(病態)입니다. '망상이나 환각을 본다 = 치매'라고 단락적으로 생각하지 말고 치매를 동반하지 않는 환각 · 망상이라는 병태(病態)도 드물지만 존재한다는 것을 잊지 않도록 하십시오.

사례 12

　75세의 독거 여성. 별거하고 있는 가족에 따르면 2년 전부터 "부채가 없어졌다", "젓가락을 누군가 갖고 갔다"라고 하는 등 타인을 의심하는 언동이 많아졌다. 1년 전부터는 빈번하게 "집이 도청 당하고 있다", "누군가 집안 상황을 염탐하고 있다"라는 말을 반복하게 되었다. 실제로 현관 열쇠를 몇 번이나 교체해도 그때마다 "강도가 들었다"고 하소연한다. "이웃집 커튼이 닫힌 모양이 이상하다", "위해를 당할지도 모른다"고 걱정하는 등 피해망상과 관계망상 증상이 확인된다. 요리나 장보기, 목욕 등은 전부 혼자 하고 있어 위에 언급한 증상 이외에는 생활에 지장은 보이지 않는다.

　진찰 시에는 (1) 자신이 놓은 장소가 아닌 곳에 물건이 있는 것은 이상하다, (2) 집 안에 도청기가 장치되어 있어 지지직거리는 소리가 들린다, (3) 자신을 괴롭히는 사람이 옆에 있다, (4) 누군가 물건을 훔쳐가지는 않았는지, 도둑이 들지는 않았는지 걱정된다, (5) 누군지는 모르지만 "어이~" 하고 부르는 소리가 들린다 등의 증상을 이야기했다.

　문진에서는 연령과 생년월일, 진찰일, 요일, 자녀 수, 남편의 사망연월일 등에서 모두 정답을 맞혔다. HDS-R은 30점 만점에서 28점, ADAS-J cog(치매가 아닌 사람은 2~8점의 분포를 보임)은 2점으로 모두 좋은 성적을 보였다.

---

* 병태(病態) : 질병의 임상 증상 및 병인(病因), 발병(發病), 병기(病機)를 통틀어 부르는 용어

이 사례처럼 고령자의 경우에 망상이 자주 나타나면 가족은 치매라고 의심하고 외래에 환사를 데리고 오는 경우가 있습니다. 알츠하이머 치매를 비롯한 치매 질환도 종종 환각·망상을 동반하기 때문에 이런 사례의 진료에서는 치매와 감별하는 것이 중요합니다.

표 12는 치매를 동반하지 않는 환각·망상과 알츠하이머 치매의 감별 포인트를 나타낸 것입니다. 최대 포인트는 병적인 기억 장애가 존재하는지 여부를 확인하는 것입니다. 치매를 동반하지 않는 환각·망상은 원칙적으로 일상생활에 지장을 주는 기억 장애를 보이지 않습니다. 한편, 알츠하이머 치매에서는 기억 장애가 필수 증상입니다.

또한, 치매를 동반하지 않는 환각·망상에서는 환각·망상의 영향을 받는 일상생활에서의 지장 말고는 생활 장애가 없는 것도 알츠하이머 치매와 감별하는데 도움이 되는 포인트입니다. 환각이나 망상의 영향을 받지 않는 일상생활 모습, 예를 들면, 용모 관리와 목욕, 장보기 등에 대해 물어보면 이런 것들

표 12 치매를 동반하지 않는 환각·망상과 알츠하이머 치매의 감별점

	치매를 동반하지 않는 환각·망상	알츠하이머 치매
성별	여성에 많음	여성에 많지만 남성도
생활형태	독거가 많음	가족과 동거 혹은 독거
망상	필수. 유일한 증상인 경우가 많음	반드시 보이는 건 아니다
환각	동반하는 경우도 있음	반드시 보이는 건 아니다
기억 장애	없음	필수
일상생활 상황	환각·망상에 의한 지장만 있음	다채로운 장면에서 지장 있음
요리·용모 관리·외출 등의 생활	지장 없음	종종 지장 있음

을 스스로 할 수 있다는 것을 알 수 있습니다.

아무리 해도 양쪽의 감별이 불가능한 때는 외래에서 당분간 경과를 지켜보는 것도 선택지 중 하나입니다. 만일 그 안에 알츠하이머 치매가 존재한다면 반년 정도 지나면 증상 악화나 새로운 증상이 나타나는 경우가 많기 때문입니다.

⭕ 위 절제 기왕력이 있다면 비타민B₁₂ 저하증을 의심!

건망증 증상을 보이는 고령자 중 과거에 위 절제술을 받은 환자를 진료할 때는 비타민B₁₂ 저하증을 제외할 필요가 있습니다. 비타민B₁₂ 저하증은 실제 임상에서 놓치기 쉬운 병태(病態) 중 하나입니다. 혈중 비타민B₁₂나 엽산, 호모시스테인 이상은 채혈하면 간단히 알 수 있기 때문에 건망증을 주요 증상으로 하여 진찰 받으러 온 환자에게는 일상적으로 이러한 항목들을 조사하는 것이 좋습니다.

⸺⸺⸺⸺⸺⸺⸺⸺⸺⸺⸺⸺⸺⸺⸺⸺⸺⸺

[사례 13]

79세 남성. 환자를 데리고 온 아내에 따르면, 약 1년 전부터 건망증이 두드러졌다. 텔레비전 끄는 걸 잊어버리는 경우가 많고, 똑같은 말을 몇 번이나 하게 되었고, 최근에는 쉽게 화를 내고 물건을 던지거나 큰소리를 내거나 부엌에서 아내의 요리나 음식 맛에 불평하는 경우가 종종 있다. 화장실에서 물을 내리는 걸 잊어버리는 경우가 한 달에 1~2회 보인다.

계절에 맞는 의복 선택은 가능하고, 목욕도 혼자서 하고, 용모 관리에도 문제는 없다. 70세일 때 위암으로 위전적출술을 받았다.

⸺⸺⸺⸺⸺⸺⸺⸺⸺⸺⸺⸺⸺⸺⸺⸺⸺⸺

위에서 들은 병력만으로 판단하면 알츠하이머 치매 병상(病像)을 나타내고 있는 것 같습니다. 하지만 기왕력에서 약 10년 전에 위전적출술을 받았다는 것이 판명되었으므로, 비타민B$_{12}$ 저하증이 치매의 원인이 되었는지는 차치하고, 우선은 비타민B$_{12}$ 저하증의 가능성을 염두에 두어야 할 것입니다. 이 사례에서는 진단을 위해 혈중 비타민B$_{12}$와 엽산, 호모시스테인을 측정했습니다.

그 결과 말초혈에서 대구성고색소성빈혈(大球性高色素性貧血)이 발견되고 비타민B$_{12}$는 50pg/mL의 낮은 수치(기준 범위는 180-914pg/mL), 엽산과 호모시스테인은 높은 수치를 보였습니다. 비타민B$_{12}$ 저하증 진단에서 비타민B$_{12}$ 근육주사를 시작하였습니다.

● 만성 경막하혈종은 반드시 의심한다

고령자를 진료할 때는 두부 외상 유무에 관계없이 언제나 만성 경막하혈종 가능성을 염두에 두고 진찰을 진행해 갑니다. 치매 환자의 경우에는 기억 장애 때문에 과거의 두부 외상 유무나 넘어졌던 것 자체를 기억하지 못하는 경우가 적지 않습니다. 임상상(臨床像)이 비교적 급속으로 악화되는 경우나 경미하지만 보행 장애 등을 보이는 경우에는 만성 경막하혈종의 존재를 의심하여 조속히 두부 CT 검사를 실시하십시오.

- -

사례 14

82세 남성. 일상생활의 상세 내용은 불명. 동거하고 있지 않은 아들에 따르면, 이전부터 드물게 건망증이 있었는데 2개월 전부터 걸음걸이가 이상해졌다. 오른손을 쓰려 하지 않고 행동이 느려졌다. 2개월 전까지는 그런 증상들이 보이지 않았으며 건망증도 그렇게까지 두드러지지 않았다. 경정(競艇)도 자주

그림 24 사례 14의 두부 CT 영상

좌전두엽에서 두정엽에 걸쳐 등흡수점(等吸收點)에서 묘출된 혈종이 보인다.

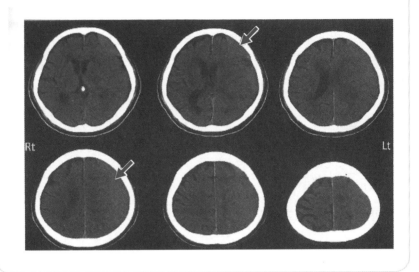

보러 갔는데 지금은 가려 하지 않는다. 1개월 전에 마당일을 하던 중 미끄러져서 뒤로 넘어져 후두부를 타박. 구급차에 탈 때까지의 기억이 없다고 한다.

이 사례에서는 1개월 전에 두부 외상이 있었던 게 분명하므로 비교적 용이하게 만성 경막하혈종을 의심할 수 있었습니다. 걷는 모습이 이상하고 오른손을 쓰지 않는 등의 증상도 알츠하이머 치매로서는 비전형적입니다. 두엽 내에 뇌경색이나 뇌종양, 만성 경막하혈종 등 어떤 기질적 질환이 잠재되어 있을 가능성이 높다고 생각해야 합니다. 이 사례에서는 두부 CT 영상(**그림 24**)에서 좌전두엽에서 두정엽에 걸쳐 경막하혈종의 존재가 분명해졌습니다.

○ 뇌종양이 존재하는 경우도 있다!

사례 15는 병력을 보면 행동 장애를 주증상으로 하는 알츠하이머 치매 가능성을 생각하게 하는 사례입니다. 저도 초진 시에는 알츠하이머 치매를 생각해 MRI 등의 검사를 하려고 계획을 했습니다.

사례 15

65세 여성. 일을 대충하게 되었다는 것이 주요 증상이라고 하면서 남편이 건망증 외래에 데리고 왔습니다. 약 4개월 전부터 오랜 세월 익숙하게 해왔던 농사일을 대충하게 되었다. 3주 전부터 정해진 일을 하지 못하고 실패하는 경우가 늘었다.

일상생활에서는 누구의 세탁물인지 구별하지 못하거나 불 단속을 제대로 하지 못하고, 적극성이 줄었다. 내과 및 신경학적인 이상은 보이지 않는다.

그림 25   사례15의 영상 소견 두부 CT 영상(단순 촬영)

전두엽에 불규칙한 저흡수역이 보인다(왼쪽 사진). 조영 MRI(T1 강조 화상, 축방향)에서는 주위가 고리 모양으로 조영된 종양 병변이 확인된다.

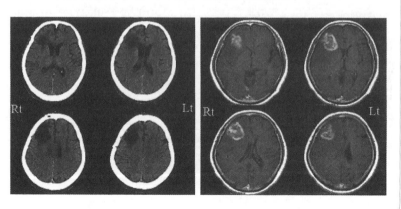

하지만 치매 진단을 위한 검사 대기 중이었던 초진 후 열흘째 되던 날, 왼손을 잘 움직이지 못하게 되었다며 다시 진찰받으러 왔습니다. 그날로 CT 검사 및 MRI를 실시했더니 우전두엽 영역의 뇌종양이 판명되었습니다(**그림 25**). 진단 확정 후에 병력 등을 다시 생각해 보니 (1) 행동 장애 출현이 약간 급성이었다는 점, (2) 행동 장애에 비해 건망증 증상이 경도라는 점, (3) 문진에서 두통 증상이 보였다는 점으로부터 알츠하이머 치매로서는 비전형적인 병상(病像)이라고 생각했어야 했습니다.

건망증 등을 주요 증상으로 하여 진찰받으러 온 환자 중에는 (1) 증상 발현이 비교적 급성에서 아급성이다, (2) 건망증에 비해 다른 증상이 두드러진다, (3) 경미한 편마비나 발을 끄는 걸음걸이 등이 보인다, (4) 두통을 호소한다 등의 경우에는 가급적 조속히 두부 CT 검사를 시행하여 두개 내 기질적 질환 유무를 확인해 두는 것이 중요하다고 할 수 있습니다.

건망증을 주요 증상으로 진찰받으러 오는 환자 중에서 뇌종양 등 점거성병변(占拠性病変)을 의심할 포인트는 구음 장애(構音障碍)나 편마비, 감각 장애 등의 소증상(巣症狀)을 보이는지입니다. 하지만 점거성병변이 전두엽이나 측두엽에 존재하거나 병변이 작아 증상이 보이지 않는 경우에는 두개 내 점거성병변을 의심하여 영상 검사를 시행하지 않는 한, 정확한 진단은 곤란해집니다. 병력과 문진 · 진찰에서 전형적인 알츠하이머 치매 임상 경과와 다를 때는 반드시 두부 CT 스캔 등의 영상 검사를 조속히 시행합시다.

건망증을 주요 증상으로 진찰받으러 온 환자의 다수는 치매로 발전하고 있을 가능성이 높다고 할 수 있습니다. 하지만 우울증 · 억울증 상태나 치매를 동반하지 않는 환각 · 망상으로 대표되는 치료 가능한 치매의 존재도 항상 염두에 두고 진료하는 것이 중요합니다.

Q.13

우울증과 알츠하이머 치매의 구별법은?

건망증을 걱정하여 외래에 진찰받으러 온 환자를 진료할 때 치매의 관점에서 진단의 흐름을 생각해 보면, 우선 해야 할 것은 치료 가능한 치매 및 치매와 유사한 질환(이하, 이 두 가지를 합쳐 치료 가능한 치매라고 표기)을 제외하는 것입니다(그림 26).

그럼, 치료 가능한 치매에는 어떠한 질환이 있을까요? 표 13은 제가 개설한 건망증 외래에 진찰 받으러 온 환자 1,516명 중 치료 가능한 치매라고 진단한 85명(5.6%)의 질환 내역을 나타낸 것입니다. 가장 많았던 것은 우울증 · 억울증 상태인 28명으로, 전체의 3분의 1을 차지했습니다. 그다음으로 치매를 동반하지 않는 환각 · 망상, 만성 경막하혈종, 갑상선 기능 저하증, 뇌종양, 심인반응(心因反応) 순이었습니다.

○ 감별 질환을 놓치지 않기 위한 검사

두개 내 기질적 질환을 제외하기 위해 뇌 형태 영상검사(CT 또는 MRI)는 반

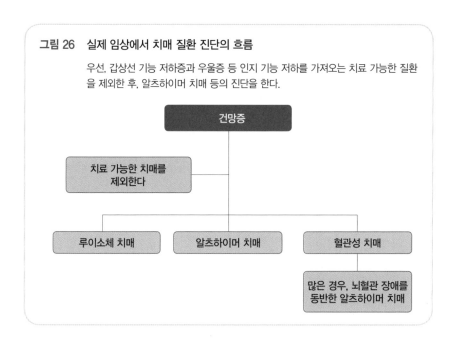

그림 26　실제 임상에서 치매 질환 진단의 흐름

우선, 갑상선 기능 저하증과 우울증 등 인지 기능 저하를 가져오는 치료 가능한 질환을 제외한 후, 알츠하이머 치매 등의 진단을 한다.

표 13　치료 가능한 치매라고 진단된 환자 내역

우울증 · 억울증 증상	28명
치매를 동반하지 않는 환각 · 망상	19명
만성 경막하혈종	6명
갑상선 기능 저하증	5명
뇌종양	5명
심인반응	5명
약제 부작용	3명
파킨슨병	2명
실어증	2명
일과성 전건망(全健忘)	2명
기타	8명

드시 한 번은 시행해 두어야 할 것입니다. 병력과 문진·진찰에서 얼핏 알츠하이머 지매인 것처럼 생각되어도 두개 내에 만성 경막하혈종이나 급성기 뇌경색 등이 숨어 있을 가능성은 제로가 아닙니다.

단, 어지간한 상황이 아니라면 반드시 초진일에 뇌 형태 영상검사를 할 필요는 없습니다. 1차 진료의 선생님들의 의원 가운데 CT 장치를 갖추고 있는 시설은 거의 없다고 생각합니다. 병원–의원 연계 시스템 등을 이용하여 CT를 갖춘 가까운 의료기관에 검사를 의뢰하면 좋을 것입니다. CT 검사만으로 두개 내 기질적 질환은 충분히 제외할 수 있으므로 MRI까지 시행할 필요는 없습니다.

갑상선 기능 저하증은 교과서적으로는 치료 가능한 치매의 대표적인 질환으로 자리매김되어 있습니다. 하지만 실제 임상에서는 갑상선 기능 저하증이 주원인이 되어 치매를 일으키는 사례는 거의 없다고 생각됩니다. 저 자신은 이제까지 그러한 사례를 경험한 적이 없습니다.

이렇게 말씀드리는 것은 갑상선 기능 저하증의 존재가 판명된 대부분의 증례는 그 배경에 알츠하이머 치매를 비롯한 치매 질환을 합병하고 있기 때문입니다. 치매가 의심되는 환자 중에 갑상선 기능 저하증이 판명된 사례는 치매에 갑상선 기능 저하증을 합병하고 있는 사례가 압도적으로 많다는 것입니다. 그래도 합병 유무를 조사하기 위해 한 번은 갑상선 호르몬을 검사해 두는 것이 필요할 것입니다.

비타민B12가 결핍되어 발증하는 거적아구성빈혈(巨赤芽球性貧血)과 아급성 연합성 척추변성증, 말초신경 장애도 잘 알려진 질환인데, 뇌 증상으로서 기억 장애와 지남력 장애, 우울증, 자발성 저하 등 치매와 유사한 상태를 보이는 경우가 보고되고 있습니다[1]. 건망증을 주 증상으로 진찰받으러 온 고령자에서, 위 절제를 한 기왕력이 있는 경우에는 혈중 비타민B12가 낮은 수치를 보일 가능성이 높을 것입니다.

혈청 비타민B12 결핍증 기준은 100pg/mL 이하이며, 400pg/mL 이상이면 결핍 가능성은 없다고 합니다. 100~400pg/mL의 범위에서 혈중 호모시스테인이 높은 수치를 보이는 경우, 조직 내 비타민B12 결핍이 예상됩니다[2].

● ●

(사례 16)

74세 여성. 주요 증상은 건망증. 1년 전부터 건망증을 보이기 시작하고, 자발성 저하, 의욕 감퇴가 두드러졌다. 자신이 억울증적 기분을 하소연하는 경우는 적으며 무관심한 태도였다. 일상생활에 커다란 지장은 없다. 문진에서는 날짜와 전날 저녁 식사 메뉴를 대답하지 못하고, HDS-R은 21점. 초진 시 치매로 진전되고 있는지 우울증 상태인지 구별할 수 없었다.

초진 6개월 후 무렵부터 불면증을 호소하기 시작하여 수면제를 병용. 그 후

그림 27 알츠하이머 치매와 우울증 · 억울증 상태의 관계

우울증 기왕력에 이어 알츠하이머 치매가 발증하는 패턴과 우울 · 억울증 상태가 알츠하이머 치매의 초발 증상이 되는 패턴 등 다양하다.

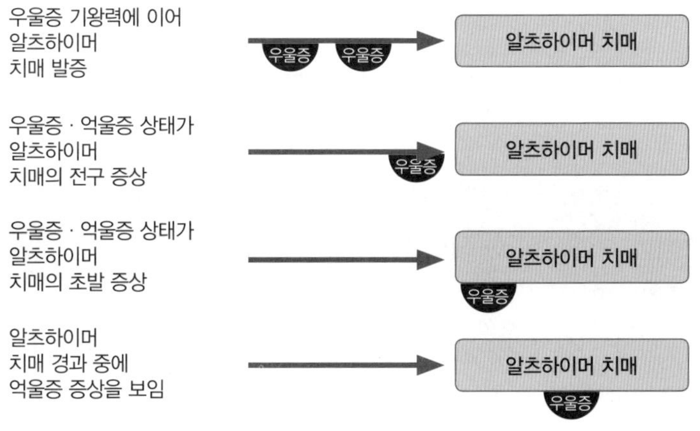

'기분이 좋지 않다', '짜증이 난다', '식욕이 감퇴했다' 등의 증상을 보이기 시작했으므로 우울증 가능성이 크다고 판단하여 염산 파록세틴(상품명 파키실) 10mg/일 투여를 시작하였다. 약물요법 시작으로 억울증 기분과 식욕 저하는 개선되고, 이 시점에서 HDS-R은 25점으로 나타나 명확한 개선이 확인됐다. 현재까지 1년 6개월이 경과하고 있는데, 웃는 얼굴을 보이고 기분도 양호하며 건망증 증상의 진행·악화는 확인되지 않는다.

치료 가능한 치매 중 우울증·억울증 상태는 가장 많이 나타나는 것인데, 치매와 우울증·억울증 상태의 감별에 고심하게 되는 경우도 적지 않습니다. **그림17**은 치매의 대표적인 원인 질환인 알츠하이머 치매와 우울·억울증 상태의 관계를 나타낸 것입니다.

최근에는 과거 우울증 병상이 있는 환자는 알츠하이머 치매로 진전하기 쉽다는 보고도 있습니다. 또한, 우울증·억울증 상태가 알츠하이머 치매의 전구 증상이나 초기 증상이 될 뿐만 아니라 알츠하이머 치매의 경과 중에 억울증 상태가 나타나는 사례도 많아 우울증·억울증 상태와 알츠하이머 치매는 밀접한 관계에 있다고 할 수 있습니다.

⭕ 우울증과 치매를 감별하는 포인트

표 14에 알츠하이머 치매와 우울·억울증 상태를 감별하기 위한 포인트를 나타냈습니다. 이하 간단한 해설을 덧붙이겠습니다.

이 둘의 가장 기본적 차이는 지적 기능에 저하가 나타나는지 여부입니다. 알츠하이머 치매의 경우에는 기억 장애를 비롯한 지적 장애 저하가 반드시 나

표 14   알츠하이머 치매와 우울증 · 억울증 상태의 임상적 감별점

	우울증 · 억울증 상태	알츠하이머 치매
지적 기능	저하 없음(고령자 중에는 저하하는 경우도?)	분명한 저하, 날짜와 장소를 모름
기분과 행동	기분에 변동을 보인다. 오전 중에는 상태가 나쁘다. 낮부터 저녁에 걸쳐 상태가 좋다. 행동하지 않는다.	이노성을 보인다. 행동이 일정하지 않다. 엉뚱한 행동을 한다.
대인관계	관계에 소극적, 긴장한다.	무관심, 배려가 없음, 때로 무례함.
작업 · 일	자신이 없다, 끈기가 없다. 계속하지 못한다	일을 제대로 하지 못한다. 관심사에만 집중한다.
자기 인식	자책, 자기 비난, 내향적	타인을 잘 의심한다. 타인 비난
신체 증상	불면 · 식욕 저하 · 자율신경증상	불면
성욕	감퇴	관심을 보이지 않는다. 성적 일탈 행위를 한다.
감정	비애, 한심 슬픔, 공허	상관 않는다(관심 없음). 감정둔마(感情鈍痲)

타나지만, 우울증 · 억울증 상태의 경우에는 지적 기능 저하가 없는 것이 원칙입니다. 단, 실제로는 고령자의 우울증 · 억울증 상태에서는 고령에 따른 지적 기능 저하가 나타나는 경우도 적지 않아 이 둘을 지적 기능 저하 유무로 감별하는 것은 어려울지 모릅니다.

환자의 기분과 행동의 관계를 보면, 우울증 · 억울증인 경우에는 오전은 기분이 안 좋고 낮부터 저녁에 걸쳐 기분이 조금 밝아지거나 의욕이 조금 생기는 등 기분이나 행동에 하루 중 변화를 나타내는 경우가 많습니다. 한편, 알츠하이머 치매의 경우에는 기분이나 행동에 두드러진 변동은 보이지 않고, 자발성 저하나 의욕 감퇴가 지속해서 나타납니다. 또한, 우울증의 경우에는 타인과 접하는 것을 싫어하여 틀어박혀 있는 경우가 많지만, 알츠하이머 치매의 경우에는 대인관계에서 배려가 사라지거나 예의 없이 행동하는 경우가 많

고, 자발성 저하가 전면적으로 드러나지 않는 한, 자택에 틀어박히는 경우는
적습니다.

  자기에 대한 인식을 비교하면, 우울증의 경우에는 내향적이고 필요 이상으
로 자기 자신을 책망하는 경향을 보입니다. 자신의 책임이 아닌 일에 관해서
도 자신과 관련짓고 자신을 책망하는 경우가 적지 않습니다. 알츠하이머 치매
의 경우에는 의심이 많고 자신의 실패를 타인의 책임으로 돌리는 경우가 많이
있습니다. 많은 환자는 자신의 실패에 대한 인식이 없거나 부족한 것이 특징
입니다(병식(病識)의 결여).
  감정면을 비교하면 우울증의 경우에는 비애, 한심, 공허 등을 종종 호소하

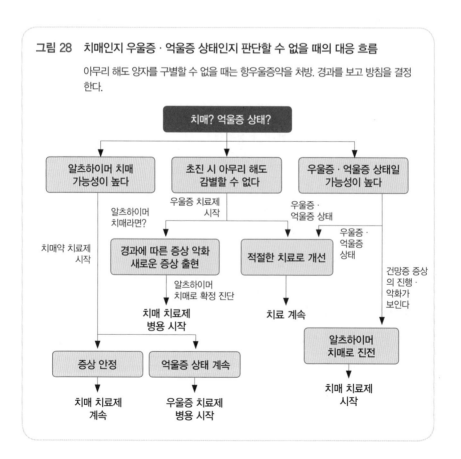

그림 28   치매인지 우울증 · 억울증 상태인지 판단할 수 없을 때의 대응 흐름

아무리 해도 양자를 구별할 수 없을 때는 항우울증약을 처방. 경과를 보고 방침을 결정
한다.

는 것이 보입니다. 한편, 알츠하이머 치매의 경우에는 희로애락이 결핍되어 감정의 둔마가 나타나고, 심해지면 관심을 보이지 않는(무관심) 상태가 되는 경우도 드물지 않습니다.

○ 우울증·억울증 상태와 치매를 감별할 수 없을 때

초진 시 우울증 · 억울증 상태와 알츠하이머 치매를 구별할 수 없을 때 어떻게 하면 좋을까요? 그림 28은 그런 경우의 대응책을 나타낸 것입니다. 초진에서 알츠하이머 치매 가능성이 보다 크다고 판단될 때는 치매 치료제를 시작하고 경과를 지켜봅니다. 알츠하이머 치매라면 반년에서 1년 정도 경과를 보면 증상의 진행 · 악화나 새로운 증상 출현이 나타나므로 그 시점에서 진단이 확실해집니다.

거꾸로 초진 시에 우울증 · 억울증 상태의 가능성이 클 때는 항우울증약을 시작합니다. 항우울증약에 반응하여 증상 경감이 관찰되면 우울증 · 억울증 상태라고 할 수 있습니다. 한편, 건망증 증상의 진행 · 악화가 나타날 때는 우울증 · 억울증 상태를 초기 증상 또는 전구 증상으로 하는 알츠하이머 치매 가능성을 생각합니다.

초진 시 양쪽을 구별할 수 없을 때는 우선 치료 가능한 우울증 · 억울증 상태를 상정하고 항우울증약 처방을 시작합니다. 경과에 따라 우울증 · 억울증 상태의 경감을 확인하면 그대로 우울증 치료제 처방을 계속합니다. 알츠하이머 치매가 있는 경우에는 반년에서 1년 정도 경과를 보면 증상이 진행 · 악화합니다. 증상의 진행 · 악화가 확인된 시점에서 치매 치료제를 시작해 나갑니다.

1) Healton EB et.al;Medicine (Baltimore) 1991;70:229-45.
2) Rice L, Arch Intern Med 1999;159:2746-7.

Q.14

루이소체 치매란
어떤 질환인가?

루이소체 치매 진료 요령을 생각해 봅시다. 우선, 루이소체 치매의 개념과 1차 진료의 및 비전문의 선생님들의 질환에 대한 관여 방법에 대해서 해설하겠습니다.

◯ 개념의 경위와 자리매김

루이소체 치매는 1995년 제1회 국제 워크숍에서 질환의 개념과 임상·병리 진단 기준이 제정된 새로운 질환 개념입니다. 1980년에 코사카 켄지(小阪憲司) 선생 등에 의해 제창된 루이소체병이라는 개념을 기반으로 하여 2003년 제3회 워크숍에서는 임상·진단 기준의 개정이 이루어졌습니다. 현재는 그때의 진단 기준을 기반으로 임상 진단이 이루어지고 있습니다(표 15).

루이소체 치매는 알츠하이머 치매 및 혈관성 치매와 함께 치매를 일으키는 3대 원인 질환입니다. 유럽과 미국에서는 알츠하이머 치매 다음으로 많은 질환이라고 하며, 일본에서도 변성성 치매 질환으로서는 알츠하이머 치매 다음

표 15   루이소체 치매(DLB)의 임상 진단 기준(개정판)

(McKeith IG, et al., Diagnosis and management of dementia with Lewy bodies. Third report of the DLB consortium. Neurology 2005; 65: 1863-1872에서 필자가 의역)

1. 필수 증상(possible 또는 probable DLB 진단에 필수적인 것)

정상적인 사회생활이나 직업적 기능에 지장을 초래하는 진행성 인지 기능 장애
현저하거나 지속적인 기억 장애는 초기에 눈에 띄지 않는 경우도 있다

2. 중핵 증상(probable DLB에는 아래의 2가지가 필요, possible DLB에는 1가지가 필요)

a. 주의나 명석함에 현저한 변동을 동반한 인지 기능 장애
b. 체계화되고 구체적인 내용으로 반복되는 환시
c. 특발성 파킨스니즘

3. 시사 증상
(중핵 증상이 1가지 이상 존재하며 동시에 아래의 증상이 1가지 이상 나타날 때, probable DLB로 진단된다. 중핵 증상은 나타나지 않으나, 아래의 증상이 1가지 이상 보일 때는 possible DLB로 진단된다. probable DLB는 시사 증상의 존재만으로 진단해서는 안 된다)

a. REM수면행동장애
b. 항정신병약에 대한 과민성 항진
c. 뇌 기능 영상에서 증명된 기저핵의 도파민 트랜스포터 저섭취

4. 지지 증상(종종 나타나는 증상이지만, 진단적 특이성은 증명되어 있지 않다)

a. 반복되는 넘어짐과 실신
b. 일과성으로, 원인이 확실치 않은 의식 장애
c. 고도의 자율 신경 장애(예: 기립성 저혈압, 요실금)
d. 환시 이외의 환각
e. 체계적 망상
f. 우울증 증상
g. CT/MRI에서 내측 전두엽이 비교적 유지되어 있다
h. SPECT/PET에서 나타나는 후두엽의 집적 저하
I. MIBG 심근 신티그래피의 흡수 저하
j. 뇌파에서 서파가 우위, 측두엽에 일과성 예파가 보인다

5. DLB의 가능성이 적은 것

6. 증상의 시간적 관련성

에 위치하여 전체의 20% 전후를 차지한다고 합니다.

◯ 알아두어야 할 질환 개념

루이소체 치매는 진행성·부동성을 나타내는 인지 기능 장애로, 주로 환시 등 특유의 정신 증상과 파킨스니즘(파킨슨 증상)을 나타내는 변성성 치매 질환입니다. 병리학적으로는 대뇌에서 뇌간에 이르는 신경세포 탈락과 자율신경계를 포함하는 신경계에 루이소체의 출현을 확인합니다.

파킨슨병이 선행한 후에 치매가 출현한 경우, 치매를 동반한 파킨슨병(Parkinson's Disease with Dementia; PDD)라고 진단되고 있는데, 병리학적으로는 이 PDD와 루이소체 치매는 동일 질환으로 여겨지고 있습니다. 양자를 구별하기 위해서 치매와 파킨슨 증상 발현 사이에 시간적 기준이 정해져 있어, 양자가 거의 동시 혹은 치매 발증 후 1년 이내에 파킨슨 증상이 확인될 때는 루이소체 치매, 파킨슨 증상 발증 후 1년 이상 지나 치매가 출현한 때는 PDD라고 진단됩니다(〈one-year rule〉이라고 하는데, 임상적인 의미는 없다는 의견도 많습니다).

◯ 루이소체 치매를 진료할 기회는 그렇게 많지는 않다

일상 임상에서 루이소체 치매를 진단할 기회는 환자가 진찰받으러 오는 의료기관의 종류에 따라 다를 것으로 추측됩니다. 정신 증상이 전면에 나타나는 루이소체 치매는 정신과 병원에 진찰받으러 올 가능성이 크므로 정신신경과 관련 의료기관에서는 루이소체 치매 진찰 비율이 높다고 생각됩니다.

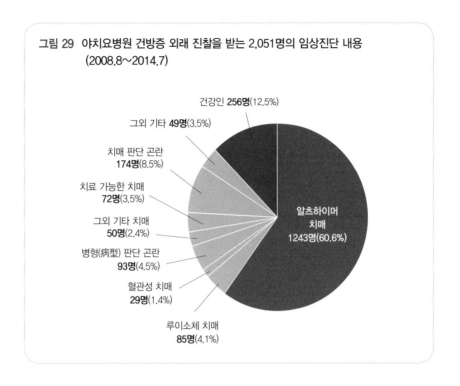

그림 29 야치요병원 건방증 외래 진찰을 받는 2,051명의 임상진단 내용
(2008.8~2014.7)

건강인 256명(12.5%)

그외 기타 49명(3.5%)

치매 판단 곤란
174명(8.5%)

치료 가능한 치매
72명(3.5%)

그외 기타 치매
50명(2.4%)

병형(病型) 판단 곤란
93명(4.5%)

혈관성 치매
29명(1.4%)

루이소체 치매
85명(4.1%)

알츠하이머
치매
1243명(60.6%)

한편, 치매를 전문으로 하지 않는 1차 진료의 및 비전문의 선생들이 자신의 의원·클리닉에서 루이소체 치매를 진료할 기회는 어떨까요? **그림 29**는 제가 개설한 종합병원 건망증 외래에 진찰받으러 온 2,051명의 임상 진단 내역을 나타낸 것입니다. 알츠하이머 치매가 압도적으로 많아 전체의 60%를 차지하고 있지만, 루이소체 치매는 4.1%에 지나지 않음을 알 수 있습니다. 즉, 건망증을 걱정하여 진찰받으러 온 환자의 20~25명 중 1명이 루이소체 치매라고 생각됩니다. 아마 저의 데이터와 마찬가지로 1차 진료의와 비전문의 선생님들이 루이소체 치매를 진료할 기회는 그렇게 많지는 않으리라 생각하지만, 루이소체 치매가 의심되는 환자가 진찰받으러 왔을 때의 방침을 생각해 두는 것이 필요하다고 할 수 있습니다.

◯ 루이소체 치매 의심 환자가 진찰받으러 왔을 때의 방침은 2가지

    루이소체 치매가 의심되는 환자가 1차 진료의나 비전문의 선생님들 외래에 진찰받으러 왔을 때, 그 후 방침은 2가지입니다. 알츠하이머 치매 진료와 다르게 루이소체 치매의 진단과 치료에 익숙하지 않거나 진료에 자신이 없을 때는 치매 전문 의료기관에 소개하는 게 좋을 것입니다. 또 한 가지는 자신의 외래에서 진료하고 치료를 진행하는 경우입니다. 후자에 관해서 어떻게 진료하고 치료해 가면 좋을지 〈치료와 개호(介護)〉 편에서 해설하고 있으니 읽어 주십시오.

Q.15

루이소체 치매 진단 요령은?

1차 진료의와 비전문의 선생님들이 개설한 외래에 찾아오는 루이소체 치매 환자는 알츠하이머 치매와 마찬가지로 물건 간수한 곳을 잊어버리거나 물건을 둔 채 그냥 오는 등 건망증 증상으로 진찰받으러 오는 경우가 많습니다. 하지만 건망증 증상만으로 루이소체 치매와 알츠하이머 치매를 임상적으로 감별할 수는 없습니다.

루이소체 치매의 주요 징후 3가지는 변동하는 치매 증상, 환시, 파킨슨 증상입니다. 여기서는 1차 진료의와 비전문의 선생님들의 진단에 도움이 될 루이소체 치매의 특징을 설명하겠습니다.

루이소체 치매의 특징적 병태는 치매 증상에 현저한 동요성(변동성)을 나타낸다는 것입니다. 구체적으로는 (1) 아침에 일어났을 때나 낮잠 후에는 상태가 나쁘지만, 몇 시간이 지나면 상태가 좋아진다, (2) 하루 중 상태의 좋고 나쁨이 분명하다, (3) 같은 약을 복용하고 있음에도 불구하고 증상에 현저한 차이가 나타난다 등입니다. 알츠하이머 치매의 경우에도 저녁부터 밤에 걸쳐 화를 잘 내고 침착함을 잃어버리는 상태가 나타나지만(일몰 증후군), 루이소체 치매의 동요성은 보다 변화가 더 확연하여 감별 가능한 경우가 많다고 생각합니다.

⬤ 환시가 보일 때 루이소체 치매를 생각한다

이불 위에 작은 아이가 자고 있다, 집 안에 모르는 인간이 보인다, 커튼 구석에 누군가 있다, 꽃병에서 뱀이 나온다, 창밖에 누군가 있는 게 보인다 같은 환시를 호소하는 것도 루이소체 치매에 특징적인 증상입니다. 루이소체 치매의 경우에는 주로 인물이나 동물이 보이거나 집 안에 있다고 반복해서 주장합니다. 또한, 인물이나 동물이 종종 작게 보이는 경우도 많습니다. 예를 들면, 배고픈 아이가 여러 명 집 안에 있다고 호소하거나, 보인다고 하는 대상을 만지려고 합니다. 하지만 시선을 거기서 다른 방향으로 돌리면 환시는 사라지는

표 16 루이소체 치매의 경우에 나타나는 환각 · 오인(誤認)(자기 체험 예)

단, '환시'가 곧장 '루이소체 치매'는 아니라는 것도 기억해 두어야 합니다. 알츠하이머 치매에서도 종종 비슷한 환시를 호소하는 경우가 적지 않기 때문입니다.

딸을 자신의 여동생이라고 착각한다. '창밖에 누군가 지나갔다'고 말한다	(83세 여성)
'실내에 이상한 사람이 있다'고 쫓아내려는 동작을 보인다	(76세 여성)
'화장실에 큰 벌레가 있다', '미꾸라지 크기의 벌레가 한 마리 보인다', 욕실 물방울이 '지렁이로 보인다'고 말한다	(82세 남성)
'실내에 모르는 사람이 있다', '누군가 있는 것 같은 느낌이 든다'고 말한다	(71세 남성)
'실내에 사람이 서 있다'고 말한다, 옷을 사람이라고 착각한다	(83세 남성)
'순례자가 왔다', '도쿄에 사는 아들이 찾아왔다' '누군가 있다'고 말한다	(72세 남성)
'자택에 모르는 사람이 2명 보인다' '아내 뒤에 아들이 서 있다'고 우긴다	(85세 남성)
'모르는 할아버지가 있다', 밤에 '방구석에 동물이 보인다'고 말한다	(79세 남성)

경우가 많습니다. 제가 진단한 루이소체 치매 환자에게 나타났던 환시와 오인
(誤認) 내용을 표로 나타냈습니다(표 16).

⭕ 오인(誤認)을 호소하는 것은 루이소체 치매 가능성이 높다

아내를 돌아가신 어머니로 착각하거나 아들을 자신의 동생이라고 생각하고
말을 건다 같은 증상, 즉 '인물 오인'은 루이소체 치매에 비교적 특이도가 높은
증상이라고 여겨지고 있습니다. 인물 오인을 호소하는 환자 모두가 루이소체
치매라고 할 수 없지만, 현장 진료에서 오인의 존재는 루이소체 치매 진단의
커다란 근거라고 할 수 있습니다.

⭕ 착시나 변형시(變形視)도 보인다

"마룻바닥 먼지나 커튼 모양이 벌레로 보인다", "옷걸이에 걸린 옷이 인간으
로 보인다" 등과 같이 실제의 것이 다른 것으로 잘못 보이는 착시도 루이소체
치매에서는 종종 보이는 증상입니다. 또한, "실내 바닥이 비뚤어져 보인다",
"밖에 나가면 도로가 떠 있는 것처럼 보인다" 등과 같이 사물이 변형되어 보
인다고 호소하는 변형시(變形視)도 루이소체 치매에서 보이는 증상 중 하나
입니다. 환시와 착시, 변형시는 모두 시각 인지 장애에서 발생하는 정신 증상
으로, 일상 임상에서는 혼재해서 발생하기 때문에 1차 진료의와 비전문의 선
생님들의 진료에서는 굳이 구별해서 생각할 필요 없이 일괄적으로 '환각'이라
고 표현해도 되지 않을까 생각하고 있습니다. 어찌 되었든 이런 증상들이 확
인될 때는 루이소체 치매 가능성이 높다는 인식을 가지고 있는 것이 중요하
다고 할 수 있겠습니다.

⬤ 환시의 존재를 어떻게 청취하나?

외래에 진찰받으러 온 루이소체 치매 환자의 경우, 가족이 환시의 존재를 알아채고 있는 경우가 많은 것 같습니다. 따라서 진료실에서 문진할 때 가족이 "환시가 보인다"고 먼저 말하는 케이스를 압도적으로 많이 경험하고 있습니다. 또는 진찰 전 문진표에 '환시 있음'이라고 기재되는 경우도 많습니다. 루이소체 치매 환자의 경우, 환시의 존재를 확인하는 것은 비교적 쉽다고 할 수 있습니다.

병력에서 루이소체 치매가 의심됨에도 불구하고 가족으로부터 환시 증상이 있다는 말을 듣지 못한 때는 의사가 "뭔가 보일 리 없는 것이 보인다고 호소한 적은 없습니까?"라는 질문을 하도록 합시다.

⬤ 파킨슨 증상을 판단할 수 있는지 여부가 진단의 단서가 된다

치매가 경도에서 중등도 단계까지 파킨슨 증상이 확인될 때는 루이소체 치매를 의심하면 좋을 것입니다. 알츠하이머 치매에서는 파킨슨 증상이나 추체외로증후 등은 고도로 진전하지 않는 한 출현하지 않는다고 여기고 있습니다.

단, 신경학적 진찰(근경축 등의 존재)에 익숙하지 않은 1차 진료의나 비전문의 선생님들에게 파킨슨 증상의 유무를 판단하는 것은 사실 어려울지도 모릅니다.

저는 환자의 외관 등에서 파킨슨 증상 유무를 어느 정도는 판단할 수 있다고 생각하고 있습니다. 진찰실에 들어올 때 걸음걸이가 어색하다, 좁은 보폭으로 보행한다, 팔 흔들림이 없다, 표정이 없다(가면양 얼굴), 동작이 완만하다 등의 경우에는 파킨슨 증상을 생각해도 좋다고 생각합니다. 또한, 가족으로부터 '잘 넘어진다'는 정보를 얻었을 때도 파킨슨 증상의 가능성을 생각하면 좋을 것입니다.

● 렘수면행동장애(RBD)란?

1차 진료의나 비전문의 선생님들은 렘수면행동장애(REM sleep behavior disorder: RBD)라는 말을 많이 들어보지 않으셨을 것입니다. 하지만 이 병태를 알고 있으면 루이소체 치매를 진단하는 데 유익한 판단 기준이 됩니다. α-시누클레인이 침착하는 질환에 비교적 특징적 병태라고 여겨지며, 파킨슨병이나 루이소체 치매 같은 질환에 동반하는 경우가 적지 않다고 합니다.

RBD는 수면 중에 큰 소리를 낸다, 싸움이나 언쟁을 하는 꿈을 꾼다, 옆에서 자는 사람이나 주위 가구를 두드린다, 때린다, 발로 찬다, 일어나서 실내를 배회한다 같은 행동 장애를 나타내는 것입니다. 환자는 꿈속에서 언쟁이나 싸움을 하거나 무서운 꿈을 꾼다고 호소하는 경우가 많습니다.

알츠하이머 치매의 경우에는 잘 출현하지 않는 병태라고 여겨지지만, 저는 임상상(臨床像)이 전형적인 알츠하이머 치매인 경우에 RBD를 동반한 사례를 2회 경험하였습니다.

◉ RBD의 존재를 가족에게 묻는 것이 중요

가족은 RBD를 병이라고 생각하지 않는 경우가 많고, 단지 잠꼬대나 잠버릇이 나쁜 정도라고 생각하기 때문에 가족이 진찰실에서 적극적으로 이 증상을 호소하는 경우는 적다고 생각합니다. 따라서 의사 쪽에서 RBD의 구체적 증상을 열거하면서 그 존재 유무를 확인하면 좋을 것입니다. 루이소체 치매가 의심되는 사례에서는 RBD의 존재가 진단의 보강으로 이어지는 경우가 많으므로 반드시 잠꼬대 여부와 꿈의 내용 등을 묻는 게 좋을 것입니다.

Q.16

알츠하이머 치매와 루이소체 치매는 감별해야 하나?

알츠하이머 치매 및 루이소체 치매는 현시점에서 어느 쪽도 근본적인 치료법이 없습니다. 그런 상황에서 양자를 감별하는 의의가 있는지, 그 필요성은 어디 있는지 의문을 느끼는 선생님들도 적지 않으리라 생각합니다. 여기서는 양자를 감별하는 의의와 비록 감별하지 못하더라도 불이익이 되지 않는 점에 관해 제 의견을 말씀드리겠습니다.

○ 감별하는 의의

루이소체 치매에서는 환각과 망상, 억울증 등의 정신 증상이 핵심적인 증상이 되는 경우가 많기 때문에 알츠하이머 치매 이상으로 이러한 증상들에 대한 대책이 요구됩니다.

알츠하이머 치매는 건망증(기억 장애)과 자발성 저하 · 의욕 감퇴가 중심적 증상이므로 행동심리증상이 두드러지지 않은 환자에 대한 대응 · 대책은 비교적 쉽다고 할 수 있습니다. 한편, 루이소체 치매에서는 알츠하이머 치매의 행동심리증상에 해당하는 증상이 핵심적 증상이 된다는 점에서 양자를 감별하는 것은 이후 치료 방침을 결정하는 데 중요합니다.

루이소체 치매에서는 약제 과민성을 나타내는 환자가 적지 않은 것도 알츠하이머 치매와 감별해야 하는 이유입니다. 단, 양자를 감별할 수 없더라도 루이소체 치매의 존재를 염두에 두고 약제를 신중하게 사용하면 큰 지장은 없을지 모릅니다.

또한, 루이소체 치매에서는 잘 넘어짐과 파킨슨 증상에 대한 대책 및 환경 정비가 중요한 과제가 되므로 그러한 관점에서도 알츠하이머 치매와의 감별이 필요한 것입니다. 넘어짐과 파킨슨 증상의 존재는 환자의 ADL 저하를 더욱 불러오기 쉽습니다. 한편, 알츠하이머 치매는 고도에 이르기 전까지는 신체 증상이 나타나는 경우가 없으므로 경도에서 중등도 사이에는 이동 등 ADL 저하를 걱정할 필요가 없을 것입니다. 표 17에 알츠하이머 치매와 루이소체 치매의 감별 포인트를 나타냈습니다.

표 17   루이소체 치매와 알츠하이머 치매를 감별하는 기준

	루이소체 치매	알츠하이머 치매
성별차이	남성에 약간 많다	여성이 많다
주요 증상(초발 증상)	시각 인지 장애	기억 장애
환시·인물 오인	종종 보인다	보이는 경우도 있다
망상	환시에 따른 망상	물건을 도난 당하는 망상 등
증상의 동요성	있음 뚜렷함	없음
수면 장애	렘수면행동장애	잠들고 도중에 깨어남
파킨슨 증상	종종	드묾

○ 감별하지 못해도 불이익이 되지 않는 점

약물요법 관점에서 생각하면 도네페질(상품명 아리셉트)은 어느 질환에도 적응이 되며, 또한 약효를 기대할 수 있다는 점에서 실제 임상에서는 굳이 양자를 감별하지 못하더라도 도네페질 처방으로 환자에게 불이익을 초래하는 경우는 적다고 생각합니다.

하지만 그 경우에도 루이소체 치매에 처방할 때는 요령이 필요함을 기억해 두어야 합니다. 실제 임상에서 양자를 감별할 수 없을 때, 치료적 개입으로 도네페질 처방을 시작해야 하지만, 만일 그 환자가 루이소체 치매라면 도네페질에도 과민성을 보일 가능성이 있으므로 신중하게 처방을 해야 할 것입니다.

○ 양자를 감별할 수 없을 때 가족에 대한 설명

양자를 감별할 수 없는 사례에서 치료적 개입을 시작할 때 저는 아래와 같이 환자 및 가족에게 설명하고 있습니다.

> "현시점에서는 알츠하이머 치매인지 루이소체 치매인지 엄밀히 구별할 수 없는 상태입니다. 또한, 양쪽에 함께 나타나는 경우도 많으므로 실제 진료에서는 구별할 수 없는 경우도 많습니다. 하지만 알츠하이머 치매와 루이소체 치매 모두 아리셉트라는 약의 효과를 기대할 수 있습니다. 우선 이 약을 사용하면서 경과를 지켜봅시다. 그때, 루이소체 치매의 경우에는 약제에 과민하게 반응하는 환자도 있으므로 소량에서 시작하여 신중하게 늘려가도록 하겠습니다. 만일 아리셉트를 복용한 후 좋지 않은 상태가 발생했을 때는 바로 연락해 주십시오."

◯ 혈관성 치매와 루이소체 치매의 감별

루이소체 치매 임상 진단 기준 중에 루이소체 치매 진단을 지지하지 않는 항목으로 '국소 신경 증후나 뇌 영상에서 뇌혈관 병변이 분명히 존재하고 있을 때'가 들어 있습니다. 실제 임상에서 본 혈관성 치매와 루이소체 치매의 감별 포인트를 설명하겠습니다.

표 18에 양자의 감별 기준을 나타냈습니다. 혈관성 치매 중 세혈관병변에 동반되는 치매의 경우에는 파킨슨 증상은 반드시 발생하는 신경증상이지만, 루이소체 치매와는 약간 임상상(臨床像)에 차이가 있습니다.

혈관성 치매에서 보이는 파킨슨 증상(혈관성 파킨스니즘)은 양 하지 우위 (下肢 優位)에 근 토너스라는 이상(근강강)이 나타나지만, 상지(上肢)는 정상 범위에 있어도 경도 근강강인 경우가 많다고 합니다. 한편, 루이소체 치매에서는 사지(四肢)에 경도에서 중등도의 근강강이 확인됩니다.

보행은 혈관성 치매에서는 넓은 보폭으로 보행하지만, 루이소체 치매에서는 좁은 보폭으로 발을 끌면서 보행하는 경우가 많고, 넓은 보폭 보행을 하는 경우는 없다고 생각합니다. 루이소체 치매에서는 가면양(仮面樣) 얼굴을 나타내는 경우가 많지만, 혈관성 치매에서는 표정이 풍부해 울고 웃는 것이 종종 확인됩니다. 환시는 루이소체 치매에서는 높은 확률로 확인되는데, 혈관성 치매에서 출현을 할 수도 있습니다(단순히 환시 유무로 양자를 감별하는 것은 불가능하다는 것입니다).

증상에 현저한 변동이 보인다면 루이소체 치매 가능성을 생각하지만, 혈관성 치매에서도 감정이나 희로애락의 기복이 심하므로 가족이 그것을 두고 증상에 변동 있음이라고 말할지도 모릅니다. 실제 임상에서는 증상의 변동성으

표 18   루이소체 치매와 혈관성 치매를 감별하는 기준

	루이소체 치매	혈관성 치매
파킨슨 증상	좌우 차이가 작다 떨림이 두드러지지 않는다	양 하지에 강하게 나타남 상지의 움직임은 정상
표정	없다 가면양 얼굴	풍부하여 웃거나 우는 게 보인다
보행	좁은 보폭에 발을 끈다 불안정 잘 넘어진다	넓은 보폭 보행 넘어지는 경우도 있다
환시	빈번히 보인다	보이는 경우도 있음 (많지는 않다)
증상의 변동	현저	감정이나 희로애락에서 변동이 보일지 모른다
CT/MRI	라쿠나 경색이 나타나는 때도 있다	라쿠나 경색 다발

로 양쪽을 감별할 수 없는 경우도 적지 않습니다.

뇌 형태 영상 검사가 양쪽을 감별하는 유익한 정보를 제공해주는 경우가 많다고 할 수 있습니다. CT나 MRI에서 라쿠나 경색이 다발하여 존재하는 것을 확인하면 혈관성 치매 진단에 대한 보강이 되리라 생각합니다. 루이소체 치매에서는 라쿠나 경색이 존재해도 그렇게 많은 수가 확인되지 않습니다. 하지만 1차 진료의 및 비전문의 선생님들의 외래에서 간단히 CT나 MRI 검사를 시행하는 것은 어렵다고 생각되므로 감별에 고심할 때는 치매 전문 의료기관에 뇌 영상 검사를 포함하여 정밀검사를 의뢰하는 것이 좋을 것 같습니다.

루이소체 치매와 혈관성 치매는 임상상(臨床像)에서 공통되는 부분이 많아 1차 진료의와 비전문의 선생님들의 외래에서는 쉽게 감별할 수 없는 경우가 많을지 모릅니다. 저는 전형적인 병상(病像)을 보이는 루이소체 치매 이외의 사례는 치매 전문 의료기관에 소개하여 더 엄격한 감별진단을 구하도록 하는 게 좋지 않을까 생각하고 있습니다.

Q.17

루이소체 치매라고
오진하지 않습니까?

도네페질(상품명 아리셉트)이 루이소체 치매에 적응 확대된 후의 상황을 볼 때, 루이소체 치매 진단이 너무 간단히 이루어지는 경향이 있다고 느끼는 건 저 혼자만일까요? 이번에는 이 루이소체 치매 진료에 대해 다시 생각해 보고자 합니다.

⬤ 루이소체 치매 진료의 함정

루이소체 치매는 변동성·동요성을 나타내는 치매 증상이 특징 중 하나라고 하는데, 그 병태(病態)를 신중하게 음미하지 않고 안이하게 '변동성 있음'이라고 판단하고 있지는 않으신가요? 증상의 변동성은 루이소체 치매에 특징적이기는 하지만, 이 변동성만으로 루이소체 치매라고 판단해서는 안 된다고 생각합니다. 치매의 임상 진단은 어디까지나 병력과 문진, 진찰을 포함한 종합적 관점에서 판단해야 합니다.

예를 들면, 혈관성 치매에서는 감정의 이변성(易變性)이 종종 나타납니다. 알츠하이머 치매에서도 저녁부터 밤에 걸쳐 침착성을 잃거나 초조감을 나타내는 환자가 있습니다. 또한, 알츠하이머 치매에서는 자발성 저하와 의욕 감퇴, 기분 장애 등이 원인으로 기운이 없어 보일 때와 반대로 매우 활발하게 보이는 때가 있습니다. 그 때문에 "하루 중 증상이 변동하는 경우가 있습니까?"라고 묻기만 하면 "증상에 변동성이 자주 보입니다."라고 가족이 대답해 버릴 경우가 있다고 추측됩니다. 증상의 변동성에 대해서는 더 신중히 문진해야 할 것입니다.

환시는 알츠하이머 치매에서 종종 나타납니다. 하지만 '환시'가 곧 '루이소체 치매'는 아닙니다. 특히, 파킨슨 증상이 확인되지 않는 사례에서는 치매 증상과 환시만으로 안이하게 루이소체 치매라고 진단해서는 안 된다고 생각합니다. 이런 사례에서는 임상상(臨床像)에서 진단하는 것은 매우 곤란하기 때문에 MIBG 심근 신티그래피 등 보조 검사가 필요합니다.

파킨슨 증상이 존재하지 않는 임상상(臨床像)에서 분명히 확인할 수 없는 사례에서는 루이소체 치매 진단은 더 곤란해집니다. 루이소체 치매에서는 30%가 파킨슨 증상이 나타나지 않는다는 보고도 있습니다. 파킨슨 증상을 동반하지 않는 루이소체 치매를 진단하는 스킬을 습득해 두는 게 좋을 것입니다.

반복되는 얘기지만, 치매 임상 진단은 병력과 문진·진찰, 영상 검사를 포함한 종합적 관점에서 신중히 내려야 합니다. 증상에 변동이 있다든가 환시가 보인다든가 하는 어느 한 측면을 가지고 하는 진단은 피해야 한다고 생각합니다.

● DaTSCAN을 과대평가해서는 안 된다!

DaTSCAN에 의한 검사가 루이소체 치매 진단 도구로 활발히 거론되고 있는데, 저는 이 검사를 과대평가해서는 안 된다고 생각하고 있습니다.

DaTSCAN은 파킨슨병의 중증 정도와 어느 정도 상관관계가 있다고 합니다. 그 가정에 입각하면 파킨슨 증상이 나타나지 않는 루이소체 치매에서는 DaTSCAN이 건강형을 나타낼 가능성도 있습니다. 즉, DaTSCAN으로 루이소체 치매를 전부 진단할 수 있는 건 아니라는 것입니다.

저는 DaTSCAN이 마치 루이소체 치매 진단의 구세주처럼 취급되고 있는 사실에 위화감을 느낍니다. 뇌 영상 검사는 치매 진료에서 보조 검사에 지나지 않습니다. 각종 영상 검사에서 이상 소견이 보이지 않는 사례도 존재한다는 것과 임상상(臨床像)과 영상 검사 결과가 일치하지 않는 사례도 적지 않다는 것을 잊지 말아야겠습니다.

또한, 변동하는 치매 증상, 환시, 파킨슨 증상 같은 핵심 증상을 전부 갖춘 전형적인 루이소체 치매에 대해 검사 비용이 고가인 DaTSCAN을 시행할 의의는 전혀 없을 것입니다. 팸플릿에는 전형적인 루이소체 치매의 DaTSCAN 영상이 게재되어 있는데, 이것은 색채가 풍부한 사진으로 바라보면 즐거울지 모르지만, DaTSCAN을 받은 환자에게는 어떤 메리트도 없습니다.

알츠하이머 치매의 경우도 그렇지만, 루이소체 치매를 진단할 때도 시간을 들인 병력 청취와 주의 깊은 문진·진찰을 기본으로 한 이 단계에서 많은 환자의 임상 진단은 가능하다고 생각합니다. 또한, 얼핏 알츠하이머 치매나 루이소체 치매라고 생각되는 환자라도 두개 내 뇌종양이나 만성 경막하혈종 등 치료 가능한 치매 또는 치매와 유사한 병태(病態)가 숨어 있을 가능성을 부정할 수 없는 케이스도 있습니다. 이런 케이스에서는 두부 CT 스캔이나 MRI 검사를 시행하면 충분하지 않을까요?

○ 렘수면행동장애는 루이소체 치매를 의심할 포인트 중 하나지만...

수면 중에 큰 소리를 내거나 비명을 지른다, 싸움이나 언쟁을 하는 꿈을 꾼다, 옆에서 자는 사람이나 주위 가구를 때린다, 발로 찬다 같은 행동장애는 렘수면행동장애라고 불리며, 루이소체 치매를 진단하는 데 유력한 병태라고 할 수 있습니다.

중핵 증상과 같은 정도로 렘수면장애는 루이소체 치매 진단의 핵심이 되는 것이지만, 최근에는 '렘수면행동장애는 루이소체 치매 발병 10여 년 전부터 확인되는 전구 증상'이라고 주장하는 의사가 있는 것 같습니다. 하지만 저에게는 뭔가 납득하기 어려운 생각입니다.

확실히, 렘수면행동장애가 나타나는 환자는 나중에 파킨슨병이나 루이소체 치매를 발병할 가능성이 더 높을지 모릅니다. 하지만 그것은 어디까지나 가능성 문제입니다. 렘수면행동장애가 보이면 마치 루이소체 치매라고 진단해야 한다고 주장하는 이론은 틀렸습니다.

어떤 강연회에서 "렘수면행동장애가 보이면 도네페질을 투여해야 할까요?" 라고 질문하는 의사를 본 적 있습니다. 한 가지 특징적 징후만을 파악하여 루이소체 치매 진단을 하는 것은 오진의 시작입니다. 단시간에 요령 있게 진단하는 것과 소홀히 진단하는 것은 전혀 다른 것입니다.

○ 루이소체 치매는 그렇게 많은 질환인가?

루이소체 치매는 전체 치매 환자의 20~30% 전후를 차지한다고 하는데, 실제 임상에서는 그렇게 많다는 인상을 받지 않습니다. 저의 시설은 치매질환 의료센터로 인정되어 있으므로 비교적 환자가 많이 모이는 환경이라 할 수 있는데, 그럼에도 루이소체 치매 환자가 차지하는 비율은 4% 전후입니다(그림 30).

이 4%의 환자 중 많은 경우는 루이소체 치매로써 비교적 전형적인 병상(病像)을 나타내는 환자 및 어떤 보조 검사(뇌 SPECT 검사나 MIBG 심근 신티그래피 등)를 이용해 진단을 확정할 수 있었던 환자입니다.

실제 임상에서는 전형적인 루이소체 치매는 그렇게 많지는 않다고 생각합니다. 저의 지인이면서 건망증 외래를 개설하고 있는 신경내과의는 "핵심 증상이 전부 나타나는 전형적 루이소체 치매와 만난 적은 없다"고 말하고 있습

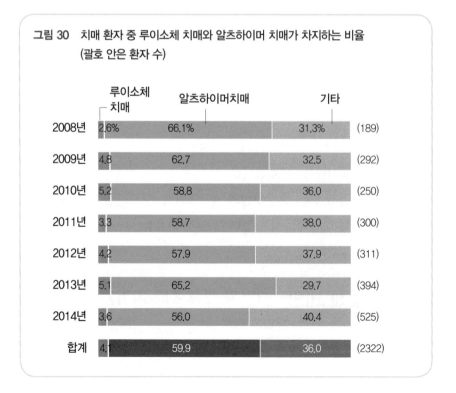

그림 30 치매 환자 중 루이소체 치매와 알츠하이머 치매가 차지하는 비율
(괄호 안은 환자 수)

	루이소체 치매	알츠하이머치매	기타	
2008년	2.6%	66.1%	31.3%	(189)
2009년	4.8	62.7	32.5	(292)
2010년	5.2	58.8	36.0	(250)
2011년	3.3	58.7	38.0	(300)
2012년	4.2	57.9	37.9	(311)
2013년	5.1	65.2	29.7	(394)
2014년	3.6	56.0	40.4	(525)
합계	4.1	59.9	36.0	(2322)

니다. 치매 증상에 환시를 동반하지만 변동성이 보이지 않는 사례, 파킨슨 증상을 동반하지 않지만 루이소체 치매가 의심되는 사례, 렘수면행동장애는 보이지만 인지 기능 장애는 발견되고 있지 않은 사례 등 루이소체 치매로서는 '비전형적'이어서 '진단에 고심하게 되는' 사례가 훨씬 많다는 인상을 받습니다. '알츠하이머 치매인가? 그렇지만 루이소체 치매도 부정할 수 없고...'라고 생각되는 사례가 많이 보인다는 것입니다.

이런 경우 루이소체 치매라고 확정 진단을 내릴 수는 없고, 알츠하이머 치매라고도 진단할 수 없기 때문에 '병형(病型) 판단이 곤란한 사례'라고 저는 분류하고 있습니다. 알츠하이머 치매, 또는 루이소체 치매라고 단락적으로 구분하는 게 아니라 감별은 할 수 없지만, 양자를 염두에 둔 치료와 대책이 필요할 것입니다.

마지막으로, 저는 현재의 루이소체 치매 진료의 의의를 부정할 의도는 전혀 없으며, 치매의 원인 질환으로서 루이소체 치매는 매우 중요하다고 생각하고 있습니다. 그렇기 때문에 더더욱 확실히 병력을 청취하고 주의 깊게 환자 문진과 진찰을 한 후에, 또한 필요하다면 보조 검사를 해서 루이소체 치매 진단을 내려야 하지 않나 생각합니다.

Q.18

알츠하이머 치매를
잘 설명하는 요령은?

최근에 텔레비전이나 잡지 등에서 알츠하이머 치매 특집을 기획하는 경우가 많아서 의료관계자가 아닌 사람들이라도 알츠하이머 치매에 대한 이해도가 깊은 경우가 적지 않습니다. 그래서 환자나 가족으로부터 알츠하이머 치매란 어떤 병인가라는 질문을 받는 경우가 있을지도 모릅니다. 하지만 그때 노인반(老人斑)의 침착(沈着)이나 해마 위축(海馬萎縮) 등 전문적인 이야기를 해도 일반 사람들은 이해하기 어렵다고 생각합니다. 이번에는 환자 가족에게 알츠하이머 치매에 관해 설명할 때의 요령을 생각해 보고자 합니다.

○ 알츠하이머 치매는
<일상생활을 할 수 없게 되는 병>

환자 가족으로부터 알츠하이머 치매란 어떤 질환인지 질문을 받았을 때 저는 아래와 같이 설명하고 있습니다.

● **"알츠하이머 치매란 어떤 병입니까?"**

"알츠하이머 치매는 뇌 신경세포가 파괴되기 때문에 건망증이나 날짜, 장소를 모른다, 계산을 할 수 없다 같은 증상이 나타납니다. 그 중에서 알츠하이머 치매의 특징을 한마디로 말씀드린다면, 지금까지 해 왔던 일상생활을 점점 할 수 없게 되는 병이라고 할 수 있습니다. 알츠하이머 치매가 발병하기 전에는 할 수 있는 일이 100%였다면, 발병 후에는 할 수 없는 일의 비중이 10%, 20%, 30%로 점점 늘어납니다. 장보기나 요리, 자동차 운전, 역에서 표를 사는 것 등 생활을 해나가는 능력이 서서히 저하되어 가는 병인 것입니다."

"알츠하이머 치매와 치매와의 관계는?"이라는 질문을 하는 환자나 가족은 치매를 병명이라고 생각하고 있는 경우가 많은 것 같습니다. 치매는 병명이 아니라 하나의 상태, 병태(病態)라는 것부터 설명을 시작하면 좋을 것입니다. '치매를 일으키는 원인 질환(또는 질병)은 여러가지가 있으며, 그중에서 가장 빈번하게 나타나는 것이 알츠하이머 치매다', '치매라는 상태를 만드는 원인의 하나에 알츠하이머 치매가 있다'는 식으로 설명합니다.

● **"알츠하이머 치매와 치매와의 관계는?"**

"치매는 병명이 아닙니다. 하나의 상태, 증상으로, 예를 들면 두통이나 위통 같은 증상입니다. 다시 말해 위통을 일으키는 원인으로 위궤양이나 위암, 스트레스, 과식 등을 생각할 수 있습니다. 치매도 하나의 상태로, 치매의 원인이 되는 병은 많이 있습니다. 그 원인 중 하나에 알츠하이머 치매가 있는 것입니다. 알츠하이머 치매는 병명입니다. 알츠하이머 치매라는 뇌 질병이 원인이 되어 치매라는 증상과 결과를 낳고 있는 것입니다. 치매를 일으키는 원인에는 알츠하이머 치매 이외에 혈관성 치매나 루이소체 치매 등이 있습니다."

또는 다음과 같이 설명해도 좋을 것입니다.

"당뇨병이라고 할 때, 하나의 질병 혹은 병명을 나타내고 있습니다. 하지만 치매는 병명이 아닙니다. 하나의 상태입니다. 의학적으로는 병태(病態)라고도 합니다. 위통이나 두통처럼 하나의 상태를 가리키는 말입니다. 예를 들면, 위통이라고 해도 그것을 낳는 원인은 많이 있습니다. 위궤양이나 위암, 스트레스, 과식 등 많은 원인이 있는 것입니다. 치매도 마찬가지로 많은 원인으로 발생하는 것입니다. 예를 들면, 알츠하이머 치매라는 뇌 질병이 원인이 되어 그 결과로서 치매라는 상태가 됩니다. 치매를 일으키는 원인으로는 그 외에도 혈관성 장애에 의한 것, 루이소체 치매 등이 있습니다. 양자의 관계를 정확히 말씀드리면, 알츠하이머 치매라는 뇌 질병이 원인이 되어 치매라는 상태와 결과를 낳고 있다고 할 수 있습니다."

알츠하이머 치매는 왜 생기느냐는 질문을 받으면 1차 진료의와 비전문의 선생님들은 대답이 궁해질지도 모릅니다. 다음과 같이 설명하면 좋을 것입니다.

● **"알츠하이머 치매의 원인은?"**

"저는 치매가 전문이 아니므로 정확하게는 답해 드리기 어려운데, 현시점에서는 알츠하이머 치매의 진짜 원인은 알려지지 않았다고 생각합니다. 무언가의 원인으로 뇌 신경세포가 파괴되고 그 결과로 건망증을 비롯한 여러 증상이 나타나는 것이라고 생각되지만, 진짜 원인은 잘 모른다는 것입니다."

● **"앞으로 어떻게 진행됩니까?"**

"알츠하이머 치매의 진행 속도는 환자분의 생활 상황과 간병의 질 등에 따라 달라지는 경우가 많다고 할 수 있습니다. 병의 진행 정도가 경도인 단계에서는 사회적 활동에 지장을 초래하고, 중등도가 되면 가정생활에 지장을 보이기 시작합니다. 예를 들면, 중등도가 되면 이제까지 익숙하던 전자레인지 사용법을 잊어버린다든가 요리 방법에 혼란을 보인다든가 하는 증상이 나타납니다. 약간 고도로 진전하면 신변잡사를 혼자서 하지 못하게 됩니다. 예를 들면, 옷을 겹쳐 입는다, 목욕할 때 혼자서 몸을 씻지 못한다, 요변실금이 있다 등입니다. 더욱 고도로 진전되면 말수가 줄어든다, 보행이 곤란해진다, 연하 장애가 생긴다 등의 증상이 나타납니다."

● **"앞으로 어떻게 하면 좋을까요..."**

"다른 질환과 마찬가지로 알츠하이머 치매에 대한 대책은 약물요법과 비약물요법입니다. 전자의 경우에는 아리셉트 등 항치매약을 복용하여 치매 진행을 조금이라도 늦추려고 합니다. 하지만 약보다 더 중요한 것은 앞으로 어떻게 간병해 갈 것인가입니다. 환자에게 적합한 간병, 적절한 대응을 얼마나 할 수 있는가가 치매 진전 속도에 영향을 주게 됩니다. 자택에 고립되어 자극 없는 생활을 하는 것보다도 가족의 적극적인 말 걸기나 데이케어 등으로 자극을 받으며 생활하는 쪽이 치매 진행을 늦출 가능성이 큽니다."

나아가 환자나 가족으로부터 "치매라는 건 어떤 상태를 말하는 겁니까?"라는 질문을 받을지도 모릅니다. 아래와 같이 설명하면 좋겠습니다.

● "치매는 구체적으로 어떤 상태입니까?"

"치매는 주로 2가지 조건으로 성립합니다. 우리는 학교나 가정, 사회 같은 환경으로부터 많은 지식이나 기술을 배우고 그것을 바탕으로 해서 매일의 생활을 하고 있는데, 치매가 되면 우선 이 획득된 지식이나 기술 같은, 전문적으로 말하면 '인지기능'이 저하됩니다. 하지만 인지기능이 저하되는 것만으로는 치매라고 하지 않습니다. 2번째 조건으로, 저하된 인지기능으로 인해 가정이나 사회생활에 지장을 초래한다, 일을 할 수 없게 된다 등의 상태가 발생했을 때, 비로소 치매라고 판단하는 것입니다. 예를 들어, 어떤 은행원을 생각해 봅시다. 그 사람은 학교나 직장에서 돈이란 무엇인가, 천 엔과 만 엔의 가치는 어떻게 다른가를 습득했습니다. 하지만 치매가 되면 돈을 어떻게 다뤄야 하는가, 천 엔과 만 엔 중 어떤 게 고액인지 판단할 수 없게 됩니다. 그렇게 되면 은행원으로 일을 계속할 수 없게 됩니다. 이 상태가 치매입니다."

Q.19

개정 도로교통법으로
치매 진료는 어떻게 바뀌는가?

2015년 6월, 개정 도로교통법이 국회 심의를 통과하여 앞으로 2년 이내에 시행하기로 결정되었습니다. (※편집부 주) 이것이 우리 의사에게 어떤 영향을 주는지에 대해 현시점(2016년 4월)의 제 생각을 말씀드리고자 합니다.

⭘ 치매 환자의 자동차 운전 실태

어느 정도의 치매 환자가 자동차 운전을 계속하고 있는지 정확한 통계는 없다고 생각하지만, 제가 건망증 외래에서 자동차 운전에 대해 환자 가족에게 설문 조사한 결과를 소개하겠습니다.

대상은 외래 통원 중인 치매 환자 270명으로, 가족에게 자동차 면허 취득 유무, 현재도 운전하고 있는지, 과거 2년간 교통사고(대인, 대물 사고)나 교통위반(속도위반이나 신호 무시 등)을 일으킨 적이 있는지, 교통사고를 일으킨 적이 있다면 그 내용, 차고에 넣을 때 차를 부딪치거나 긁거나 하는 경우는 없

※ 그 후 2017년 3월 12일 시행하기로 결정했다.

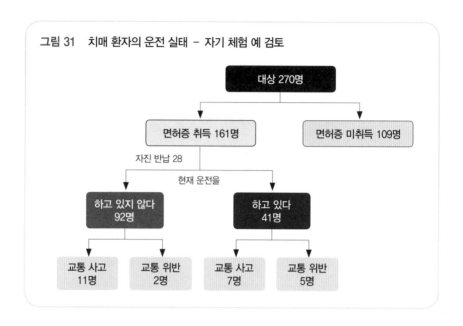

그림 31　치매 환자의 운전 실태 - 자기 체험 예 검토

는지, 환자의 차에 동승하여 간담이 서늘해지거나 위험하다고 느낀 적은 없는지 등의 항목을 물었습니다.

그림 31은 그 결과를 나타낸 것입니다. 운전면허를 취득한 환자는 161명으로, 그중 28명은 치매라고 진단받기 전 또는 진단받은 후에 면허증을 자진 반납하였습니다. 나머지 133명 중 현재도 운전하고 있고 환자는 41명(30.8%)에 이르렀습니다. 즉, 치매라고 진단받아도 3명 중 1명은 운전을 계속하고 있는 실정이라고 할 수 있습니다.

현재도 운전하고 있는 41명 중 과거 2년간 교통사고를 일으킨 환자는 7명, 교통 위반을 한 환자는 5명이었습니다. 즉, 현재도 운전하고 있는 환자의 3분의 1은 어떤 것이든 교통사고나 교통 위반을 경험하고 있다는 것입니다. 한편, 현재 운전을 하고 있지 않은 92명 중 교통사고를 일으킨 적이 있는 사람은 11명, 교통 위반을 한 적 없는 사람은 2명이었습니다.

표 19 교통사고, 교통 위반 실례

- 버스 정류장에서 자손사고를 일으켰다

- 배수구에 타이어를 빠뜨리는 등 물손사고를 몇 번인가 일으켰다

- 가드레일, 중앙분리대와 접촉했다

- 전봇대와 충돌하여 미러가 파손됐다

- 교차점에서 우회전 차량과 충돌했다

- 중앙선을 넘어 반대 차선 차량과 충돌해 입원했다

- 액셀과 브레이크를 잘못 밟아 충돌했다

- 신호가 없는 교차점에서 대형차와 충돌했다

- 일시 정지 무시 · 신호 무시

- 주차장에서 정지해 있는 차와 접촉하는 사고를 일으켰다

그럼, 치매 환자가 어떤 교통사고와 교통 위반을 일으켰을까요? **표 19**에 가족으로부터 정보를 얻은, 치매 환자에 의한 교통사고와 교통 위반의 구체적 예를 나타냈습니다.

버스 정류장이나 정차해 있는 차와의 접촉 사고 등 대물 사고가 종종 보이며, 교통 위반으로는 일시 정지 위반이나 신호 무시가 많은 것 같습니다. 치매 환자가 일으키는 교통사고와 교통 위반은 주의 기능 저하에 기인한 것이 많다는 인상을 받습니다.

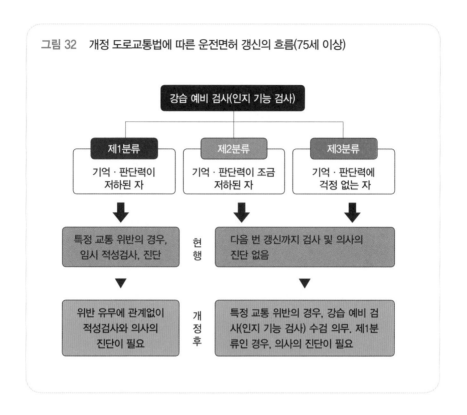

그림 32 개정 도로교통법에 따른 운전면허 갱신의 흐름(75세 이상)

◯ 2015년 개정 도로교통법에서 새로 시작된 방침은

2015년 6월에 성립한 개정 도로교통법과 현행법의 가장 큰 차이는 75세 이상의 경우, 면허 갱신 시에 받는 인지 기능 검사(강습 예비 검사)에서 제1분류라고 판정된 자는 전원 교통위반 유무에 관계없이 의사의 의학적 진단을 받도록 의무화되었습니다.

또 하나는, 제2분류나 제3분류로 판정된 경우에도 그 후에 특정 교통위반을 일으켰을 때는 임시로 인지 기능 검사(강습 예비 검사)를 수검하고, 제1분류로 판정된 때는 의사의 진단이 필요하게 되었다는 것입니다. 75세 이상의 면허 보유자에게는 인지 기능 검사와 의사에 의한 진단 기회가 늘어나게 됩니다. 의사의 진단을 받지 않을 때에는 면허 정지 또는 취소가 됩니다(그림 32).

신문 보도 등에 따르면, 2014년에 인지 기능 검사를 받은 고령자는 약 140만 명이며, 그 중 제1분류라고 판단된 사람은 5만 명을 넘고 있다고 합니다. 제1분류의 비율은 매년 증가할 것으로 예상되어 새로운 제도 시작 후에는 상당수 고령자가 의사의 진단을 해야 하는 사태가 생기리라 생각됩니다.

문제는, 그때 치매 유무를 판단할 수 있는, 또는 판단하려고 하는 의사가 얼마나 있느냐는 것입니다. 현행 제도에서는 임시 적성검사는 각 도도부현(都道府縣)의 공안위원회가 인정한 치매 질환 의료센터, 일본노년정신의학회, 일본치매학회 등의 전문의가 시행하고 있지만, 그것만으로는 불충분할 것이 분명합니다. 앞으로는 치매를 전문으로 하지 않는 의사도 폭넓게 치매 유무를 판단하는 의학 진단을 떠맡을 것이 요구되리라 예상되는데, 사실은 여기에 중대한 문제가 숨어 있습니다. 아래에서 약 2가지 문제점을 지적하고자 합니다.

⊙ 첫째: 임시 적성검사에서 치매를 진단하는 것은 어렵다

저는 이제까지의 경험을 통해 임시 적성검사에서 치매를 진단하는 것이 건망증을 주요 증상으로 외래에 진찰받으러 온 환자를 진단하는 것보다 훨씬 어렵다고 생각하고 있습니다. 그 이유는 (1) 치매가 경도인 경우가 적지 않고, (2) 활발한 행동 장애·정신 증상을 보이는 경우가 적고, (3) 가족이 치매라는 관점에서 환자를 보고 있지 않기 때문입니다.

예를 들면, 건망증 외래를 비롯하여 의료기관에 '건망증이 걱정'이라며 진찰받으러 온 환자의 경우에는 치매가 비교적 진행된 결과로 치매의 전형적인 증상이 나타나고 있는 경우가 많고, 배회나 폭언, 도둑 망상, 환시 등 행동 장애·정신 증상을 동반하는 환자가 적지 않습니다. 가족이나 주위에서 이상하다고 느껴 의료기관에 데리고 오는 경우가 대부분입니다. 따라서 치매 진단을 내리는 것은 그다지 어렵지 않습니다.

대조적으로 임시 적성검사 대상자는 이러한 증상들이 두드러지지 않는 경우가 많습니다. 왜냐하면 주위에 피해를 주는 행동 장애·정신 증상이 두드러지는 경우에는 가족이 운전면허 갱신 여부와 관계없이 조기에 의료기관에 상담하러 올 것이기 때문입니다.

치매를 판단하는 최대 근거는 가족이나 주위 사람들로부터 수집하는 환자에 관한 정보입니다. 건망증 상태나 생활 장애 유무 등을 확인함으로써 치매 진단을 내릴 수가 있는 것입니다. 임시 적성검사를 필요로 하는 고령자에게는 그런 정보가 적다는 점에서 진단이 어렵습니다.

⚫ 둘째: 치매 진단 정확도를 확보할 수 있을 것인가?

치매 진료에서 가장 어려운 것은 경미 혹은 경도 환자의 진단입니다. 환자가 나타내는 증상이 고령에 따른 생리적 건망증인가, 아니면 치매로 진행된 결과로 나타난 건망증인가를 판단하는 것은 사실은 가장 어려운 것입니다.

고혈압이나 당뇨병 진단 같이 숫자로 정상과 질병의 경계가 결정되는 질환은 비교적 진단하기 쉽지만, 치매는 어디까지의 증상이 생리적이고 어디서부터가 치매 증상인지 판단이 곤란하여 단순하게 결론 내릴 수 없는 질환입니다.

임시 적성검사라는 관점에서 생각하면 애초에 치매 가능성을 생각하지 않던 사람을 대상으로 치매 유무를 판단하는 것이 되므로 일반 외래 진료보다 한층 진료가 어려워지는 것은 당연한 일입니다. 과연 치매를 전문으로 하지 않는 1차 진료의와 비전문의 선생님들이 운전면허와 관련하여 치매 유무를 판단하는 것이 가능할까요? 저는 판단하기가 상당히 어렵다고 생각합니다.

또한, 외래 통원하고 있는 환자의 운전면허증을 빼앗을지도 모르는 의학적 진단을 1차 진료의 의사가 적극적으로 수행하는 것이 얼마나 가능할까요? 오히려 자신의 의원·클리닉에서의 판단을 보류하고 치매 전문 의료기관에 맡기는 경우가 압도적으로 많으리라고 예상합니다.

하지만 치매 전문 의료기관의 외래 예약은 수개월 뒤까지 꽉 찬 경우가 많아 진료가 좀처럼 진행되지 않는 사태가 예상됩니다. 경찰청은 그 문제에 대해서 어떤 대책을 강구할 생각인지 현시점에서는 분명치 않은 듯이 느껴집니다. 운전면허 갱신 시의 임시 적성검사 또는 의사의 판단뿐만 아니라, 치매 진료에 대한 국가 방침에는 의문을 느낄 때가 많은 것은 저뿐인가요?

Q.20

치매 환자에게 자동차 운전을 중단하게 하는 효과적 방법은?

2001년 도로교통법 개정에 의해 알츠하이머 치매 등 치매라고 진단받은 환자는 운전면허 취소 또는 반납이 결정되었습니다. 하지만 실제로는 진단 후에도 자동차 운전을 계속하는 환자가 적지 않습니다. '자동차 운전을 그만두라고 (환자에게) 얘기해 주기 바란다'고 가족에게 의뢰하는 경우도 많습니다. 자신의 능력 저하를 인식하지 못하는 환자에게 자동차 운전을 그만두게 하는 건 어렵다고 실감하고 계시는 선생님들이 많지 않을까요? 자동차 운전을 그만두게 하는 방법과 지도 방법에 대해 생각해 봅시다.

●●

자동차 운전 실례 1

78세 남성. 가족이 자동차 운전에 관한 상담 때문에 진찰받으러 왔다. 77세일 때 알츠하이머 치매라고 진단받아 치매약 치료가 시작되었다. 1년 전부터 자동차 운전에 비정상적 집착을 보여 하루에 15시간 이상 자동차를 운전하는 일도 있다. 경트럭을 타고 우회도로에서는 시속 100km, 일반도로에서도 70km로 달리고 하루 주행거리가 200km 이상에 이르는 경우도 종종 있다. 휘발유 가격은 월 4만 엔을 넘고 있다. 차를 구매한 지 2년 만에 벌써 6만 4,000km를 주행하고 있다. 며칠 전에도 아침부터 자동차를 운전하여 길을 잃었는지 여기저기 운전한 끝에 자정에 귀가했다. 본인은 운전에 자신이 있다고 우기지만, 빈번히 자손사고를 일으키고 있어서 가족은 운전을 그만두게 하고 싶어 한다.

● ●

진찰 후, 곧바로 자동차 운전을 그만두도록 환자에게 지시하였습니다. 하지만 환자는 "왜 내가 운전을 하면 안 되나? 운전에 아무런 문제가 없다"고 우기며 운전을 그만두어야 하는 사실을 이해하지 못했습니다.

가족에게는 환자의 차를 처분하면 어떻겠냐고 조언했으나, 자영업을 하고 있는 사정으로 인해 경트럭과 덤프트럭 등이 5대 있고 여러 사람이 운전에 관여하고 있어 처분은 어렵다고 했습니다. 환자로부터 열쇠를 빼앗으면 어떻겠냐고 제안했으나, 업무상 여러 대의 차가 시동이 걸린 상태로 대기 중이어서 열쇠를 빼앗아도 별로 효과가 없다는 대답이었습니다.

이 환자에게는 인지 기능 검사 결과를 설명하고 알츠하이머 치매라는 병명을 고지한 후에 치매로 진전된 환자는 자동차 운전을 하면 안 된다고 법률에 정해져 있음을 약간 강한 어조로 지도하고, 운전 금지를 엄명하였습니다. 그 후 운전은 하고 있지 않다고 합니다.

● ●

자동차 운전 실례 2

78세 남성, 알츠하이머 치매. 자동차 운전 때문에 곤란을 겪어 상담 진찰을 받으러 왔다. 원래 통학버스 운전사였고 차 운전을 좋아한다. 수년 전부터 차고에 차를 넣을 때 부딪치는 일이 많아져 아내가 운전을 삼가도록 얘기했으나, 그때마다 "시끄러워, 나는 운전에 자신이 있어! 계속 불평하면 외출할 때마다 택시 타고 다닐 거야!"라고 위협하여 어쩔 수 없는 상태였다. 환자의 형에게 상담한 후에 형이 차를 쓸 거라고 말하고 환자의 차를 빌려 갔다. 한동안 환자도 이해하였으나 1개월 후에는 형과 아내에게 자동차 반환을 집요하게 요구하고, 요구를 들어주지 않을 때는 아내에게 폭력 행위를 하게 되었다.

•••

아내에 따르면, 환자는 의사가 하는 말이라면 잘 듣는다고 하므로 '건망증이 심해서 자동차 운전은 위험합니다. 앞으로 의학적 관점에서 차 운전은 금지입니다. 차 운전을 해서는 안 됩니다. 주치의(가와바타 노부야)의 엄명입니다'라는 내용으로 진단서를 작성하였습니다. 이 환자는 이것으로 차 운전을 하지 않게 되었습니다.

⬤ 운전을 그만두게 하기 위한 대책

표 20에 운전을 그만두게 하는 대책을 기록하였습니다. 원칙은 환자에게 납득시킨 후 운전을 그만두게 하는 것입니다.

표 20　운전을 그만두게 하는 방법

- 의사가 환자에게 운전 금지를 직접 얘기한다
- 운전금지 진단서를 미리 작성해 두고 운전하려고 하면 그 진단서를 환자에게 보여주도록 한다
- 차를 사용할 수 없도록 연구한다
  (차 시동이 걸리지 않도록 한다, 고장이라 하고 차를 감춘다,
  열쇠를 빼앗는다 · 감춘다, 운전석 쪽이 차고에 거의 닿을 정도로 주차하여 문이 열리지 않도록 한다 등)
- 면허 갱신 시 강습을 이용하여 그만두게 한다
- 임의 통보 제도를 이용한다

병명을 고지하는 경우에는 '치매라고 진단받으면 법률로 운전은 금지되어 있다'고 얘기합니다. 한편, 병명을 고지하지 않는 경우에는 이유를 들어 운전을 하면 안 된다고 환자에게 얘기해 납득시키는 것 말고는 방법이 없습니다. 저는 아래와 같이 설명하고 있습니다.

"진찰 결과, 귀하(환자)는 약간 건망증을 보이는 것 같습니다. 건망증이 있으면 운전할 때 순간적 판단이 저하되어 큰 사고를 일으킬 가능성이 있습니다. 또한, 연세도 드셨기 때문에 운동신경도 저하되어 있어 머리에서 생각하고 있는 것이 매끄럽게 운전으로 이어지지 않는 때도 있습니다. 사고를 일으키기 전에 이제 슬슬 직접 운전하는 것은 그만두도록 노력하시죠. 아니, 그만두어야 합니다."

알츠하이머 치매의 경우에는 기억 장애 때문에 전날 들은 이야기를 잊어버리는 경우가 종종 있습니다. 진찰실에서 의사에게 운전 금지라는 말을 듣고 그때는 납득해도 다음 날 운전 금지라는 말을 들은 것을 잊어버릴지 모릅니다. 그때는 미리 작성해 둔 의사의 진단서를 보여주면 환자는 운전금지를 기억해 내고 운전을 단념하는 경우도 있습니다. 차를 사용할 수 없게 연구하도록 가족에게 지도하는 것도 좋은 대책이라 할 수 있습니다. 운전면허 갱신 시의 강습 예비 검사(인지 기능 검사)를 이용하여 그만두게 하는 방법이나 임의 통보 제도를 이용하는 것도 좋을 것입니다.

하지만 위와 같은 대책을 강구해도 운전을 그만두지 않는 환자도 많이 있습니다. 치매 환자가 만일 인사사고 등을 일으켰을 때, 진료하는 의사도 민사 재판 등으로 고소당할 가능성이 전혀 없지는 않습니다. 진료 기록부에 환자와 그 가족에게 운전을 해서는 안 된다고 얘기한 것을 기재해 두는 것이 필수라고 할 수 있습니다.

○ 운전을 그만두면 치매는 진행하는가

외래에서 치매라고 진단하고 차 운전을 그만두도록 가족에게 얘기하면 "차 운전을 그만두면 치매가 진행되지 않습니까?", "운전을 하면 치매 진행이 느려지지는 않나요?"라고 종종 질문받습니다. 하지만 차 운전을 그만둔다고 치매가 진행된다는 의학적 데이터는 없습니다. 운전으로 적절한 자극과 긴장감을 유지함으로써 환자가 얼핏 정신을 똑바로 차리고 있는 것 같은 인상은 있으리라 생각합니다.

또한, "운전을 그만두고 나서 아무것도 하지 않게 되었습니다. 치매가 진행된 것 같습니다"라는 말을 들은 적도 있습니다. 운전을 하지 않게 되자 그만큼 아무것도 하지 않는 시간이 늘어서 치매가 진행된 듯이 보일지도 모릅니다. 하지만 치매 환자의 운전은 법률적으로 금지되어 있다는 점, 교통사고를 일으킬 위험성이 더 높다는 점에서 치매라고 진단받은 경우에는 운전면허증 반납이나 취소를 가족이 자진해서 하는 것이 타당한 선택이라고 생각합니다.

Q.21

운전면허 갱신 시의
임시 적성검사는 어떻게 하는가?

2015년 6월에 국회를 통과한 개정 도로교통법은 2년 이내 시행으로 예정되어 있습니다(※편집자 주). 주요 변경안은 75세 이상의 경우에 면허 갱신 시 인지 기능 검사에서 제1분류('치매 의심됨')라고 판정받은 자는 전원, 교통 위반 여부에 관계없이 의사의 의학적 진단을 받도록 의무화되었습니다. 어떤 경우에도 임시 적성검사를 받거나 의사의 진단서를 받게 됩니다. 현행법에서는 제1분류로 판정받아도 과거 1년 내에 교통 위반을 하지 않았다면 임시 적성 진단을 의무화하지 않았습니다.

이 경우, 의학적 진단을 하는 '의사'는 치매 전문의에 한정하지 않고, 주치의 선생님들도 포함될지 모릅니다(진단하는 의사를 어디까지 확대할지는 미정입니다). 현행법에서는 도도부현 공안위원회가 지정한 (또는 주치의) 의사에게 진찰받도록 되어 있습니다. 하지만 2014년도에 제1분류라고 판단된 수검자는 5만 명을 넘었다고 하니 주치의 선생님들에게 제1분류로 판단된 수검자의 인지 기능 검사와 진단서 작성을 기대하게 됩니다.

현시점(2016년 4월)에서 상세한 내용은 불분명하지만, 제1분류로 판단된

※ 그 후 2017년 3월 12일 시행이 결정되었다.

수검자에게 주치의가 있으면 우선은 그 주치의에게 진단서 작성을 의뢰하는 것이 기본이 될 것 같습니다. 저는 아이치현으로부터 임시 적성검사와 의학적 진단을 위탁받고 있습니다. 그런데 "진단서 작성 의뢰가 왔지만, 나는 쓸 수 없으므로 대신 작성해 주지 않겠나?"하는 의뢰가 주치의에게서 종종 오는 것을 경험하고 있습니다.

실제로 주치의 선생님들이 이 진단서를 작성하는 것은 가능할까요? 아래에서는 임시 적성검사에서 본 치매 진료의 문제점에 대해 제 생각을 말씀드리고자 합니다.

○ 인지 기능 장애가 경도인 경우가 적지 않다

강습 예비 검사에서 제1분류로 판단된 수검자는 인지 기능 장애가 경도인 경우가 많다고 합니다. 치매 진료에서 인지 기능 장애가 경미, 경도일수록 진단이 어렵다고 할 수 있습니다. 제가 소속된 치매질환의료센터에서는 신경심리검사를 전문으로 하는 스태프가 인지기능을 1~2시간 정도 걸려 상세히 평가하고, 또한 MRI나 뇌SPECT검사 등의 기기도 사용한 후에 진단을 내리고 있습니다. 그래도 건망증 외래 진찰자 중에서 13% 전후의 환자는 초진 시 치매인지 고령에 따른 건망증인지 판단할 수 없습니다. 더 상세한 신경심리검사를 시행할 시간적 여유가 없거나 MRI 등의 기기를 이용할 수 없는 주치의 선생님들의 외래에서 제1분류로 판단된 수검자의 치매 유무를 진료하는 것이 과연 가능할까요?

○ 활발한 행동심리 증상(행동 장애 · 정신 증상)을 보이는 사례가 적다

배회나 분실 망상 등과 같이 가족이 피해를 보는 행동심리 증상이 있을 때는 운전면허 갱신 여부와 관계없이 가족이 조기에 상담 진찰을 위해 의료기관에 오는 경우가 많습니다. 하지만 운전면허 갱신을 하는 수검자에게는 이런 활발한 행동심리 증상을 보이는 경우가 적으므로 행동심리 증상 유무로 치매를 판단하는 것은 어렵다고 할 수 있을 것입니다.

○ 가족이 치매라는 관점에서 환자를 보지 않고 있다

치매 진료에서 가장 중요한 것은 환자의 생활을 잘 아는 가족으로부터 병력을 청취하는 것입니다. 가족으로부터 상세한 병력 청취만으로 그 환자가 치매인지 여부를 판단하는 것은 많은 케이스에서 가능하다고 할 수 있습니다. 하지만 제1분류로 판단된 수검자의 경우, 함께 생활하고 있는 가족이 치매라는 관점에서 환자를 보고 있지 않은 경우가 많습니다. 어느 날 공안위원회로부터 제1분류라고 판단된 가족의 의학적 진단을 위해 '지정의료기관에서 진찰을 받으십시오'라는 통지를 받고 나서 처음으로 치매라는 문제와 마주하게 됩니다. 임시 적성검사를 목적으로 저의 외래에 진찰받으러 오는 가족에게 병력을 물으면 "저는 그다지 건망증을 느끼지 못했습니다", "솔직히 잘 모르겠습니다"와 같이 대답하는 경우가 적지 않습니다. 따라서 임시 적성검사의 경우에는 가족으로부터 상세한 병력 청취를 기대할 수 없다고 할 수 있습니다.

○ 환자 자신도 진찰받는 것에 적극적이지 않다

임시 적성검사를 통보받은 본인이 의료기관 진찰에 적극적이지 않거나 불만을 느끼고 있는 경우도 적지 않습니다. 많은 수검자는 설마 자신이 제1분류가 되리라고는 생각하지 않고 있으며, 자신이 소지한 운전면허증을 **빼앗길**지도 모른다는 생각을 품고 진찰 받으러 옵니다.

최근 경험한 사례인데, 회사를 경영하고 있는 분이 제1분류로 판단된 후에 신호 무시와 일시 정지 무시라는 교통위반을 범하여 저의 외래에 임시 적성 검사를 목적으로 진찰받으러 왔습니다. 진찰실에서는 "면허를 빼앗기면 내가 사장으로 있는 회사가 무너진다", "내게 잘못은 없다", "우리 뒤에 있는 회사(일본에서는 누구나 알고 있는 회사)와 상담하여 대응방법을 생각하겠다", "소송을 하겠다" 등 큰소리를 치며 흥분 상태가 되었습니다. 자칫하면 폭행당하겠다고 생각했지만, 다행히 폭력행위까지는 이르지 않았고, 마지막에는 탁자를 내려치고 진찰실에서 나갔습니다. 저는 알츠하이머 치매라고 진단하였습니다. 그 후 그분은 공안위원회에 항의하고 소송을 하겠다고 주장하고 있는 것 같습니다.

이상, 현시점에서 제 머리에 떠오른 문제점을 열거해 보았습니다. 전술한 바와 같이 저는 아이치 현으로부터 임시 적성검사와 의학적 진단을 위탁받고 있는데, 그 경험에서 생각하면 제1분류라고 판단된 수검자 중 일부에 대해서는 치매 유무를 판단하는 것이 어렵다고는 생각하지 않습니다. 제1분류로 진단된 수검자 중에는 이미 알츠하이머 치매를 비롯한 치매를 진단받은 수검자도 적지 않기 때문입니다.

하지만 아직 의학적 진단을 받지 않은 수검자에 관한 진단 의뢰가 왔을 때 선생님들은 진단서 작성을 하시겠습니까? 현시점(2016년 4월)에서는 경찰청을 비롯한 관계기관으로부터 상세한 시행 절차가 공개되어 있지 않으므로 단정할 수 없지만, 운전면허 갱신 시의 의학적 진단을 주치의 선생님들이 하시는 데는 상당한 리스크가 동반되지 않을까 생각합니다. 이것이 오랫동안 치매 진료에 종사해 온 제 경험에 바탕을 둔 의견입니다.

Q.22

임시 적성검사와 의학적 진단을 내릴 때의 리스크는?

2015년 6월에 국회를 통과한 개정 도로교통법은 2년 이내에 시행하기로 결정되었습니다(※편집자 주). 운전면허 갱신을 희망하는 75세 이상인 분들 가운데 강습 예비 검사(인지 기능 검사)에서 제1분류(기억·판단력이 저하하고 있는 자)라고 판단된 수검자는 무조건 의사의 진찰을 받고 치매 유무에 대한 의학적 판단을 요구받게 되었습니다. 2014년에는 5만 명 이상이 제1분류로 판단되었으며, 매년 1만 명씩 늘 것이라 예상됩니다. 이 제1분류로 판단된 수검자의 의학적 진단을 주치의·비전문의 선생님들도 시행할 것을 국가는 생각하고 있지 않을까 생각합니다. 이제 임시 적성검사와 의학적 진단을 내릴 때의 리스크에 대해 생각해 보고자 합니다.

○ 임상 진단을 내리는 데는 오랜 진료 시간이 필요하다

치매는 일반적으로 진단 시간이 걸린다고 하는데, 운전면허 갱신에서 제1분류 판단을 받은 수검자의 진단은 더욱 시간이 걸릴 것으로 예상됩니다. 왜

※ 그 후 2017년 3월 12일 시행이 결정되었다.

냐하면, 애초에 가족이 수검자에 대해 치매라는 인식이 없기 때문에 병력 청취에 고생하거나, 인지 기능 장애가 경도인 경우가 많아 환자 문진에 시간이 걸리기 때문입니다. 그리고 무엇보다도 시간을 들이지 않으면 안 되는 이유는 치매로 진단한 근거를 완벽하게 구축해 두지 않으면 그 후의 클레임이나 소송에 대한 대책이 곤란해진다는 점을 들 수 있습니다.

저희 시설에서는 제1분류 판단을 받은 환자의 치매 유무에 관한 진료에는 한 사람에게 2시간 이상, 상황에 따라서는 3시간 이상 쓰고 있습니다. 신체 질환 진료에 바쁜 주치의 선생님들이 한 명의 환자에게 1시간 이상 시간을 들여서 진료하는 것이 과연 가능할까요?

⬤ 소송으로까지 이어질 가능성을 부정할 수 없다

자신은 제대로 운전할 수 있다, 혹은 운전하고 있다, 수검자가 자신은 면허 갱신에 지장이 없다고 생각하고 있어도 치매로 진단받으면 운전면허 갱신이 불가능해지고 면허증은 교부되지 않습니다. 그때 대부분 수검자는 납득하리라 생각하지만, 아주 소수의 분들은 의사의 진단을 납득하지 못해 소송을 걸 가능성이 있다고 생각합니다.

저도 현행 임시 적성검사를 시행하고 있는데, 현재까지 1건, 알츠하이머 치매를 진단한 사안에서 "소송하겠다"는 얘기를 들은 적이 있습니다. 다행히 그 사례에서 소송이 벌어지는 일은 없었습니다. 환자는 소송하겠다고 강경하게 주장했지만, 부인이 저의 진단에 납득해서 소송하지 못하도록 가족들이 노력해 준 것 같습니다.

저희 시설에서는 오랫동안 신경심리검사에 종사하고 있는 전문직이 2시간에 가까운 시간을 들여 많은 신경심리검사를 하고, 또 MRI나 뇌SPECT검사 등을 시행하여 진단을 내리고 있습니다. 치매라고 진단한 의학직 근거를 쌓아감으로써 진단에 대한 의심에 대응할 수 있는 체제를 마련하고 있습니다. 하지만 병력과 문진·진찰에 더해 개정 하세가와식 간이 지능 평가 스케일(HDS-R)이 주요 진료 스킬인 주치의 선생님들은 재판이나 클레임에 대응할 수 있는 진료 근거를 모아두는 데 곤란하지 않을까요?

⬤ 나쁜 평판이 생길지도 모른다

가령 선생님들이 제1분류라고 판단된 수검자의 의학적 진단을 맡게 되어 치매라고 진단했을 때, 그 환자가 어떤 행동을 할지는 알 수 없습니다. 혹시 '그 의원·클리닉에 가면 운전면허증을 빼앗긴다'는 소문이나 나쁜 평판이 생길 가능성도 생각할 수 있습니다. 이것은 제1분류 판단을 받은 수검자의 의학적 진단에만 한정되는 게 아니라 2014년부터 시작되고 있는 임의 통보 제도의 경우에도 마찬가지 사태가 발생할 가능성이 있습니다. 임의 통보 제도를 모르시는 선생님들이 계실 수 있으므로 여기서 간단히 그 제도에 대해 해설하겠습니다.

2014년 6월 1일 시행된 개정 도로교통법에서는 일정한 질병 등(치매도 포함되어 있습니다)을 앓고 있는 운전자를 진찰한 의사는 자동차 운전에 지장이 있다고 생각하는 경우, 그 진찰 결과를 도도부현 공안위원회에 임의로 신고할 수 있게 개정되었습니다. 이 통보 제도는 3가지 조항으로 구성되어 있습니다. 즉, 의사의 진찰 결과 신고(도로교통법 101조의 6 제1항)가 가능하다는 것, 환자의 운전면허 유무를 의사가 공안위원회에 조회할 수 있다는 것(도로교통법 101조의 6 제2항), 신고 행위가 비밀 엄수 의무 위반으로 간주되지 않는다(도로교통법 101조의 6 제3항)는 것입니다.

의사가 신고하면 면허의 잠정 정지 처분이 집행됨과 동시에 임시 적성검사가 시행되어 운전 가부가 판단됩니다. 운전 수행에 관해 '불가'라고 판정받으면 운전면허 취소 처분이 나옵니다. 한편, '가능'이라고 판단되면 잠정 정지 처분이 해제되어 면허가 용인됩니다. 이 통보 제도는 임의이므로 의사에게 신고 의무는 없고, 신고를 하건 하지 않건 형사책임을 지게 되는 일은 없다고 되어 있습니다. 하지만 선생님들이 선의에서 운전을 막기 위해 공안위원회에 통보한 결과, 당사자는 운전면허 취소 처분을 받아 선생님들께 원한을 품을 가능성도 배제할 수 없습니다.

● 치매환자를 건강인으로 판단했을 때의 위험성

운전면허 갱신에서 제1분류라고 판단받은 수검자를 선생님들이 진찰하여 '건강인'이라고 진단했을 때, 그 수검자가 어떤 사고나 위반을 일으켜 다른 의료기관에서 진찰받았다고 상정해 봅시다. 거기서 치매라고 진단을 받는 경우에는 최초 진단한 의사의 진단에 의문이나 클레임이 제기될 가능성이 있습니다.

예를 들면, 선생님들이 인지 기능 장애는 없다고 판단하여 건강인으로서 운전면허 갱신을 받은 사람이 그 후에 인사사고를 일으켜 다시 실시한 의학적 진단에서 알츠하이머 치매라고 진단받았을 때, 상대측 변호사 등으로부터 '최초 시점에서 알츠하이머 치매라고 진단받았으면 운전면허는 갱신되지 않고, 그 결과 인사사고는 발생하지 않았다'고 책임의 일부를 넘게 될지도 모릅니다. 이런 문제도 앞으로 생길 가능성이 있지 않을까 생각합니다.

⬤ 그럼, 어떻게 하면 좋은가?

이번 도로교통법 개정에 관한 자세한 방향성이 공표되지 않은 현재, 경솔한 얘기는 할 수 없습니다. 과연 주치의나 비전문의 선생님들이 제1분류라고 판단된 수검자의 치매 유무를 판단하는 역할을 떠안게 될지 여부도 잘 모릅니다. 하지만 위에서 말씀드렸듯이 의학적 진단에 관여하는 것은 상당한 리스크가 있지 않을까 생각하고 있습니다.

'나에게 외래 진료를 받고 있는 환자이므로 제가 의학적 진단을 하고 싶다'고 진료를 자청하는 선생님들께는 경의를 표하지만, 자진해서 리스크를 떠안을 필요도 없지 않을까 생각합니다. 치매 전문 의료기관에 맡기는 선택지도 좋지 않을까 생각합니다.

여기서 말씀드린 내용은 제 개인적인 의견으로, 운전면허 갱신에 관한 법 개정에 관하여 상세한 사실이 판명되지 않은 현시점(2016년 4월)의 고민에 지나지 않습니다. 앞으로 내용이 구체화되리라 생각하는데, 제 생각이 기우로 끝나기를 바랄 뿐입니다.

Q.23

성년후견인제도를 이용해야 하는 케이스란?

치매 환자가 방문 판매에 속아 거액의 금전을 사취당하는 것을 어떻게든 막고 싶다, 환자가 소유한 토지를 처분하고 싶지만 본인에게 그 판단 능력이 있는지를 평가해 주기 바란다와 같은 내용으로, 환자 가족이 선생님들의 외래에 찾아오는 일이 있을지 모릅니다. 이런 경우에 이용할 가능성이 있는 것이 성년후견인제도입니다.

성년후견인제도는 법정 후견제도와 임의 후견제도로 크게 나누어집니다. 법정 후견제도는 가정재판소에서 선임한 성년후견인 등이 환자 본인의 이익을 생각하며 본인을 대리해서 계약 등 법률행위를 하거나 본인이 법률행위를 할 때에 동의를 하거나 본인이 성년후견인들의 동의를 얻지 않고 한 불리한 법률행위를 나중에 취소함으로써 본인을 보호, 지원하는 장치입니다.

한편, 임의 후견인제도는 본인이 충분한 판단 능력이 있는 동안 나중에 판단 능력이 불충분한 상태가 되었을 경우를 대비하여 미리 자신이 선택한 대리인(임의 후견인)에게 자신의 생활, 요양, 간호 및 간병과 재산관리에 관한 사무의 대리권을 부여하는 계약(임의 후견계약)을 공증인이 작성하는 공정증서로 맺는 제도입니다.

표 21 후견 및 보좌, 보조의 역할

가와바타 노부야 『건망증 외래 핸드북 – 알츠하이머병의 진단 · 치료 · 개호(介護)』(중
외의학사, 2006)에서 수정 인용

	후견	보좌	보조
	정신적 장애로 사리를 분별하는 능력이 결여된 상황에 있는 자	정신적 장애로 사리를 분별하는 능력이 현저하게 부족한 자	정신적 장애로 사리를 분별하는 능력이 부족한 자
치매 정도	고도	중등도	경도
본인의 법률행위	일상생활에 관한 행위는 할 수 있다(근처에서 과자를 사는 등)	복잡한 행위(금전 대차, 부동산 매매 등)를 할 수 없다	중요한 계약이나 매매 등을 자신의 힘으로 하려고 하면 가능하지만 판단 · 이해가 불안
대리인	후견인	보좌인	보조인
대리인의 역할	후견인은 모든 행위에 대하여 본인의 동의 없이 대리권을 갖는다	보좌인은 법원이 결정한 특정 행위에 대하여 본인의 동의 없이 대리권을 갖는다	〈특정 법률행위〉(본인의 동의가 필요)에 대하여 보조인에게 동의권과 대리할 권한 부여
대리인의 권한	후견인은 본인이 한 행위를 취소할 수 있다	보좌인은 본인이 보좌인의 동의를 얻지 않고 한 재산 행위를 취소할 수 있다	동의권을 부여 받은 보조인은 보조인의 동의가 없는 행위를 취소할 수 있다
심판 개시 조건	본인의 동의는 요건이 되지 않는다	본인의 동의는 요건이 되지 않는다(경우에 따라 동의가 필요)	본인의 신청 또는 동의가 필요

　또한, 성년후견인제도는 치매 중증 정도를 바탕으로 '후견', '보좌', '보조'의
3가지 역할로 나뉩니다(표 21). 치매 중증 정도에서 보면 후견은 고도, 보좌는
중등도, 보조는 경도의 치매에 해당한다고 생각하면 될 것 같습니다. 후견인
은 모든 행위에 대하여 본인의 동의 없이 대리권을 가집니다.
　보좌인은 법원이 정한 특정 행위에 대하여 본인의 동의 없이 대리권을 가집

니다. 보좌인의 동의가 필요한 행위로 차금(借金) 및 소송 행위, 상속 승인 ·
포기, 신축 · 개축 · 증축이 상정되어 있습니다. 보조인은 '특정 법률행위'(본
인의 동의가 필요)에 대하여 동의권이나 대리할 권한을 부여받습니다.

후견 심판을 받으면 경제행위 전부를 할 수 없게 되는 건 아닙니다. 일상생
활에 관한 법률행위 등은 본인의 판단으로 하는 것이 가능합니다. 예를 들면,
소액의 과자나 음료를 사는 등의 행위는 본인이 할 수 있습니다.

치매와 관련하여 어느 때 성년후견인제도를 이용하는 게 좋은지 생각해 봅
시다. 구체적인 케이스로서는 (1) 환자 본인만으로서는 적절한 재산관리가 불
가능하다고 판단된다, (2) 방문 판매를 비롯한 악덕상술에 금전 등을 사취 당
할 위험성이 높다, (3) 환자 명의 부동산 매매를 생각하고 있다, (4) 유산이나
재산 분할 절차를 밟고 싶다, (5) 시설 입소 계약이나 금융기관과의 거래 시
곤란하다 등을 들 수 있습니다.

(1)에 관해서는 성년후견인제도 본래 의미를 생각해 볼 때 당연한 것이라 생
각합니다. (2)의 경우에는 환자가 속아서 작성한 계약서를 후견인이 나중에
무효화하는 것이 가능하므로 성년후견인제도의 최대 이점이라고 할 수 있을
것입니다. 단, 방문판매에 속아 물품과 교환하여 그 자리에서 다액의 현금을
건네준 경우에는 비록 후견 개시 심판을 받았다고 해도 사취 당한 현금을 되
찾는 것은 곤란한 케이스가 많다고 생각합니다. 왜냐하면 금전을 사취한 방문
판매의 거처를 찾을 수 없는 경우가 많기 때문입니다(사취한 후, 그 업자와 연
락을 취할 수 없게 되는 경우가 많습니다).

(3)의 경우, 치매로 진전하여 판단력이 저하된 환자가 가지고 있는 부동산
을 여러 사정으로 팔고 싶을 때에 후견인을 선임함으로써 적절한 상거래가 가
능해집니다. (4)도 성년후견인제도의 좋은 적응 예가 되지만, 동시에 종종 형
제, 친족 간 분쟁에 의사가 연루되는 사태로 진전되는 경우도 적지 않습니다.

(5)와 같은 시설 입소 계약의 경우에 법정대리인이 없으면 입소 계약을 할 수 없게 되거나 금융기관이 계약 등에 응하지 않는 케이스는 드물 것이라 생각하지만, 법률문제가 복잡하게 관여할 가능성이 높은 사례에서는 변호사 등을 후견인으로 선임하면 좋을 것입니다.

⬤ 성년후견인제도는 악용될 가능성도 있다

성년후견인제도는 판단력이 저하 또는 상실된 치매 환자의 재산 등을 지킬 때 유익한 제도라 할 수 있지만, 때로는 이 제도를 악용하는 사람도 있습니다. 특히 유산이나 재산 분할 절차에서 성년후견인제도를 이용할 경우에는 주의가 필요합니다.

예를 들면, 치매로 진전된 환자의 장남이 후견인이 되었을 때 다른 형제자매보다도 자신에게 유리한 재산 운용을 하려 하는 사례를 저는 경험했습니다. 치매 중증 정도에서 볼 때 후견에 해당하지 않을 것 같은 환자임에도 후견 개시 심판을 하고 싶다고 말하는 가족도 있습니다. '자신에게 이익이 되는' 의도를 감추고 있는 듯한 분위기를 풍기는 가족이 저의 외래에 상담·진찰하러 오는 경우가 있는데, 그런 경우에는 진단서 작성을 거절하고 있습니다.

⬤ 후견인이 해야 할 일, 할 수 있는 일

후견인이 해야 할 일, 할 수 있는 일은 한마디로 하면 피후견인이 일상생활을 수행할 수 있도록 지원하는 것이며, 또 재산의 적절한 운용과 보전이라고 생각합니다. 구체적으로는 (1) 피후견인의 재산 파악과 그 관리, (2) 일상생활을 수행하는 데 필요한 생활비 및 예금·저금 관리, (3) 개호(介護)와 생활에

표 22 후견인이 해야 할 일, 할 수 있는 일

1	피후견인의 재산 파악과 그 관리
2	일상생활을 수행하는 데 필요한 생활비나 예금 · 저금 관리
3	개호이나 생활에 관한 서비스 등의 이용 계약, 비용 지불 대행
4	개호 복지시설 등의 입퇴소 계약 및 비용 지불, 처우 감시 등
5	악덕 상술이나 방문 판매로부터 재산 등의 보호 (불필요한 계약 해제 등)
6	주택 확보, 수선 비용 등의 지불, 임대료 지불
7	가정법원에 후견 사무 보고

관한 서비스 등의 이용계약, 비용 지불, (4) 개호복지시설 등의 입퇴소 계약과 비용 지불, 처우 감시 등, (5) 방문판매로부터 보호(불필요한 계약 해제 등), (6) 주택 확보, 수선 비용 등의 지불, 임대료 지불, (7) 가정법원에 후견 사무 보고 - 등을 들 수 있습니다 (표 22).

오해가 없도록 덧붙이면, 후견인의 역할은 피후견인의 식사 시중이나 개호 서비스 등을 하는 것이 아닙니다. 피후견인의 일상생활이나 요양에 관한 사무 절차를 수행하고 감시하는 것이 직무가 됩니다.

⚫ 후견인이 할 수 없는 일

후견인의 직무는 재산 관리와 신상 감호(환자의 생활에 관한 결정을 하는

표 23 후견인이 할 수 없는 일

1 본인의 일신전속권(一身專屬權) 행위	유언장 작성이나 양자 결연, 혼인, 장기 이식 허가 등. 일신전속권은 본인에게만 결정권
2 의료 행위 동의	피후견인의 신체 침습을 동반하는 의료행위에 대해 후견인에게는 동의할 권한은 없다
3 사후 사무	후견인의 권한은 후견인이 사망한 시점에서 소실
4 거주하고 있는 부동산 처분	피후견인이 거주하는 부동산 처분에 관해서는 가정법원의 허가가 필요

것)이며, 법률행위와 직접 관련 없는 간병 등의 행위는 포함되지 않는다고 합니다. 하지만 일상생활을 수행하는 데 이 법률 행위와 비법률 행위는 혼재되어 있는 경우가 많아 실제로는 후견인 업무를 하나로 묶어 논하는 것은 어려운 것 같습니다.

후견인이 할 수 없는 것으로는 (1) 본인(환자)의 일신전속권 행위, (2) 의료 행위 동의, (3) 사후 사무, (4) 거주하고 있는 부동산 처분 등을 들 수 있습니다(**표 23**).

'본인의 일신전속권 행위'는 유언장 작성이나 양자 결연, 혼인, 장기 이식 허가 등이 해당됩니다. 일신전속권은 본인에게만 결정권이 있어 후견인이 관여할 수 없다고 되어 있습니다.

‘의료행위 동의’에 관해서는 일반적으로 종종 오해되고 있는 항목이라 할 수 있습니다. 예를 들면, 판난력이 서하된 피후견인이 어떤 수술을 필요로 하고 있을 때, 병원 측은 후견인에게 수술 동의 등을 요구하는 경우가 있습니다. 하지만 피후견인의 신체를 침습하는 의료 행위에 대해서는 후견인은 동의할 권한을 갖지 않습니다. 개호(介護 · 간병) 담당자가 개최하는 사례 검토회에서 친척 없는 치매 환자에게 위루형성술 등을 할 필요가 있을 때에 성년후견인제도를 이용하면 어떤가라는 의견이 종종 나오는 것을 경험합니다. 개호 스태프 중 많은 사람은 성년후견인제도를 충분히 이해하지 못하고 있는 것 같으므로, 선생님들이 “후견인들은 의료 행위에 동의하는 것은 할 수 없다”고 얘기해 주셨으면 좋겠다고 생각합니다. 그러면 친척이 전혀 없는 피후견인의 경우에 어떻게 대응하면 좋은지, 이것은 어려운 문제라고 생각합니다. 누가 수술에 동의할 것인가, 동의서를 누가 쓸 것인가가 문제가 될 것입니다. 동의를 할 친족이 없으면 수술은 할 수 없게 됩니다.

‘사후 사무’에 관해서는 피후견인이 사망한 시점에서 후견인의 권한은 소실됩니다. 즉, 사후의 사무적인 일에는 본래 후견인은 권한이 없습니다. 하지만 친족이 전혀 없는 피후견인이나, 친족과의 관계가 끊어져 친족과 연락이 되지 않는 경우에는 장례와 매장, 그 외 사무 처리를 후견인이 하지 않으면 안 되는 것이 실정일지 모릅니다. 사망 신고에 관해 호적법 제87조에서는 동거 친족, 기타 동거자, 집주인 등이 해야 한다고 규정하고 있는데, 그 후의 개정에서 같은 조 2에는 후견인, 보좌인, 보조인 및 임의 후견인도 할 수 있게 되었으므로 적어도 사망신고에 관해서는 법률적으로 담보되게 되었습니다.

‘거주하고 있는 부동산 처분’의 경우, 피후견인은 살고 있는 부동산을 처분할 때 가정법원의 허가가 필요합니다. 피후견인을 신체적으로 구속하는 행위(자택 안에 가둬두는 등)가 직무 범위 밖임은 당연합니다.

또한, 2016년 4월에 국회에서 성립한 '성년후견인제도 이용 촉진에 관한 법률'에서는 피후견인이 '원활하게 필요한 의료, 개호 등을 받을 수 있도록 하기 위한 지원 방식에 대해 성년후견인 등의 사무 범위를 포함하여 검토해 필요한 조치를 강구할 것'이라고 되어 있어 앞으로는 성년후견인이 의료 행위에 동의할 수 있게 될 가능성도 있습니다. 또한, 같은 해 4월에 민법(성년후견인 사무의 원활화를 위한 민법 및 가사사건 절차법 일부를 개정하는 법률)도 개정되어 있어 성년후견인에 의한 화장·매장은 가정법원의 허가를 얻은 경우에 가능하게 되었습니다.

Q.24

이 환자, 어떻게 진단하나?
사례 1

여기부터는 잠시 사례를 통해 치매 진료 요령을 생각해 봅시다. 병력과 문진·진찰에서 전형적인 알츠하이머 치매라고 진단할 수 있는 사례를 제시하고 진단의 흐름을 알아보겠습니다.

⬤ 남편으로부터 병력을 청취한다

처음 사례는 78세 여성입니다. 남편에게 이끌려 외래에 진찰받으러 왔습니다.

사례 17

정확히 모르지만, 최근 건망증이 심해졌다. 건망증 외래에 진찰받으러 오기 1주일 전 산책하러 나가서 3시간 후에 순찰차에 실려 귀가했다. 행선지를 몰라 여기저기 걸어 다녔던 것 같다.

진찰 5일 전에는 열심히 기모노를 찾고 있길래 이유를 물었더니 "결혼식에 가야 한다"는 대답이었다. 남편은 결혼식에 참가한다는 말을 들은 적이 없어서 "초대장은 왔어?"라고 물었더니 "초대장이 아니라, 며칠 전부터 전화로 초대 받아서"라고 대답했다.

장롱 속에 수백만 엔의 현금이 있길래 남편이 상황을 물었더니 알아들을 수 없는 대답을 했다. 아무래도 몇 년에 걸쳐 자신의 연금을 금융기관에서 인출해서 장롱에 감춰둔 것 같다. 남편은 걱정되어 환자의 통장을 보관했는데 "당신이 연금 훔쳐 갔지?"라며 화를 냈다.

욕실이 미끄럽길래 알아봤더니 환자가 튀김기름을 바디워시라고 착각해 사용하고 있는 것이 밝혀졌다.

그 외의 특징적 행동으로는 장 보러 가서 같은 물건은 몇 번이고 사 온다, 냉장고 안의 식자재 관리를 못 해 부패한 식자재가 많다, 계절에 맞는 의복 선택이 곤란하다 등이다.

○ 병력에서 진단을 생각한다

병력에서는 산책하러 나가서 3시간 후에 순찰차에 실려 귀가했다, 초대받지 않은 결혼식에 참가하려고 한다, 부적절한 장롱 예금이 있다, 튀김기름을 바디워시라고 착각해 사용한다와 같이 연령에 맞지 않는 행동 장애가 두드러집니다. 또한, 장보기나 요리, 용모 관리에 지장이 있는 것은 명확합니다. 78세 고령이지만, 건강인에게는 결코 나타나지 않는 행동이나 생활 장애가 빈번히 일어나고 있습니다. 환자에게 어떤 두개 내 질환이 존재하고 있는 것은 명확하며, 치매 가능성이 높다고 판단됩니다.

그림 33은 제가 개설한 건망증 외래에 진찰 받으러 온 1,649명 중에서 50세 이상을 대상으로 연령층별로 치매 비율을 나타낸 것입니다. 70대, 80대에서는 약 80%가 치매라고 진단받고 있습니다. 건망증을 걱정하여 가족이 고령

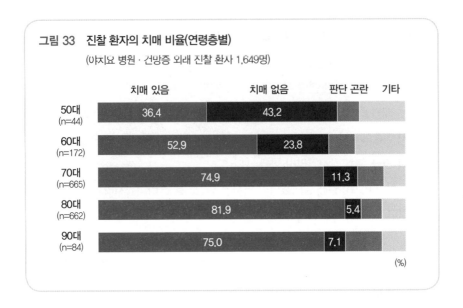

그림 33 진찰 환자의 치매 비율(연령층별)

(야지요 병원 · 건망증 외래 진찰 환사 1,649명)

	치매 있음	치매 없음	판단 곤란	기타
50대 (n=44)	36.4	43.2		
60대 (n=172)	52.9	23.8		
70대 (n=665)	74.9	11.3		
80대 (n=662)	81.9	5.4		
90대 (n=84)	75.0	7.1		

(%)

자를 의료기관에 데리고 온 경우, 치매로 진전되고 있을 가능성을 항상 생각하면서 병력을 청취하는 것이 중요합니다.

○ 문진 형식에서 진단을 생각한다

아래 **표 24**에서 진찰실에서의 문진 형식을 기재했습니다.

문진에서는 우선 연령과 생년월일을 묻는 경우가 많습니다. 하지만 이런 질문 항목들은 치매가 상당히 진전된 상태에서도 정답을 말하는 경우가 많습니다.

문진에서 중요한 것은 환자에 관한 에피소드 기억을 묻는 것입니다. 에피소드 기억이란 환자가 경험한 사건의 기억, 환자 개인의 생활, 인생의 기억입

표 24　78세 여성 문진 형식습

몸은 어떠세요?	"그냥 그래"
연세가 어떻게 되세요?	"58세" (78살이 정답. 자신이 틀렸음을 전혀 알아채지 못함)
생신은 언제세요?	"19○○년 □월 △△일" (정답)
지금은 몇 월인가요?	"1947년 10월" (정답은 2011년 10월)
오늘은 며칠이죠?	"24일" (정답은 25일)
무슨 요일인가요?	"화요일" (정답)
이 병원 이름이 뭐죠?	"○○○병원" (정답)
어제 저녁은 무얼 드셨나요?	"반찬..."
오늘 점심은 무얼 드셨어요?	"그러니까... 바나나였나..." (주식, 부식을 전혀 기억해내지 못함)

니다. 제가 가장 자주 묻는 에피소드 기억은 전날 저녁 식사와 당일 점심 메뉴와 환자가 전날 어떤 생활을 했는가에 관한 것입니다. 일반적으로 아침 식사는 정해진 메뉴가 많으므로 치매 판단 재료가 되지 않습니다(예를 들면, 밥과 된장국, 낫또, 야채 절임, 또는 빵과 커피, 샐러드라고 대답한다). 이 사례에서는 전날 저녁 식사와 당일 점식 메뉴를 전혀 기억해내지 못했습니다. 에피소드 기억에 명확히 지장을 보여 병적 기억 장애라고 판단해도 괜찮습니다.

또한, 문진할 때 환자에게 질문할 내용을 미리 결정해 두면 진료가 원활히 진행됩니다. 그림 34는 제가 건망증 외래에서 사용하고 있는 문진표입니다. 이 가운데 전부를 묻는 것은 아니고 진료 시간과 환자의 상태에 맞춰 문진을 하도록 하고 있습니다.

그림 34　진찰 시 환자의 문진표

진찰 시 환자의 문진표

환자ID: ＿＿＿＿　　　환자 성명: ＿＿＿＿＿＿＿　　　2014/3/17

1. 몸은 어떠세요?　　　　　　　　　　（　　　　　　　）
2. 곤란한 점은 없으세요?　　　　　　（　　　　　　　）
3. 건망증은 없으세요?　　　　　　　（　　　　　　　）
4. 연세가 어떻게 되세요?　　　　　　（　　　　　　　）
5. 생신은?　　　　　　　　　　　　（　　　　　　　）
6. 지금은 몇 월인가요?　　　　　　　（　　　　　　　）
7. 며칠인가요?　　　　　　　　　　（　　　　　　　）
8. 무슨 요일인가요?　　　　　　　　（　　　　　　　）
9. 여기는 어디인가요?　　　　　　　（　　　　　　　）
10. 병원인가요? 병원 이름이 뭔가요?　（　　　　　　　）
11. 어제 저녁은 무얼 드셨나요?　　　（　　　　　　　）
12. 오늘 점심은 무얼 드셨나요?　　　（　　　　　　　）
13. 배우자 분 연세가 어떻게 되세요?　（　　　　　　　）
14. 몇 살 때 결혼하셨나요? 몇 년 전에?　（　　　　　　　）
15. 자녀는 몇 분이신가요?　　　　　（　　　　　　　）
16. 위에서부터 순서대로 알려 주세요.　（　　　　　　　）
　　　　　　　　　　　　　　　　（　　　　　　　）
17. 100부터 차례대로 7을 빼면　　　（　　　　　　　）
18. 16 더하기 15는?　　　　　　　（　　　　　　　）
19. 알고 있는 야채를 될 수 있는 대로 많이 말씀해 주세요.
　　（　　　　　　　　　　　　　　　　）

○ 병력과 문진·진찰 단계에서 진단해도 된다

이 사례와 같이 병력에서 행동 장애와 생활 장애가 두드러지고, 문진에서 에피소드 기억에 중대한 장애를 보일 때는 이 단계에서 치매라고 진단해도 된다고 저는 생각하고 있습니다. 이와 같은 사례를 치매 전문 의료기관에 소개할 필요는 전혀 없습니다. 잘 넘어진다, 보행이 느리다 등 진찰 시에 머리 아래 부위의 증상이 보이지 않을 때는 알츠하이머 치매 가능성이 매우 높다고 생각합니다. 1차 진료의와 비전문의 선생님들이 실제 임상에서 만나는 치매의 원인 질환은 알츠하이머 치매와 혈관성 치매, 루이소체 치매 3가지가 대부분입니다. 머리 아래 부위에 증상이 나타나지 않을 때는 알츠하이머 치매 가능성이 높다고 할 수 있습니다.

치매라고 진단한 시점에서 치료를 시작해도 좋으나, 조기에 뇌 형태 영상 검사만은 해 두어야 합니다. 단, MRI를 꼭 시행할 필요는 없고, 두부 CT 검사만으로 두개 내 기질적 질환을 제외하는 것은 가능합니다.

○ HDS-R 결과를 고려한다

개정 하세가와식 간이 지능 평가 스케일(HDS-R) 총득점은 12점이었습니다(표 25, 20/21점이 치매/비치매의 경계). 개개의 내용을 보면 '3단어 지연 재생', '5가지 물품명 기억', '단어 열거'에서 현저히 성적 불량을 보이고 날짜 인식에도 장애가 두드러집니다. 이 사례에서는 HDS-R에서 알츠하이머 치매의 전형적인 장애를 보이고 있습니다. HDS-R 결과에서도 알츠하이머 치매 가능성이 높고, 인지기능 장애는 매우 진행된 단계에 있음을 알 수 있습니다.

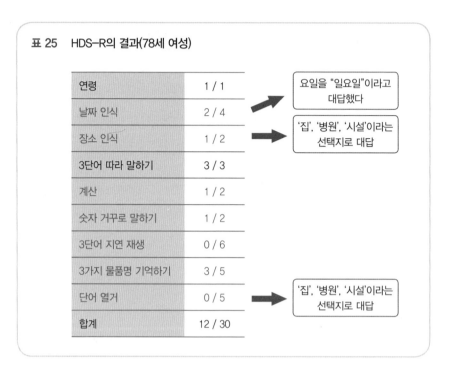

표 25   HDS-R의 결과(78세 여성)

연령	1 / 1	
날짜 인식	2 / 4	요일을 "일요일"이라고 대답했다
장소 인식	1 / 2	'집', '병원', '시설'이라는 선택지로 대답
3단어 따라 말하기	3 / 3	
계산	1 / 2	
숫자 거꾸로 말하기	1 / 2	
3단어 지연 재생	0 / 6	
3가지 물품명 기억하기	3 / 5	
단어 열거	0 / 5	'집', '병원', '시설'이라는 선택지로 대답
합계	12 / 30	

○ 여유가 있다면 HDS-R을 시행한다

단, 치매 진료에 HDS-R 같은 신경심리검사는 필수는 아닙니다. 이 사례와 같이 병력과 문진·진찰에서 알츠하이머 치매 가능성이 높을 때는 굳이 HDS-R을 시행할 필요는 없습니다. HDS-R을 시행하는 것은 병력과 문진·진찰에서 치매라고 생각한 사례에서 진단을 보강하는 것이 주요 목적입니다. 선생님들의 외래에서 시간적 여유가 있거나 또는 시행하기 위한 인적 여유가 있을 때에는 HDS-R을 시행해도 좋다고 생각하지만, 이런 검사들에 커다란 기대를 해서는 안 됩니다.

◉ 임상진단을 생각한다

이 사례는 누가 생각해도 치매로 진전되고 있는 것이 틀림없습니다. 이와 같이 치매가 어느 정도 진행되고 있는 경우, 병력을 정확히 청취할 수 있고, 조금 시간을 들여서 문진과 진찰을 하면 임상진단은 어렵지 않습니다. 치매에 익숙하지 않은 선생님들도 임상의의 기본인 병력 청취와 문진·진찰을 함으로써 치매, 특히 알츠하이머 치매 진료를 할 수 있다고 생각합니다.

Q.25

이 환자, 어떻게 진단하나?
사례 2

치매 진료에서 1차 진료의와 비전문의 선생님들이 겪는 곤란한 점은 환자가 나타내는 증상이 치매에서 유래되는 것인가, 아니면 걱정할 필요 없는 고령에 따른 건망증인가 감별하는 게 아닐까요? 이번에는 후자라고 진단한 사례를 제시하면서 감별 포인트를 생각해 봅시다. 71세 여성입니다.

(사례 18)

아들이 '치매라면 조기에 대응하는 게 낫다'고 생각해 외래에 데리고 왔다. 몇 년 전부터 인명과 지명을 빨리 기억해내지 못하는 게 마음에 걸렸는데, 조금 지나면 기억해내는 경우가 많다. "그거, 그거"라고 말하는 경우가 많아졌다. 일상생활은 남편과 둘이서 생활하고 요리와 빨래, 장보기, 용모 관리 등에 지장은 없다. 약간 의욕이 없다는 느낌은 들지만, 얘기하면 문제없이 일은 해낸다. 남편도 건망증이 심하다고는 느끼지 않는다. 자동차 운전에도 지장은 없다. 기왕력으로서 특기할 사항은 없다.

○ 병력에서 진단한다

가족이 치매를 걱정하여 의료기관에 데리고 왔을 때는 이미 치매로 진전되고 있는 경우가 많습니다. 물론 모든 사례가 치매로 진전되고 있는 것은 아니므로 환자가 보이는 건망증 증상에 대해 가족에게 자세히 묻는 것이 필수가 됩니다.

이 사례에서는 환자의 증상 및 가족이 본 증상은 인명과 지명을 기억해내지 못한다, 말이 순조롭게 나오지 않는다 등입니다. 치매, 특히 알츠하이머 치매에서 종종 보이는 물건 분실이나, 같은 것을 몇 번이나 묻고, 화를 잘 내고, 날짜 파악에 혼란이 생긴다 같은 증상은 없는 것 같습니다. 일상생활에도 분명히 지장은 없고 남편도 환자의 행동이나 언동이 이상하다고 보지 않습니다. 유일하게 신경 쓰이는 증상은 의욕 감퇴인데, 병적이라고 판단할 정도는 아닌 것 같습니다. 병력에서는 치매로 진전되고 있을 가능성은 작다고 판단됩니다.

○ 문진 모습에서 생각한다

진료실에서의 문진 모습을 기재합니다(표 26).
문진에서는 모든 질문에 대해 주위에 도움을 구하지 않고 막힘없이 대답하고 있습니다. 문진의 포인트는 알츠하이머 치매 초기부터 장애가 생기기 쉬운 에피소드 기억을 묻는 것입니다. 지난 회에서도 해설하였는데, 저는 전날 저녁과 당일 점심 메뉴, 전날 환자의 행동을 묻고 있습니다. 환자가 경험한 것과 분명히 기억하고 있어야 할 것을 물으면 치매, 특히 알츠하이머 치매 유무를 판단하는 재료가 될 것입니다. 이 사례에서는 문진에서 치매라고 볼 수 있는 요인은 없다고 생각합니다.
저는 병력과 문진 · 진찰에서 이 사례는 고령에 따른 걱정할 필요 없는 건망

표 26 71세 여성 문진 모습

몸은 어떠세요?	"사람 이름을 가끔 기억해 내지 못해요"
건망증은 없으세요?	"치매가 걱정돼서 죽겠어요"
연세가 어떻게 되세요?	"71살" (정답)
생년월일은 언제세요?	"19○○년 □월 △일" (정답)
지금은 몇 년 몇 월인가요?	"20○○년 3월이요" (정답)
오늘은 며칠인가요?	"8일" (정답)
무슨 요일인가요?	"화요일" (정답)
지금 있는 의원 이름을 아시겠어요?	"○○의원" (정답)
어제 저녁은 무얼 드셨나요?	"끓인 우동, 딸기" (정답)
오늘 점심은 무얼 드셨나요?	"밥하고 열빙어 튀김, 야채절임, 오렌지" (정답)
몇 살 때 결혼하셨나요?	"26살 때" (정답)
자녀는 몇 분이고 몇 살인가요?	"아들이 2명인데 19○○년하고 △△년생이요" (정답)

증이라고 진단하였습니다. 만일 이 사례의 배경에 치매가 존재한다고 해도 초진에서 임상적으로 치매라고 진단할 근거는 없으므로, 혹시 1년 후에 치매라고 진단되는 경우가 있어도 초진 시의 판단이 비난 받는 일은 없을 것이라고 생각합니다. 중요한 것은 환자와 가족에 대한 설명입니다. 이 점에 관해서는 마지막에 말씀드릴 테니 참고하십시오.

⭕ 보조 진단으로서 HDS-R과 시계 그리기 검사 시행

선생님들의 외래에 시간적 여유가 있다면 HDS-R 또는 시계 그리기 검사 CLOX 같은 간단한 신경심리검사를 시행하면 진단에 도움이 됩니다(무리해서 시행할 필요는 없습니다). 이 사례에서는 HDS-R은 28점이었습니다(**표 27**, 20/21점이 치매/비치매의 경계). 실점한 항목은 '날짜 인식(요일을 틀렸다)'과 '계산'(93-7=84라고 대답)의 2점뿐입니다.

시계 그리기 검사(**그림 35**)를 보면 안 보고 그리기 및 보고 그리기 과제 양쪽 모두에서 큰 지장은 보이지 않습니다. HDS-R과 시계 그리기 검사에서도 이 사례에서는 치매로 진전되고 있을 가능성은 작다고 생각해도 좋습니다.

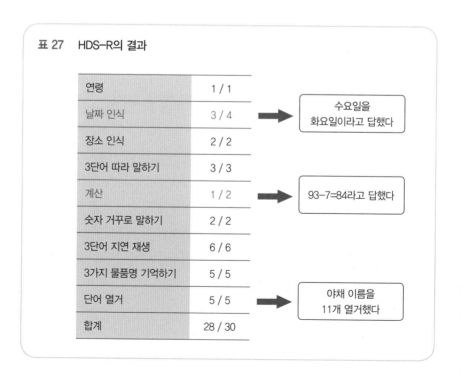

표 27   HDS-R의 결과

연령	1 / 1	
날짜 인식	3 / 4	→ 수요일을 화요일이라고 답했다
장소 인식	2 / 2	
3단어 따라 말하기	3 / 3	
계산	1 / 2	→ 93-7=84라고 답했다
숫자 거꾸로 말하기	2 / 2	
3단어 지연 재생	6 / 6	
3가지 물품명 기억하기	5 / 5	
단어 열거	5 / 5	→ 야채 이름을 11개 열거했다
합계	28 / 30	

그림35   시계 그리기 검사 CLOX 결과(1시 45분 시계를 그리는 과제)

안 보고 그리기 과제 CLOX1

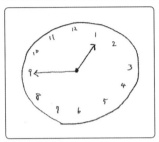

시침의 위치가 잘못되어 있다

보고 그리기 과제 CLOX2

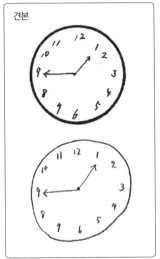

견본

견본 자체에 시침 위치가
잘못되어 있기 때문에 환
자가 작성한 시침 위치는
'정답'이라고 했다

⭕ 자연스런 건망증인지 치매인지 감별한다

그런데 건망증 증상 때문에 진찰받으러 온 환자를 진찰할 때, 먼저 생각하지 않으면 안 되는 것은 환자가 보이는 건망증 증상이 고령에 의해 나타나는 걱정할 필요 없는 건망증인지, 치매 증상으로서의 건망증인지 감별하는 것입니다. 사실은 이 감별이 치매 진료에서는 가장 어려운 것입니다. **표 28**에 양자를 감별할 때의 기준을 나타냈습니다. 어디까지나 기준이므로 절대적 감별점은 되지 않는다는 것을 잊지 마십시오.

고령에 따른 걱정할 필요 없는 건망증, 즉 고령에 따른 생리적 건망증에서

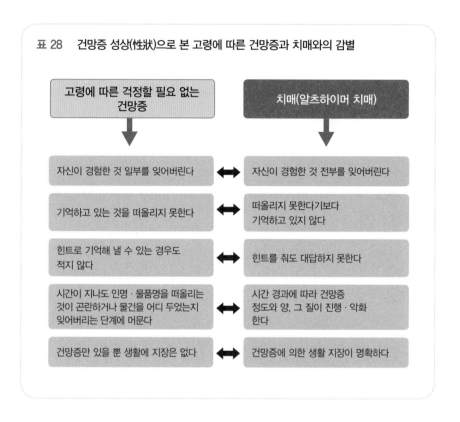

표 28 건망증 성상(性狀)으로 본 고령에 따른 건망증과 치매와의 감별

는 (1) 인명이나 지명 등 지식에 관한 건망증이 많다, (2) 체험한 사건의 일부를 생각해 내지 못 한다(힌트로 기억해 낼 수 있게 되는 경우가 많다), (3) 몇 년 지나도 건망증 상태와 정도는 진행·악화하지 않는다(언제까지나 인명과 물품명 상기 곤란 단계에 머문다), (4) 일상생활에 지장이 없다(지인의 이름을 기억해 내지 못해도 생활에는 곤란이 없다), (5) 자신의 건망증을 자각하고 있다(병식(病識)이 보인다), (6) 날짜 인식은 유지된다와 같은 특징이 있습니다. 이 사례의 건망증 성상(性狀)은 이런 특징들에 합치하고 있습니다.

문진 시에도 고령에 의한 걱정할 필요 없는 건망증과 치매 증상으로서의 건망증에 차이가 관찰되는 경우가 많습니다. **표 29**는 그 차이를 나타낸 것입니다. 고령에 의한 걱정할 필요 없는 건망증에서는 (1) 자신의 건망증에 대해 걱정하고, 괴로워하는 경우가 많다(치매의 경우, 자신의 건망증에 관심이 없거나 그것을 부정한다), (2) 진찰실에서 의사로부터 질문을 받으면 진지하게 생각하고 답하려는 태도가 보인다(치매의 경우, 생각하려 하지 않는다, 대충 답한다), (3) 질문에 대답하지 못하면 곤란한 표정이나 모습을 보인다(치매의 경우, 핑계나 변명, 얼버무림이 보인다), (4) 자기 혼자 생각하려고 한다(치매의 경우, 가족이나 주위에 대답이나 도움을 구하는 경우가 적지 않다)와 같은 특징이 보입니다.

이 사례에서는 치매에 걸리는 것을 매우 걱정하고 있다는 것, 의사의 질문에 대해 모두 스스로 생각해 대답하려는 모습에서 치매가 아니라 고령에 의한 걱정할 필요 없는 건망증의 특징을 보인다고 할 수 있습니다. 진찰실에서 간단히 할 수 있는 HDS-R과 시계 그리기 검사에서 두드러진 지장이 나타나지

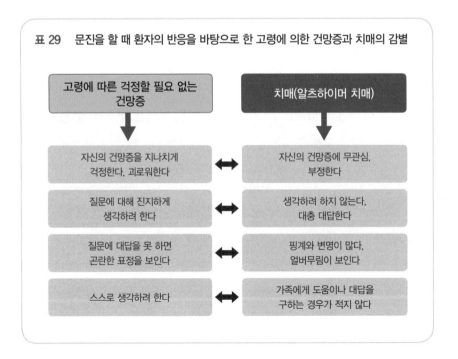

표 29 문진을 할 때 환자의 반응을 바탕으로 한 고령에 의한 건망증과 치매의 감별

고령에 따른 걱정할 필요 없는 건망증		치매(알츠하이머 치매)
자신의 건망증을 지나치게 걱정한다, 괴로워한다	⬌	자신의 건망증에 무관심, 부정한다
질문에 대해 진지하게 생각하려 한다	⬌	생각하려 하지 않는다, 대충 대답한다
질문에 대답을 못 하면 곤란한 표정을 보인다	⬌	핑계와 변명이 많다, 얼버무림이 보인다
스스로 생각하려 한다	⬌	가족에게 도움이나 대답을 구하는 경우가 적지 않다

않은 것도 고령에 의한 걱정할 필요 없는 건망증이라는 진단을 지지하는 것이라고 말할 수 있습니다.

⬤ 환자에게는 정중하게 설명한다!

건망증을 걱정하여 외래에 진찰받으러 온 환자는 '나중에 치매에 걸리지 않을까' 혹은 '이미 치매에 걸려 있지는 않나'라는 불안과 공포, 걱정을 품고 있는 경우가 많습니다. 치매 진료에 익숙해지면 고령에 의한 걱정할 필요 없는 건망증 진단은 그다지 어렵지 않다는 것을 알게 됩니다. 저희 의사들이 볼 때는 이 정도 건망증은 대단한 것이 아니라는 것, 명확히 생리적인 건망증이라고 판단할 수 있는 경우가 적지 않다는 것 때문에 진료 결과도 자칫 대충 설명하고 끝내버리는 경향이 있습니다.

하지만 불안을 품은 환자에게는 더 안심할 수 있는 설명이 필요합니다. 시행한 HDS-R 결과를 실제로 환자에게 보여주면서 설명하면 더 설득력이 있습니다(인간은 점수로 보여주면 납득하는 경향이 있는 것 같습니다).

아래 제가 실제로 고령에 의한 걱정할 필요 없는 건망증에 대해 환자에게 설명하는 내용을 소개합니다. 외래에서 환자에게 설명할 때 참고해 주시면 좋겠습니다.

[위험한 환자에게 제가 실제로 한 설명]

"건망증에는 2가지 종류가 있습니다. 하나는 생리적인 건망증 혹은 고령에 의한 건망증이라고 불리는 것입니다. 바꿔 말하면 고령에 따른, 걱정할 필요 없는 건망증입니다. 또 하나는 치매 증상인 건망증입니다. 알츠하이머 치매의 경우에는 건망증으로 치매임을 알게 되는 경우가 압도적으로 많습니다. 건망증이 걱정돼서 진찰받으러 오신 건데, 건망증의 특징 및 테스트에 의한 인지 기능 검사 결과로 볼 때, 현시점에서는 치매 가능성은 매우 낮다고 판단됩니다. HDS-R이라 불리는 기억 등을 검사하는 테스트에서는 28점으로, 만점에 가까운 점수를 보이고 있습니다.

생리적 건망증과 질병으로서의 건망증에는 2가지 커다란 차이가 있습니다. 건망증 정도 및 상태가 진행하는지와, 건망증 증상에 의해 일상생활에 지장이 초래되는지 2가지입니다. 질병, 즉 치매 증상으로서의 건망증은 반드시 진행·악화되어 갑니다. 1년 전보다도 현재의 건망증 빈도와 상태가 진행·악화되는 것입니다. 또한, 건망증에 의해 일상생활에 지장을 초래하는 경우에는 치매 가능성이 커집니다.

환자분의 현재 건망증은 진행되고 있지 않다는 점, 일상생활에 중대한 지장이 없다는 점에서 고령에 따른 걱정할 필요 없는 건망증이라고 판단됩니다. 따라서 치료할 필요는 없으며, 이 문제로 정기적으로 통원할 필요도 없다고 생각합니다. 혹시 걱정되시면 반년 후 혹은 1년 후의 상황에 따라 다시 진찰받으러 오시면 됩니다."

Q.26

이 환자, 어떻게 진단하나?
사례 3

치매인지 고령에 의한 걱정할 필요 없는 건망증인지 감별이 곤란했던 82세 여성의 사례를 소개합니다. 치매 진료에서 가장 어려운 것은 환자가 보이는 건망증이 병적인가, 고령에 따른 생리적 현상인가 감별하는 것입니다. 선생님들은 이 환자에게 어떤 임상진단을 내리시겠습니까?

⸻⸻⸻⸻⸻⸻⸻⸻⸻⸻

사례 19

반년 전부터 같은 것을 몇 번이고 묻게 되었다. 중요한 물건을 잃어버리는 경우도 있어서 예를 들면, 집 권리증를 어딘가에 감춰두어서 찾지 못하는 일이 바로 전날 있었다. 며칠 전에는 장례식에 참석했을 때, 부조금 봉투에 자신의 이름을 쓴 후에 다른 부조금 봉투에 다시 이름을 썼다. 이노성(易怒性)은 없다. 자신의 건망증이나 실패에 대해 후회하는 발언이 많다. 최근 외출하고 싶어 하지 않는다. 계절에 맞는 의복을 선택하고 용모 관리에도 문제는 없다. 일상생활에 지장이 있는지 물었더니 "전혀 없다"고 가족은 말한다. 기왕력은 고혈압이 있어 혈압약을 복용하고 있다.

⸻⸻⸻⸻⸻⸻⸻⸻⸻⸻

○ 병력에서 생각한다

가족이 건망증을 걱정하여 외래에 데리고 온 사례입니다. 병력에서는 건망증(기억 장애)과 의욕 저하가 확인되지만, 가족은 일상생활에 지장은 없다고 말하고 있습니다. 건망증이 치매 때문일지 모른다고 생각하여 가족이 외래에 데리고 오는 경우, 당연히 건망증에 관한 어떤 증상이 보일 텐데, 그 증상을 어떻게 물어서 알아내 진단에 도움이 되도록 할지가 중요한 포인트입니다. 알츠하이머 치매의 조기 증상은 건망증(기억 장애)과 날짜 파악 혼란, 이노성, 자발성 저하·의욕 감퇴의 4가지입니다.

이 사례에서는 이노성과 날짜 파악 혼란은 보이지 않지만, 중요한 것(집 권리증)을 어디 두었는지 잊어버리거나 부조금 봉투에 대한 기이한 행동, 의욕 감퇴가 확인됩니다. 하지만 이런 증상들만으로는 알츠하이머 치매를 강하게 의심할 근거가 되지 않습니다.

앞서 말씀드린 4가지 증상은 고령 건강인에게도 확인되는 것으로, 양자를 절대적으로 감별할 수 있는 지표는 될 수 없습니다. **그림 36, 그림 37, 그림 38**은 제가 개설한 건망증 외래의 문진표에서 본 '건망증(기억 장애)', '자발성 저하·의욕 감퇴', '이노성, 망상, 환각' 각각의 출현 빈도를 건강인과 알츠하이머 치매(AD)에서 비교한 결과입니다. 이런 증상 중 몇 개는 건강인과 알츠하이머 치매에서 출현 빈도에 유의한 차이를 보여 알츠하이머 치매에서 더 확인되기 쉬운 것이라는 것을 알 수 있지만, 절대적인 감별 수단이 되지는 않습니다.

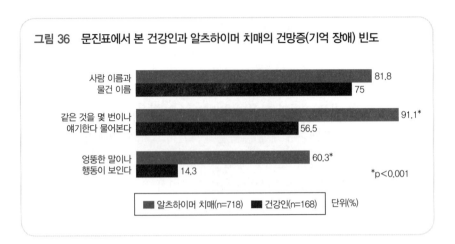

그림 36 문진표에서 본 건강인과 알츠하이머 치매의 건망증(기억 장애) 빈도

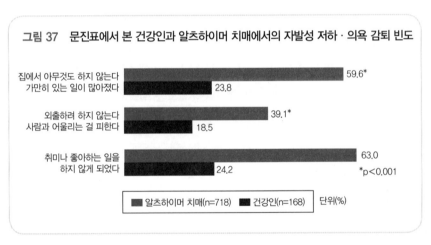

그림 37 문진표에서 본 건강인과 알츠하이머 치매에서의 자발성 저하 · 의욕 감퇴 빈도

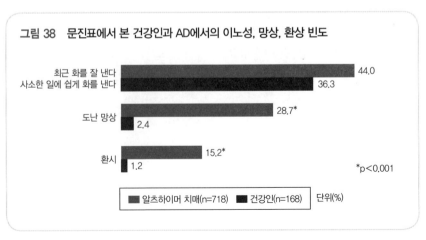

그림 38 문진표에서 본 건강인과 AD에서의 이노성, 망상, 환상 빈도

○ 문진 모습에서 판단한다

아래에 진찰실에서 저와 환자의 문진 모습을 보여드리겠습니다(표 30).

　문진에서 마음에 걸리는 것은 날짜에 대한 지남력(指南力)에 약간 불안한 것과 전날 식사 메뉴를 전혀 기억해 내지 못한다는 것입니다. 정해진 일을 하고 있지 않은 고령자의 경우에는 날짜를 의식하지 않는 생활을 하는 경우가 많으므로 진찰실에서 의사로부터 갑자기 날짜 질문을 받아도 대답할 수 없을지 모릅니다. 전날 저녁 식사 메뉴를 기억해내는 경우도 마찬가지입니다. 이 문진만으로 치매라고 판단하는 것은 곤란하지 않을까요?

표 30　82세 여성 문진 모습

몸은 어떠세요?	"귀가 조금 안 들리는 정도 말고는..."
건망증은 없으세요?	"기억력이 나빠졌어"
연세가 어떻게 되세요?	"82살" (정답)
생년월일은 언제세요?	"19○○년 □월 △일" (정답)
지금은 몇 년 몇 월인가요?	"20○○년... 10월이요" (정답)
오늘은 며칠이죠?	"20일... 20 며칠이었나?" (29일이 정답)
무슨 요일인가요?	"토요일" (정답)
어제 저녁은 무얼 드셨어요?	"...뭐였지? 생각 안 나. 직접 만들었는데"
오늘 아침은 무얼 드셨나요?	"... 된장국하고 계란밥" (정답)
몇 살 때 결혼하셨어요?	"26살에" (정답)
자녀분은 몇 분이고 몇 살인가요?	"1명, 19○○년생" (정답)
최근 텔레비전이나 신문에서 큰 뉴스 기억나시는 거 있으세요?	"홍수", "어느 나라인지는 잊어버렸어" (정답은 타이의 홍수)

○ HDS-R이 치매 판단에 도움이 안 되는가?

병력과 문진 · 진찰로 치매라는 판단을 할 수 없을 때, 개정 하세가와식 간이 지능 평가 스케일 HDS-R이 도움이 되지 않을까 생각하는 것은 당연할 것 같습니다. 이 사례에서도 HDS-R을 시행했으나 총득점은 24점으로 치매가 아니라고 생각할 수 있는 득점이었습니다(표 31, 20/21점이 치매/비치매의 경계). 주요 실점은 '요일' 오답, '계산'과 '3단어 지연 재생' 과제입니다. 문진에서 보였던 지장과 HDS-R에서의 실점은 거의 같은 결과를 나타내고 있습니다. HDS-R을 시행한 것 때문에 이 사례에서는 점점 임상진단에 망설이게 되는 건 아닐까요? 오히려 총득점을 상회하기 때문에 치매가 아니라 '나이 탓'이라고 생각할 가능성이 높을지 모릅니다.

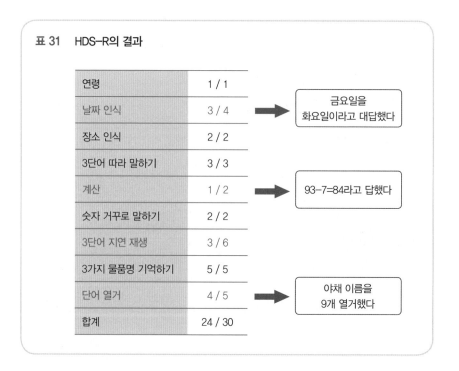

표 31 HDS-R의 결과

연령	1 / 1	
날짜 인식	3 / 4	금요일을 화요일이라고 대답했다
장소 인식	2 / 2	
3단어 따라 말하기	3 / 3	
계산	1 / 2	93-7=84라고 답했다
숫자 거꾸로 말하기	2 / 2	
3단어 지연 재생	3 / 6	
3가지 물품명 기억하기	5 / 5	
단어 열거	4 / 5	야채 이름을 9개 열거했다
합계	24 / 30	

⬤ 이 사례를 어떻게 생각하고 그 후 방침을 정할 것인가?

병력에서는 건망증과 의욕 저하가 확인되었지만, 일상생활에 큰 지장은 없습니다(또는 가족이 알아채지 못했을지도 모릅니다). 문진·진찰과 HDS-R 에서도 병력 이상의 정보를 얻을 수 없어서 초진 시점에서 치매 유무를 판단하는 것이 어려운 사례라고 할 수 있습니다.

초진 시점에서 치매인지 고령에 의한, 걱정할 필요 없는 건망증인지 판단할 수 없는 경우의 치료 방침은 2가지입니다(그림 39).

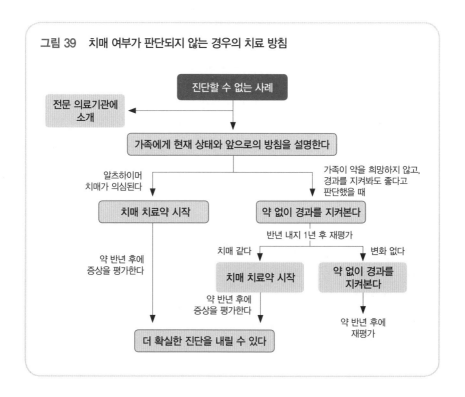

그림 39   치매 여부가 판단되지 않는 경우의 치료 방침

하나는 근처에 치매 전문 의료기관이 존재한다면 거기에 소개하여 더 정확한 진단을 의뢰하는 선택지를 들 수 있습니다. 하지만 근처에 이러한 의료기관이 없는 경우, 선생님들의 외래에서 경과를 지켜보는 것 말고는 선택지가 없을지 모릅니다.

선생님들 자신이 외래에서 경과를 보는 경우, (1) 현재 상황을 알기 쉽게 가족에게 설명한다, (2) 치매 진료에서는 경도 혹은 초기 단계 치매 진단이 가장 어렵다는 것을 강조한다, (3) 앞으로 증상이 진행하여 치매가 분명히 드러날 가능성도 충분히 생각할 수 있음을 설명한다 등이 중요합니다.

초진 시 정확한 진단을 내리는 것이 불가능한 사례 중에서 알츠하이머 치매 가능성이 더 높다고 선생님들이 판단하시는 경우에는 치매 치료제로 치료를 시작해도 좋다고 생각합니다. 그리고 약 반년 후에 증상을 재평가하여 자신의 진단이 맞는지 생각해도 될 것입니다.

가족이 약물요법을 희망하지 않거나, 당분간 경과를 봐도 좋다고 선생님들이 판단하셨을 때는 약제를 투여하지 않고 경과를 관찰하는 선택지도 생각할 수 있습니다. 그 경우, 반년에서 1년 후에 치매에 관한 재평가를 하여 초진 시 증상의 진행·악화나, 새로운 증상의 출현이 확인되면 치매약으로 치료를 시작합니다. 한편, 변화가 보이지 않는 경우에는 더 경과를 관찰하고 약 반년 후에 다시 평가합니다.

이 사례에서는 초진 시에는 치매 판단을 보류하고, 반년 후 재검사를 받도록 환자에게 지시하였습니다.

[서두에 예를 든 환자에 대한 저의 실제 설명]

"환자의 일상생활 모습과 시행한 검사 결과에서 현재 환자가 치매로 진전되고 있는지, 고령에 의한 걱정할 필요 없는 건망증인지 판단할 수 없었습니다.

치매라고 판단하기 위해서는 일상생활 속에서 어느 정도 지장이 나타나는 것이 필수적입니다. 이 지장의 기준으로 확실한 것은 없지만, 적어도 환자의 경우 가족분들 이야기로는 큰 지장은 없었습니다. 또한, 기억력 등을 확인하는 검사를 해도 치매라고 판단되는 점수보다 좋은 성적을 거두었습니다. 따라서 현시점에서 치매에 걸렸다고 판단하는 것은 불가능합니다.

치매를 일으키는 원인이 되는 질병은 경과를 지켜보면 진행·악화하는 경우가 대부분입니다. 환자의 경우도 반년 후에 외래에서 경과를 지켜보는 것이 좋다고 생각합니다. 혹시 배경에 치매가 숨어 있다면 반년 정도 경과를 지켜보면 증상이 진행, 악화하거나 새로운 증상이 확인될 것입니다. 당분간 외래에서 경과를 지켜보도록 하죠."

○ 재진 시(8개월 후)의 임상상(臨床像)

초진으로부터 8개월 후, 환자는 가족과 함께 재진을 받으러 왔습니다. 가족의 이야기로는 같은 것을 몇 번이고 말하고, 물건을 찾는 일이 많아졌다, 손자의 이름을 틀린다와 같은 일은 있지만, 지난번 진찰 받았을 때와 크게 달라진 점은 없는 것처럼 느낀다고 합니다. 재진 시의 병력에서도 치매로 진전되고 있는지의 판단은 역시 어려웠습니다.

표 32   8개월 후 재신 시의 HDS-R 결과

연령	1 / 1
날짜 인식	0 / 4
장소 인식	2 / 2
3단어 따라 말하기	3 / 3
계산	1 / 2
숫자 거꾸로 말하기	0 / 2
3단어 지연 재생	5 / 6
3가지 물품명 기억하기	4 / 5
단어 열거	4 / 5
합계	20 / 30

다시 시행한 HDS-R은 20점이었습니다(**표 32**, 20/21점이 치매/비치매의 경계).

8개월 후 재진 시 병력으로 판단하는 것은 어려웠지만, 문진에서는 분명히 날짜에 대한 지남력 장애가 존재하고, 또 몇 시간 전에 먹은 아침 식사 메뉴가 모호하고, 무엇보다 8개월 전 진찰을 1개월 전이라고 기억하는 것은 고령 건강인에게는 있을 수 없습니다(**표 33**). 재진 시에 알츠하이머 치매라고 진단하였습니다.

이 사례와 같이 초진 시에 확실한 임상 진단을 내릴 수 없는 사례에서는 그 후 반년에서 1년 후의 임상 경과를 지켜봄으로써 치매 유무를 판단하는 것이

표 33 82세 여성 문진 모습

연세가 어떻게 되세요?	"83살" (정답)
생년월일은 언제세요?	"19○○년 □월 △일" (정답)
지금은 몇 년 몇 월인가요?	"2016, 17년... 6, 7...."(2012년 7월 27일이 정답)
오늘은 며칠인가요?	"..."
무슨 요일인가요?	"..."
지금 무슨 계절이죠?	"초여름, 아직 7월은 안 됐어"
어제 저녁에 무얼 드셨어요?	"...뭐였나? 생각이 안 나, 생선, 생선구이, 전갱이?"
오늘 아침은 무얼 드셨어요?	"...된장국하고 밥, 계란을 먹었나?"
지난 번 언제 이 병원에 오셨어요?	"한 달 전" (오답, 8개월 전에 진찰받음)

가능한 경우가 있습니다. 반년에서 1년 후의 진찰에서도 그 전과 비교하여 변화가 없는 경우에는 다시 같은 기간 임상 경과를 지켜보면 됩니다.

Q.27

이 환자, 어떻게 진단하나?
사례 4

치매 진료의 원칙은 환자의 생활 상황을 잘 아는 가족이나 주위 사람들로부터 정보 수집을 하는 것입니다. 하지만 실제 진료에서는 가족이 따라오지 않는다, 환자의 상황을 이해하지 못한다, 환자의 생활에 관심이 없다 등의 이유로 병력 청취가 제대로 되지 않아 진료에 고심하는 사례도 적지 않습니다.

그중에서 진료에 가장 곤란한 것은 독거 환자에 대해 치매 유무를 진단하는 경우가 아닐까요? 독거 환자의 경우, 따라온 가족이나 주위 사람들이 환자의 생활 상황을 상세히 이해하고 있지 못하는 경우가 많습니다. 특히, 경도의 치매에서는 생활 장애가 두드러지지 않은 경우도 종종 있습니다. 이번에는 독거 환자 치매 진료에 관해 생각해 보고자 합니다.

·····································

(사례 20)

73세 여성. 같이 살지 않는 딸로부터 병력 청취. 5년 전에 남편과 사별한 후 독거생활을 하고 있다. 1년 전부터 같은 말을 몇 번이나 하게 되었다. 자신이 사온 것을 기억하지 못한다. 분할한 남편 유산을 환자 본인이 갖고 다니기 때문에 위험하다고 생각해 아들이 대신 간수했는데 그것을 이해하지 못하고 "

누군가 훔쳐갔다"고 우기는 경우가 많다. 금융기관의 비밀번호를 변경한 것을 기억하지 못해 은행에 가서 큰소리로 따졌다. 외출하면 집에 돌아가지 못하거나 근처의 아들 집에 찾아가지 못하는 경우도 있다. 이전에는 목욕하기를 좋아했는데, 현재는 귀찮다고 하지 않는다. 계절에 맞는 의복 선택에도 약간 곤란을 겪는다. 청소를 하지 않는 경우도 종종 있다. 건망증이 서서히 악화되어가는 것처럼 느껴진다. 기왕력은 특기 사항 없음.

(사례 21)

73세 여성. 같이 살지 않는 딸로부터 병력 청취. 딸은 별로 신경 쓰지 않지만, 이웃에 사는 환자의 여동생이 환자에게 건망증이 있지 않는지 걱정하고 있다. 전날 이야기한 내용을 다음 날 저녁에 확인하는 경우가 있다. 쓰레기 뒤처리에 불안을 느끼는 것 외에도 반년간 휴대전화를 사용하지 않더니 사용법을 잊어버린 경우도 있었다. 요리와 장보기 등은 스스로 문제없이 하고 있는 것 같다고 한다.

○ 병력에서 진단을 생각한다.

사례 20에서는 건망증 증상을 가족이 알고 나서 1년 동안 증상이 느리게 진행·악화하고 있는 것은 분명합니다. 외출하면 길을 잃고, 목욕하려 하지 않고, 의복 선택이 곤란하고, 청소를 하지 않는 등 일상생활에 많은 지장이 나타나고 피해망상 언동도 확인됩니다. 사례 20에서는 치매 가능성을 생각해야 할 것입니다.

한편, 사례 21은 어떨까요? 함께 온 딸이 환자의 생활 상황을 파악하지 않고 있다는 것은 분명합니다. 근처에 사는 환자 여동생으로부터 정보를 간접

적으로 전해들은 것만 가지고 병력에서 치매 유무를 판단하는 것은 곤란합니다. 서는 독서 환사의 사례 전부에서 치매 유무를 판단하는 것이 곤란하다고는 생각하지 않습니다. 판단을 곤란하게 하는 요인은 2가지입니다. 첫째는 환자를 데리고 온 가족이나 주위 사람들의 문제입니다. 환자의 생활 상황을 파악하고 있지 않기 때문에 의사에 대한 정보 제공이 양호하지 않은 경우입니다. 둘째는 치매가 아직 경미하거나 경도 단계에 있기 때문에 치매 판단이 어려운 경우입니다. 이 경우에는 아무리 가족이나 주위 사람들이 주의 깊게 환자를 관찰하고 의사에게 정보를 제공해 주어도 치매 유무를 판단하는 것이 곤란한 경우가 많습니다.

● 문진 모습에서 진단을 생각한다

우선, 사례 20의 문진 풍경입니다(표 34).

표 34 73세 여성 문진 모습

몸은 어떠세요?	"다리가 아프고, 그 밖에는…"
건망증은 없으세요?	"있어…" (별로 건망증을 신경 쓰지 않는 모습)
연세는 어떻게 되세요?	"73세" (정답)
생신은 언제세요?	"19○○년 □년 △일" (정답)
지금 몇 월인가요?	"…1월?" (딸에게 동의를 구하기 위해 뒤돌아본다)
오늘은 며칠인가요?	"28일" (29일이 정답)
무슨 요일이죠?	"금요일" (토요일이 정답)
여기는 어디예요?	"병원"
병원 이름은요?	"안조에 있는…" (정답)
어제 저녁에 무얼 드셨어요?	"… 같이 안 먹었지?" (딸에게 도움을 구한다)
남편분은 건강하신가요?	"5년 전에 사고로 돌아갔어요" (정답)

다음으로, 사례 21의 문진 풍경을 보여 드리겠습니다(**표 35**).

치매를 판단할 때의 문진 포인트는 2가지가 있습니다. 하나는 환자의 대답이 맞고 틀린지 음미하는 것입니다. 또 하나는 문진할 때 대답하는 환자의 태도와 모습을 관찰하는 것입니다.

사례 20에서는 날짜와 장소에 대한 지남력 장애와 함께 전날 저녁 식사를 전혀 기억하지 못하는 등 에피소드 기억 장애는 분명합니다. 또한, 문진에 답하는 환자 모습을 관찰하면 (1) 자신의 건망증에 관해 심각하게 받아들이지 않는다, (2) 같이 온 딸에게 문진에 관한 답의 도움과 확인을 구하기 위해 뒤돌아보는(Head turning sign: 머리 돌리기 현상) 것 같은 모습이 확인되고 있습니다. 모두가 알츠하이머 치매에 특징적인 소견이라 할 수 있습니다.

표 35 73세 여성 문진 모습

건망증은 없으세요?	"나는 별로 걱정 안 해"
연세가 어떻게 되세요?	"73세" (정답)
생신은 언제세요?	"19○○년 □년 △일" (정답)
오늘은 며칠인가요?	"오늘은 2014년 4월 12일" (정답)
무슨 요일이죠?	"토요일" (정답)
어제 저녁에 무얼 드셨나요?	"뭐였지... 그냥 있는 거, 토란, 당근, 유부, 조림!"
남편분은 언제 돌아가셨나요?	"2000년에 사망했어요. 아마 61, 2살 때" (정답, 62세에 사망)
자녀는 몇 분이세요?	"3명, 아들 하나에 딸 둘" (정답)
어제는 어떻게 지내셨어요?	"아침에는 게이트볼, 오후부터는 집에" (정답 여부는 불명)

한편, 사례 21에서는 전날 저녁 식사에 대한 기억이 애매한 것을 제외하면 비교적 제대로 된 대답을 하고 있다(전날 행동에 관해서는 독거 생활이기 때문에 환자의 대답이 맞는지 판단할 수 없습니다). 문진에서 보면, 사례 20에서는 치매 가능성이 높다고 판단되지만, 사례 21에서는 기억 장애는 존재하지만, 치매라고 판단하기는 어렵다고 생각됩니다.

◯ 보조 진단으로서의 HDS-R

사례 20은 병력과 문진 · 진찰에서 치매로 진전되고 있다고 판단해도 좋지만, 진단 보강을 위해서 HDS-R 등 신경심리검사를 시행하는 것도 의미가 있다고 생각합니다. 사례 21의 경우에는 병력과 문진 · 진찰에서 치매 유무를

표 36   사례 21의 HDS-R 결과

연령	1 / 1
날짜 인식	4 / 4
장소 인식	2 / 2
3단어 따라 말하기	3 / 3
계산	1 / 2
숫자 거꾸로 말하기	1 / 2
3단어 지연 재생	2 / 6
5가지 물품명 기억하기	5 / 5
단어 열거	2 / 5
합계	21 / 30

3단어 지연 재생 → 1개 자발 상기 가능

단어 열거 → 7개 상기 가능

판단하는 것이 곤란하기 때문에 진단을 위해서 HDS-R 시행이 요구될지 모릅니다. 하지만 이런 사례, 즉 병력과 문진·진찰에서 치매인지 고령에 따른 걱정할 필요 없는 건망증인지 감별하기가 곤란한 사례에서는 HDS-R 결과도 경계점 부근의 점수를 보이는 경우가 많습니다. **표 36**은 사례 21의 HDS-R 결과인데, 총득점은 21점으로 나타나 비치매와 치매의 경계가 되는 점수를 보입니다. 치매 판단에 도움이 되지 않을까 생각하여 시행한 HDS-R이었지만, 치매를 시사하는 결과를 얻을 수 없었습니다.

⭕ 독거 환자의 임상진단을 생각한다

반복되는 이야기지만, 모든 독거 환자의 치매 판단이 어려운 것은 아닙니다. 사례 20처럼 행동 장애와 정신 증상이 두드러지거나 현저한 생활 장애가 확인되는 경우에는 치매 진단은 그다지 어렵지 않습니다. 하지만 사례 21 같은 경우는 임상 진단을 망설이거나, 고령에 의한 걱정할 필요 없는 건망증이라고 판단하는 경우가 많지 않을까요? 환자를 데리고 온 가족이 환자의 상황을 파악하고 있지 않다, 문진에 대한 환자의 대답이 확실하다, HDS-R 총득점이 경계점 부근에 위치한다 등과 같은 때에는 그 시점에서 치매 유무 판단은 보류하고 반년에서 1년 정도 단위로 경과를 지켜보는 것이 좋다고 생각합니다.

독거 환자의 경우 치매라고 진단한 후에는 생활 장소를 어떻게 할지 정하는 것이 중요합니다. 독거 생활을 계속하거나, 아들·딸 가족 등과 동거, 간병시설 입소의 3가지 가능성을 생각할 수 있습니다. 환자·가족에게 이런 선택지를 제시하면 좋을 것입니다. 진단 후 생활 장소에 대해서는 치매 중증 정도에 따라 다르지만, 최종적으로는 환자, 가족이 결정하는 것이 원칙이라고 할 수 있습니다. 어떤 경우든 미래를 생각해 간병 인정 신청을 조기에 하도록 가족을 지도하는 것을 잊지 말아 주십시오. 독거 환자의 경우 치매 치료제(콜린에스테라아제 저해약, NMDA 수용체 길항약)를 곧바로 처방하는 것은 현명하지 않습니다. 가족이나 주위 사람들이 약 관리를 해야 한다는 원칙에 입각한다면, 독거 환자의 경우에는 복약 관리를 할 수 있는 간병 지원체제가 구축된 다음에 치매약 등의 치료를 시작해야 할 것입니다.

치료와 간병

Q.28

알츠하이머 치매 약물 치료의 대원칙은?

알츠하이머 치매라고 진단받은 환자에게는 치매 치료제 투여를 고려합니다. 2011년까지 일본에서 승인받은 치매 치료제는 도네페질(상품명 아리셉트 외) 1종밖에 없었기 때문에 약물 치료가 필요한 환자에게 망설임 없이 도네페질을 사용했습니다. 하지만 현재는 몇 종의 치매약이 판매되고 있어 각각의 약제를 어떻게 구분해서 사용할지 고민하는 선생님들도 적지 않다고 생각합니다.

그림 40은 제가 생각하고 있는 치매 치료제의 현황입니다. 콜린에스테라아제 저해약, 즉, 도네페질과 갈란타민(상품명 레미닐), 리바스티그민(상품명 엑셀론 패치, 리바스터치 패치)은 환자의 행동과 감정, 언동을 활발하게 하는 기능을 가진 약제군이라 할 수 있습니다.

한편, 메만틴(상품명 메마리)은 치매치료제에 속하지만, 항간질약, 항정신병약과 일부 유사한 환자의 행동과 감정, 언동을 안정시키거나 약간 억제하는 기능을 가진 약제라고 할 수 있습니다(물론, 메만틴은 치매 증상의 진행을 억제하는 효과가 있는 항치매약 역할을 한다는 것을 잊어서는 안 됩니다). 각 약제가 차지하는 위치를 이해하면 콜린에스테라아제 저해약과 메만틴을 구분해

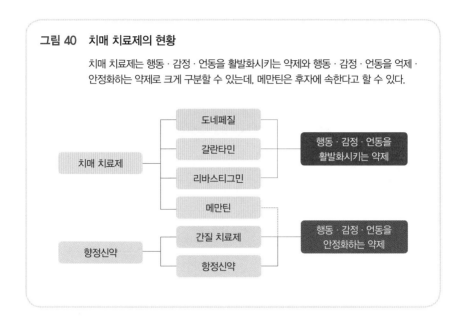

그림 40   치매 치료제의 현황

치매 치료제는 행동·감정·언동을 활발화시키는 약제와 행동·감정·언동을 억제·안정화하는 약제로 크게 구분할 수 있는데, 메만틴은 후자에 속한다고 할 수 있다.

서 사용하는 법을 알 수 있지 않을까요?

◯ 환자의 상태에 따라 치료약을 선택

알츠하이머 치매라고 진단하고 치매 치료제 처방을 생각할 때 환자를 2가지 유형으로 나누어 볼 것을 권합니다. 즉, 자발성 저하와 의욕 감퇴, 무관심이 주요 증상인 '얌전한 유형'과 이노성(易怒性 쉽게 화를 낸다)과 흥분, 간병에 저항하는 것 등이 주요 증상인 '비교적 활발한 유형'으로 나누면 치매 치료제 선택은 쉬워질 것입니다(**그림 41**).

사례 22, 23은 건망증 외래에 진찰받으러 와서 두 명 모두 알츠하이머 치매라고 진단받은 어느 부부의 병력입니다.

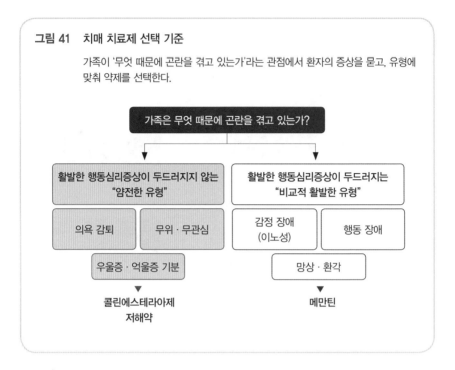

그림 41 치매 치료제 선택 기준

가족이 '무엇 때문에 곤란을 겪고 있는가'라는 관점에서 환자의 증상을 묻고, 유형에
맞춰 약제를 선택한다.

가족은 무엇 때문에 곤란을 겪고 있는가?

활발한 행동심리증상이 두드러지지 않는
"얌전한 유형"

의욕 감퇴   무위 · 무관심

우울증 · 억울증 기분

▼

콜린에스테라아제
저해약

활발한 행동심리증상이 두드러지는
"비교적 활발한 유형"

감정 장애
(이노성)   행동 장애

망상 · 환각

▼

메만틴

사례 22

79세 남성. 수년 전부터 건망증 증상이 두드러졌다. 같은 말을 몇 번이나 하
거나 밥을 먹었는데도 안 먹었다고 주장한다. 최근에는 하루 종일 텔레비전
앞에 앉아 있는 경우가 많다. 이노성은 확인되지 않는다.

진찰 시 MMSE는 14점, ADAS-J cog(치매가 아닌 경우는 2~8점)는 27점.

사례 23

77세 여성. 수년 전부터 건망증이 심해졌다. "통장과 목걸이 등을 며느리가
훔쳐갔다"고 주장하는 등 금전에 관한 집착이 현저하고, 예전 급여 명세와 현
재 은행 잔고가 맞지 않는다고 말하며 은행에 항의한 적도 있다. 밤에 자지 않

고 계속 물건을 찾는다. 이노성이 두드러짐.

진찰 시, MMSE는 25점, ADAS-J cog(치매가 아닌 경우는 2~8점)는 10점.

• •

남편(사례 22)은 얌전한 유형의 알츠하이머 치매, 아내(사례 23)는 망상과 이노성이 있는 약간 활발한 유형의 알츠하이머 치매라고 진단받았습니다. 두 사람에게 치매약을 처방할 때 남편에게는 행동과 감정, 언동이 활발해지기를 기대하며 콜린에스테라아제 저해약을, 아내에게는 과민성 등의 경감과 안정화를 목표로 메만틴을 우선 시작하는 것이 좋을 것입니다. 아내에게 처음부터 콜린에스테라아제 저해약을 처방하면 과민성 등이 심해질 가능성이 있습니다.

⬤ 간병자의 사정을 고려하여 치료약을 선택한다

치매약의 약효보다도 복약을 돕는 가족이나 간병 시설의 조건을 감안하여 치매 치료약을 구분해서 사용하는 방법도 있습니다(표 37). 예를 들면, 가족 전원이 아침 일찍 출근해서 저녁 이후가 아니면 복약을 도울 수 없는 사례에는 1일 1회 복약으로 충분한 약제를 처방해야 할 것입니다. 그 경우, 1일 2회 복약이 필요한 갈란타민은 선택지에서 제외됩니다.

또한, 다른 질병 치료로 이미 많은 약을 복용하고 있어 경구제가 늘어나는 것을 염려하는 경우에는 첩부약을 선택하는 것이 좋을 것입니다. 또한, 가족의 사정으로 매일 복약을 도울 수 없는 경우에는 반감기가 긴 약제를 선택하면 효과 감약이 적어 좋을 것입니다. 신체 질환 치료로 1일 2회 복약하는 경우에는 똑같이 1일 2회 복약이 필요한 갈란타민을 선택해도 좋을 것입니다.

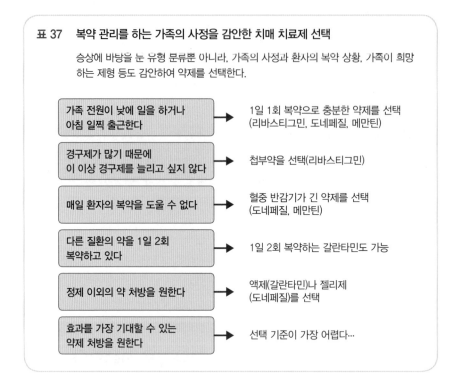

표 37　복약 관리를 하는 가족의 사정을 감안한 치매 치료제 선택

승상에 바탕을 눈 유형 분류뿐 아니라, 가족의 사정과 환사의 복약 상황, 가족이 희망하는 제형 등도 감안하여 약제를 선택한다.

가족 전원이 낮에 일을 하거나 아침 일찍 출근한다	➡ 1일 1회 복약으로 충분한 약제를 선택 (리바스티그민, 도네페질, 메만틴)
경구제가 많기 때문에 이 이상 경구제를 늘리고 싶지 않다	➡ 첩부약을 선택(리바스티그민)
매일 환자의 복약을 도울 수 없다	➡ 혈중 반감기가 긴 약제를 선택 (도네페질, 메만틴)
다른 질환의 약을 1일 2회 복약하고 있다	➡ 1일 2회 복약하는 갈란타민도 가능
정제 이외의 약 처방을 원한다	➡ 액제(갈란타민)나 젤리제 (도네페질)를 선택
효과를 가장 기대할 수 있는 약제 처방을 원한다	➡ 선택 기준이 가장 어렵다…

정제 이외의 제형을 희망하는 경우에는 액제와 젤리제, 과립제 등 가족이 희망하는 제형을 선택하면 좋을 것입니다. 가족은 치매 진행이 억제되는 효과를 기대하며 약제 처방을 희망하지만, 효과는 개별 환자에 따라 달라서 투여해 보지 않으면 알 수 없는 부분도 있기 때문에 의외로 어렵습니다.

○ 중증도(重症度)를 고려하여 치료약을 선택한다

알츠하이머 치매의 중증도를 고려하여 치매약 치료제를 선택하는 방법도 있습니다. 경도부터 중등도 알츠하이머 치매의 경우 활발한 행동심리증상이 두드러지지 않는 '얌전한 유형'에서는 콜린에스테라아제 저해약을 제1 선택

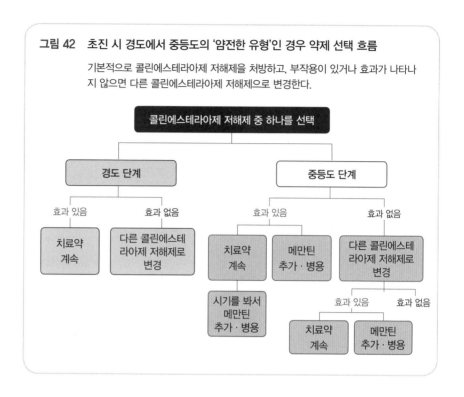

그림 42   초진 시 경도에서 중등도의 '얌전한 유형'인 경우 약제 선택 흐름

기본적으로 콜린에스테라아제 저해제을 처방하고, 부작용이 있거나 효과가 나타나지 않으면 다른 콜린에스테라아제 저해제으로 변경한다.

약으로 합니다. 치매가 경도 단계에서는 콜린에스테레아제 저해약의 복약량을 유지하면서 경과를 지켜보면 좋을 것입니다(**그림 42**). 혹시 선택한 콜린에스테라아제 저해약으로 인해 부작용이 보일 때는 다른 콜린에스테라아제 저해제로 변경합니다.

치매가 중등도 단계라고 판단했을 때에는 콜린에스테라아제 저해제를 시작한 후, 시기를 봐서 메만틴을 추가 또는 병용을 생각합니다. 메만틴을 병용할 시기는 2가지 케이스를 생각할 수 있습니다. 첫째는 경과 중에 이노성, 침착성 없음, 폭언, 간병에 대한 저항 등 약간 활발한 증상이 환자에게 출현했을 때 메만틴에 의한 행동, 감정, 언동 안정화를 기대하여 병용을 시작하는 방법입니다.

둘째는, 콜린에스테라아제 저해제가 유지량에 도달한 시점에서 메만틴 병용을 시작하는 방법입니다. 메만틴은 알츠하이머 치매 환자의 경과 중에 공격성과 흥분이 새로 발현하는 것을 억제할 수 있다는 데이터가 있으므로 가족이 곤란을 겪는 행동심리증상이 출현하기 전부터 미리 병용하는 것입니다.

고도 알츠하이머 치매의 '얌전한 유형'에는 '고도'에 적응을 취득한 도네페질을 시작하도록 합시다(**그림 43**). 도네페질을 사용할 때 원칙적으로 5mg을 거쳐 10mg으로 증량을 시도하는데, 소화기계 부작용과 두통 등의 부작용이 출현하여 증량할 수 없는 경우가 있을지도 모릅니다.

어찌 되었든 도네페질 5mg 혹은 10mg을 계속 복약하도록 하여 치매가 중등도 단계라고 판단 시점에서 메만틴 병용을 고려하면 좋을 것입니다. 알츠하

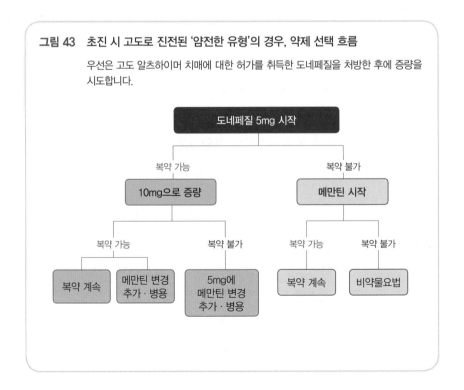

그림 43   초진 시 고도로 진전된 '얌전한 유형'의 경우, 약제 선택 흐름

우선은 고도 알츠하이머 치매에 대한 허가를 취득한 도네페질을 처방한 후에 증량을 시도합니다.

이머 치매에 대한 근치적 치료가 없는 현재, 고도 알츠하이머 치매에서는 도네페질과 메만틴 병용 요법이 최선의 치료라고 할 수 있을 것입니다.

중등도에 관계없이 가족이 곤란을 겪는 활발한 행동심리증상이 두드러지는 알츠하이머 치매에는 메만틴을 제1선택약으로 하거나 다른 억제계 약제(간질약과 항정신병약 등) 사용을 고려하도록 합시다(**그림 44**). 그리고 환자의 행동과 감정, 언동의 안정화가 이루어진 후에 콜린에스테라아제 저해약을 병용하면 환자와 가족에게 도움이 되는 경우가 많다고 생각합니다.

갈란타민 (국내 생산 제품)

명인갈란타민서방캡슐 8mg 명인제약
레미닐피알서방캡슐 9, 16, 24mg 한국얀센
타미린서방정 8mg 현대약품
뉴멘타민서방캡슐 16mg 고려제약

그림 44 초진 시 행동심리증상이 두드러진 '비교적 활발한 유형'인 경우 약제 선택 흐름

비교적 활발한 유형에는 메만틴 또는 다른 억제계 약제(간질약과 항정신병약) 사용을 우선 고려한다.

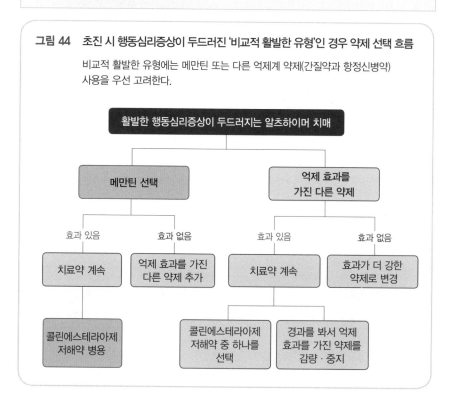

⭕ 치매 치료제 투여는 간병 가족을 안심시키기 위한 것

치매 치료제를 투여해서 환자의 증상이 극적으로 개선되는 것 같은 경험을 하신 선생님은 아마 거의 없을 것입니다. 오히려 복약을 계속해도 증상이 서서히 진행·악화하는 사례가 많은 것이 치매 진료의 실정이 아닐까 생각합니다. 그 때문에 '치매 치료제는 효과가 없다', '복약해도 도움이 되지 않는다'라고 생각하여 의료기관 통원을 중단하는 가족이나 처방 자체를 하지 않는 의사가 있을지 모릅니다.

저는 치매 치료제는 환자를 간병하는 가족을 안심시키기 위한 것이라고 생각하고 있습니다. '약제를 복약하고 있기 때문에 이 정도 증상에 그치고 있다', '별로 진행되지 않고 안정되었다'고 느끼기 때문에 간병하는 가족에게 마음의 여유 같은 것이 생기는 것은 아닐까요? 간병 가족의 정신적 여유와 안심감이 환자를 향한 상냥한 대응과 간병으로 이어지게 됩니다. 그 점에서 저는 치매 치료제 사용은 간병 가족을 안심시키기 위한 것이라고 생각하여 적극적으로 처방을 하도록 권하고 있습니다.

도네페질 (국내 생산 제품)

뉴토인구강붕해필름 10mg 삼진제약
뉴토인정 5, 23mg 삼진제약
뉴로페질정 5, 10mg 종근당
환인도네페질정 5, 10, 23mg 환인제약
도네질오디정 5, 10mg 한미약품
도네질정 10mg 한미약품
도네프정 5mg 코오롱제약
도네필정 5, 10, 23mg 제일약품
도넵틴정 5, 10mg 한국유나이티드
도멘탁속붕정 5, 10mg 보령제약
도파질정 5, 10mg 아주약품
돈페질정 5, 10mg 동화약품
디멘셉트구강붕해필름 5, 10mg 일동제약
디멘솔정 5, 10mg 동성제약
디멘페질구강붕해정 5, 10mg 대웅제약
디멘페질정 5, 10, 23mg 대웅제약
바로페질정 5, 10mg 신풍제약
아리도네정 5, 10mg 동아에스티
아리셉트구강용해필름 5, 10mg 한국에자이
아리슨정 5, 10mg 동국제약
아리페질정 5, 10mg 유한양행
제이더블유중외제약도네페질정 5, 10mg 중외제약
콜마파마도네페질염산염정 5, 10mg 콜마파마
팜도네정 5, 10mg 한국팜비오
한림도네페질정 5, 10mg 한림제약
녹십자도네페질정 5, 10mg 녹십자

Q.29

도네페질의 효과와 부작용을 구분하는 포인트는?

알츠하이머 치매라고 진단한 후에는 증상의 진행이 억제되기를 기대하며 치매약을 시작하는 것이 원칙입니다. 현재, 일본에서는 도네페질(상품명 아리셉트 외)을 비롯한 4가지 치매 치료제가 승인되었습니다. 도네페질은 발매된 지 이미 17년이 경과한 약제로, 선생님들에게 가장 익숙한 약제가 아닐까 생각합니다.

⬤ 가족에게 약효를 이해시키는 것이 중요

각각의 치매약 사용법에 관해서는 이후에 설명하고, 여기서는 알츠하이머 치매 약물요법의 표준으로 자리매김한 도네페질 사용법에 관해 알아보고자 합니다.

도네페질뿐 아니라 모든 치매 치료제에 공통된 것으로, 치매 치료제는 치매를 낫게 하거나 개선하는 약제가 아니라는 것을 가족에게 확실히 이해시키는 것이 중요합니다. 최근에는 간병 가족도 그 점을 많이 이해하고 있지만, 가족에 따라서는 치매 치료제를 복용하면 치매가 좋아진다고 믿고 있는 경우도 있습니다. 그 경우에는 치매 치료제가 현재의 증상을 개선하는 효과가 적다는 것을 확실히 설명하는 것이 중요합니다(표 38).

알츠하이머 치매가 진행성 질환이라는 것을 생각하면 치매 증상을 현재보다 진행·악화시키지 않는 것도 도네페질의 약효라고 할 수 있습니다. 증상의 진행·악화 억제가 도네페질의 효과라고 간병하는 가족에게 잊지 말고 얘기해 줘야 하겠습니다.

가장 자주 나타내는 부작용은 구역질과 구토, 식욕 부진, 위부 불쾌, 설사 등 소화기계 증상입니다. 저의 임상 경험에서는 도네페질을 복약한 환자의 6~7%에서 소화기계 부작용이 출현하였습니다. 이러한 부작용이 나타날 때 참으면서 계속 복약하는 것은 곤란한 경우가 많습니다. 현재는 도네페질 이외

표 38   도네페질을 처방하기 전에 간병 가족에게 얘기해야 할 것

아래의 사항을 간병하는 가족에게 이야기한 후에 투여를 시작하는 것이 중요하다.

> 도네페질은 알츠하이머 치매를 낫게 하거나
> 개선시키는 약제가 아니다

> 치매 증상의 진행을 억제할 수 있는 가능성을 가진 약제에
> 지나지 않는다

> 치매 증상이 악화되지 않는 것도
> 도네페질의 효과라고 생각해야 한다

> 아주 적은 환자의 경우에 화를 잘 내거나 침착성이 약간 없어지는 등의
> 좋지 않은 증상을 보이는 경우가 있으므로 주의한다

> 주요 부작용은 구역질과 식욕 부진, 위부 불쾌, 설사 등
> 소화기계에 관한 것이다

의 치매 치료제를 이용할 수 있으므로 부작용이 출현했을 때는 다른 치매 치료세로 번경하는 것이 좋을 것입니다.

⬤ 도네페질로 인해 환자가 화를 잘 내게 되면

일부 환자의 경우 도네페질을 투약하면 화를 잘 내거나(이노성) 침착성이 없어지거나 심기가 불편해지는 등 간병 가족이 곤란을 겪는 경우가 있습니다. 이때, 이러한 상태를 도네페질의 부작용이라고 단정하지 말고, 오히려 도네페질에 대한 양호한 반응이라고 판단해야 합니다. 도네페질의 약효가 병상(病像)에 대해 과도하게 나타난 결과라고 해석하고 그 후 사용법을 조정하는 편이 실제적일 것입니다.

도네페질 복약을 시작한 후에 위와 같은 증상이 나타날 때의 대책은 아래와 같습니다. 복약 시 통상 용량인 3mg 단계에서 출현했을 때는 (1) 현재의 양에서 당분간 상태를 지켜본다(복약을 계속하면 증상이 경감되고 그 후 소실되는 경우가 많다), (2) 절반 분량으로 줄인다, (3) 도네페질을 중단하고 다른 약제로 변경한다 등의 3가지 선택지를 생각할 수 있습니다. 어떤 것을 선택할지는 처방한 선생님들이 판단하시면 되리라 생각합니다. 5mg으로 증량한 단계에서 나타난 경우에는 (1) 3mg으로 감량한다, (2) 5mg을 격일 복약하도록 한다, (3) 도네페질을 중단하고 다른 약제로 변경한다 등이 선택지가 됩니다.

도네페질의 장기 복약 중에 좋지 않은 증상이 출현했을 때 생각해야 할 것을 **표 39**에 정리했습니다. 중요한 것은 간병하는 가족의 입장에서 좋지 않은 증상이 출현했다고 해서 곧바로 도네페질 부작용이라고 생각하여 복약을 중단하는 것은 적절한 대응이 아니라는 것입니다. 우선 생각해야 할 것은 알츠하이머 치매 경과 중에 나타내는 행동심리증상의 출현 또는 악화입니다.

표 39   도네페질 장기 복약 중에 좋지 않은 증상이 출현하면…

어떤 케이스에 해당하는지 생각한 후에 대응할 필요가 있다.

> 알츠하이머 치매의 경과에서 나타내는 행동심리증상이
> 출현 또는 악화한 케이스

> 질환의 진행·악화에 맞는 대응을 가족과 주위가 하지 못해
> 그것에 환자가 반응하는 케이스

> 알츠하이머 치매가 아니라 사실은 루이소체 치매인 케이스

> 도네페질에 의한 활성화가 이노성 및 불온의 악화를
> 초래하고 있는 케이스

알츠하이머 치매 경과 중 이노성과 불온, 침착성 없음, 초조감 등이 확인되는 것은 임상의라면 종종 경험하는 것입니다. 그런 경우, 도네페질을 복약하는 경우가 많기 때문에 도네페질의 부작용이라고 오해되는 경향이 있지만, 오히려 질환의 진행·악화에 따른 증상이라고 해석해야 합니다.

다음으로 알츠하이머 치매의 진행·악화에 따른 기능 저하를 가족이나 주위 사람들이 이해하지 못하고 부적절한 대응을 한 결과 환자가 이노성과 불온 등을 보이는 경우도 있습니다. 또한, 처음에 알츠하이머 치매라고 진단한 환자가 사실은 루이소체 치매였을 가능성도 생각할 수 있습니다(루이소체 치매의 특징 중 하나는 약제 과민성입니다). 이러한 것을 제외한 후에 비로소 도네페질에 의한 활성화가 이노성과 불온 등을 야기하고 있다고 판단하는 편이 좋습니다.

그림 45에 도네페질로 인해 과민성과 불온 등이 출현했을 때의 대책을 정리

했습니다. 선택지는 2가지입니다. 우선 현재 복약하는 양에서 감량하는 방법입니다. 10mg이라면 5mg, 5mg이라면 3mg으로 감량하고 상태를 지켜보는 방법입니다. 감량해도 증상이 개선되지 않을 때는 도네페질을 중단하거나 메만틴을 병용하는 선택지를 생각합니다. 메만틴을 병용하는 이유는 이 약제가 환자의 행동과 감정, 언동을 안정시키는 기능이 있기 때문입니다.

두 번째 선택지는 현재 복약하는 도네페질의 양을 그대로 유지하고 메만틴을 추가·병용하는 방법입니다. 이때 중요한 것은 활발한 행동심리증상의 경감이나 안정화를 목적으로 메만틴을 사용할 때는 20mg까지 반드시 증량할 필요는 없습니다. 예를 들어, 10mg 또는 15mg으로 표적 증상이 경감했다면 그 양으로 당분간 계속하도록 합니다.

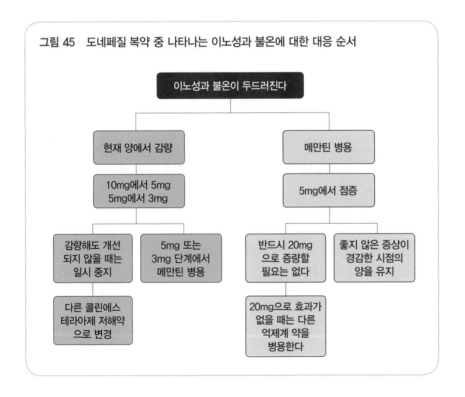

그림 45 도네페질 복약 중 나타나는 이노성과 불온에 대한 대응 순서

● 신경심리검사로 약효를 파악한다

치매를 전문으로 하지 않는 선생님들의 고민은 '치매 치료제의 임상 효과를 어떻게 판정하면 좋을지 모르겠다', '효과 판정을 할 수 없다'라는 것이 아닐까요? 고혈압이나 당뇨병 치료약은 혈압이나 혈당, HbA1c를 측정할 수 있으면 약효를 판단하기가 쉽습니다. 하지만 치매 치료제의 약효를 간단히 평가할 방법이 없는 실정입니다.

그림 46은 제가 있는 건망증 외래의 환자를 대상으로 한 신경심리검사로 도네페질 임상효과를 검토한 결과입니다. 도네페질 시작 전과 3개월 후, 반년

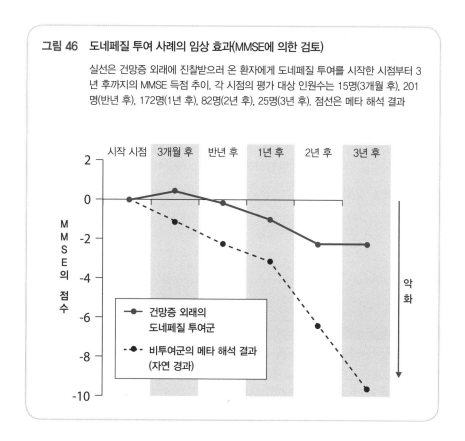

그림 46 도네페질 투여 사례의 임상 효과(MMSE에 의한 검토)

실선은 건망증 외래에 진찰받으러 온 환자에게 도네페질 투여를 시작한 시점부터 3년 후까지의 MMSE 득점 추이. 각 시점의 평가 대상 인원수는 15명(3개월 후), 201명(반년 후), 172명(1년 후), 82명(2년 후), 25명(3년 후). 점선은 메타 해석 결과

후, 1년 후, 그 후에는 1년마다 Mini-Mental State Examination(MMSE)을 시행하였습니다. 붉은색 절선은 도네페질 등의 치매약을 복약하지 않은 알츠하이머 치매 환자 MMSE의 자연 경과를 나타내고 있습니다.

메타 해석 결과[1]에서 MMSE는 자연 경과로 1년간 평균 3.3점 악화한다는 것이 밝혀졌습니다. 도네페질 복약군에서는 1년간 MMSE는 1.1점 악화에 머물고, 2년 후에도 자연 경과에 의한 악화보다 훨씬 악화가 억제되고 있음을 알 수 있습니다.

1차 진료의 선생님들에게 도네페질을 비롯한 치매약 약효 평가는 어려울 것으로 생각하지만, 경시적으로 신경심리검사 결과를 평가하는 방법 이외에 복약 시작 전후의 임상상(臨床像)을 비교하는 것으로도 치매 치료제 약효를 평가할 수 있다고 생각합니다. 도네페질을 시작하기 전의 임상상과 시작 후 3개월 무렵의 임상상을 비교하여 약효를 확인하는 방법입니다.

도네페질을 비롯한 콜린에스테라아제 저해약은 환자의 행동과 감정, 언동을 활발하게 하는 기능을 가지고 있습니다. 복약 전후에 이러한 상태가 어떻게 변화하는지 임상적으로 관찰하면 콜린에스테라아제 저해약의 약효를 파악할 수 있을 것입니다.

---

1) Han L, et al. Int Psychogeriatr. 2000;12:231-47.

Q.30

메만틴을 사용해야 하는 사례와 최적 용량은?

치매 치료제 중 메만틴(상품명 메마리)을 어떻게 사용하면 좋을지 고민하는 선생님이 많지 않을까요? 콜린에스테라아제 저해제에 속하는 갈란타민(상품명 레미닐)과 리바스티그민(상품명 엑셀론 패치, 리바스터치 패치)은 도네페질(상품명 아리셉트 외)과 같은 작용기전을 가지므로 사용 시에 그렇게 고민할 것은 없다고 생각합니다.

⬤ 치매 치료제에서 메만틴의 위치

하지만 메만틴은 콜린에스테라아제 저해제와 작용기전이 다르기 때문에 '어떤 환자에게 사용하면 좋은가', '최적 용량은 20mg이 적당한가', '콜린에스테라아제 저해약과의 병용은 어떻게 진행하면 좋은가', '유해 사상(事象)에 대한 대책은 어떻게 하는가' 등 많은 의문이 있으리라 생각합니다. 따라서 이번 회와 다음 회는 2회에 나누어 현장 진료의 관점에서 본 메만틴 사용법에 관해 생각해 보고자 합니다.

그림 47은 제가 생각하는 치매 치료제 중 메만틴의 위치입니다. 도네페질

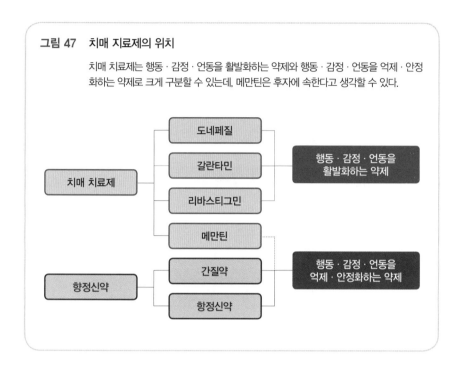

그림 47 치매 치료제의 위치

치매 치료제는 행동·감정·언동을 활발화하는 약제와 행동·감정·언동을 억제·안정화하는 약제로 크게 구분할 수 있는데, 메만틴은 후자에 속한다고 생각할 수 있다.

과 갈란타민, 리바스티그민(소위 콜린에스테라아제 저해제)은 환자의 행동과 감정, 언동을 활발하게 하는 기능을 가진 약제군입니다. 한편, 메만틴은 항간질약 및 항정신병약과 일부 작용이 유사한, 즉 그러한 것을 억제하거나 안정화하는 기능을 가진 약제라고 생각하면 양자를 구분할 수 있지 않을까요?

○ 메만틴 사용 원칙

메만틴을 제1선택으로 하는 사례는 과민성과 폭언, 간병에 대한 저항, 야간에 바스락거리는 행동 등 활발한 행동 장애·정신 증상을 보이는 알츠하이머 치매 환자입니다(**표 40**). 그럼, 실제로 메만틴을 투여하고 효과를 거둔 사례를 봅시다.

표 40 메만틴 사용 원칙

메만틴은 환자의 행동과 감정, 언동을 안정화하는 기능이 있기 때문에 이노성과 폭언,
간병에 대한 저항 등을 하는 환자에게 특히 효과가 있다.

> 행동과 감정, 언동의 안정화를 기대할 수 있다.

> 이노성과 불온, 침착성 없음, 간병에 대한
> 저항 등을 하는 환자에게 특히 유효

> 일부 환자의 경우 기운이 없어지는 경우가 있기 때문에
> 투여 후 변화에 주의한다!

> 복약 시간과 투여량을 조정함으로써
> 경면(傾眠) 등 좋지 않은 상태를 경감시킬 수 있다.

사례 24

73세 남성. 알츠하이머 치매. 7년 전(66세 때)부터 건망증 증상을 보이기
시작하여 5년 전(68세 때)에 알츠하이머 치매라고 진단받아 도네페질 투여를
시작하였다. 3년 전(70살 무렵)부터 배회가 빈번하여 항상 지켜봐야 했고, 용
모 관리가 어려워 도와주려고 하면 화를 냈다. 폭력행위도 있어서 1년 전부
터 도네페질 투여를 중지했다.

최근에는 "아내의 모습이 보이지 않는다"고 말하며 찾아다닌다. 눈에 띄는
건 무엇이든 먹는데, 며칠 전에는 등유가 든 병을 보고 "예쁜 주스네"라며 마
셔버렸다. 집에서 목욕하는 것을 거부하고 요실금도 보인다. 10분마다 화장
실에 가고 싶어 하며 집 안에서 5분도 가만히 있지 못한다.

활발한 행동 장애를 보이기 때문에 메만틴 5mg부터 투여를 시작했다. 투
여 시작 2주 후, 화내는 일이 없어졌다. 저항하지 않고 목욕하게 되었고, 다

른 사람들로부터 표정이 밝아졌다는 얘기를 듣게 되었다. 침착성 없는 건 변화가 없었다. 그 후, 투여량을 20mg으로 늘렸는데, 그 2주 후(투여 시작 4주 후)에는 반응이 좋아져서 속옷에 실금하는 일도 적어졌다. 하지만 침착성 없는 건 변화가 없었다. 그래서 메만틴 복약을 아침 식사 후에서 저녁 식사 후로 변경. 1개월 후에는 밤에 깨는 일이 줄고, 행동 장애와 거부하는 것도 경감됐다. 침착한 상태가 되어 가족의 간병 부담이 줄었다.

(사례 25)

81세 여성. 알츠하이머 치매. 건망증 외래 진찰 9개월 전부터 건망증과 금전 감각에 혼란을 보이기 시작하고, 음식 맛을 모르겠다고 호소하게 되었다. 이전에는 폭군 남편에게 순종했는데, 최근에는 종종 남편에게 대드는 일이 많아졌다. "남편이 내 옷을 멋대로 버렸다"고 말하며 공격하기도 하고 "장롱과 이불 주변에 작은 벌레가 있다"고 말하며 살충제 여러 개를 이불 주위에 두고 자고 있다.

언동을 억제하기 위해 메만틴 5mg부터 투여 시작. 투여 시작 후 3주가 경과했는데, 메만틴을 복용해도 증상은 변화가 없다. 20mg으로 증량한지 3주 후(투여 시작 6주 후), 급격한 감정 기복이 경감되었다. 화를 내거나 울거나 하는 일이 없어지고, 지금까지 하지 않게 되었던 설거지와 빨래를 다시 하게 되었다. 투여 시작 3개월 후, 화내는 일이 완전히 없어졌다. 하루 종일 빗자루로 집 안 청소를 하고 있다.

• •

두 사례는 모두 행동 장애와 감정 장애가 두드러지는 알츠하이머 치매입니다. 이러한 사례에 메만틴을 우선 투여하면 행동과 감정, 언동의 안정화를 기대할 수 있습니다. 하지만 투여 시에는 주의해야 할 점이 몇 가지 있습니다.

❶ 행동 장애 · 정신 증상의 안정화를 목적으로 하는 경우, 꼭 20mg까지 증

량할 필요는 없습니다. 표적 증상이 안정된 시점의 용량을 유지하는 것도 선택지 중 하나입니다.

❷ 저녁 식사 후나 취침 전에 복약하는 것이 약물의 부작용을 견뎌내는 인용성(忍容性)면에서는 좋을지도 모릅니다. 메만틴의 주요 유해 사상(事象)으로 휘청거림과 의식을 거의 잃는 것 같은 수면인 경면(傾眠)을 들 수 있습니다. 아침 식사 후에 복약하여 졸림 등이 오는 경우나 야간 행동 장애의 경감을 목적으로 하는 경우에는 저녁 식사 후 또는 취침 전 복약이 더좋을 것입니다.

❸ 메만틴의 효과인 활발한 행동 장애 및 정신 증상 억제 혹은 안정화 작용에 즉효성은 없습니다. 물론, 투여 시작 직후부터 효과를 발휘하는 경우도 있지만, 몇 주일에서 1, 2개월 후에 효과를 나타내는 경우도 적지 않습니다. 그 점을 간병 가족에게 잘 설명하여 느긋하게 간병을 계속하도록 지도하는 것이 중요합니다.

⚫ 메만틴은 행동 장애·정신 증상만 개선하는 약제가 아니다!

이제까지 기술한 것을 보시고 메만틴은 행동 장애 · 정신 증상만을 개선하는 약제라고 오해하는 선생님들이 계실지 모릅니다. 하지만 메만틴이 '치매 증상의 진전에 억제 효과를 기대할 수 있는 치매 치료약'이라는 것을 잊어서는 안 됩니다. 메만틴의 주요 작용은 인지 기능 저하를 억제하는 것이며, 행동 장애 · 정신 증상 경감 작용은 어디까지나 부차적 작용에 지나지 않습니다.

그림 48은 메만틴이 행동 장애 · 정신 증상에 반드시 효과를 보이지는 않는

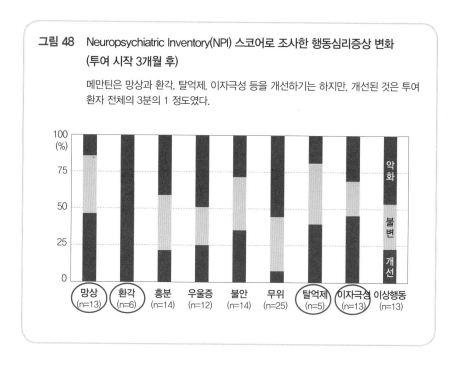

그림 48 Neuropsychiatric Inventory(NPI) 스코어로 조사한 행동심리증상 변화 (투여 시작 3개월 후)

메만틴은 망상과 환각, 탈억제, 이자극성 등을 개선하기는 하지만, 개선된 것은 투여 환자 전체의 3분의 1 정도였다.

다는 것을 나타내는 저의 검토 결과입니다. 알츠하이머 치매환자 29명을 대상으로 메만틴을 투여 시작 전과 투여 3개월 후의 행동 장애 · 정신 증상 개선 비율을 나타낸 것입니다. 메만틴은 망상과 환각, 탈억제, 이자극성(易刺戟性) 등에 대해서 개선을 기대할 수 있지만, 개선된 비율은 절반에서 3분의 1 정도입니다. 즉, 메만틴을 행동 장애 · 정신 증상 경감의 목적으로 사용해도 그 효과는 넉넉하게 어림잡아도 절반 정도라고 할 수 있습니다.

● 메만틴의 최적 용량은?

그림 49는 제가 생각하는 메만틴의 최적 용량을 설정하는 순서입니다. 우선 인지 기능 저하(중핵 증상) 억제에 목표를 둘 것인가, 행동 장애 · 정신 증상 (행동심리증상) 경감에 목표를 둘 것인가를 결정합니다.

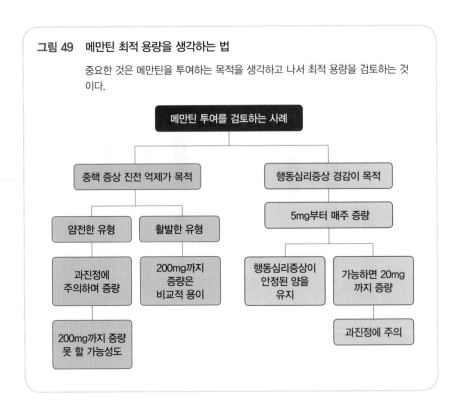

그림 49 메만틴 최적 용량을 생각하는 법

중요한 것은 메만틴을 투여하는 목적을 생각하고 나서 최적 용량을 검토하는 것이다.

행동심리증상의 경감을 목적으로 사용할 때에는 5mg에서 시작하여 표적 증상의 경감 혹은 안정화를 이룬 용량을 유지하는 것이 좋을 것입니다. 예를 들어, 메만틴 10mg으로 표적 증상이 안정된 경우, 그 용량을 유지하며 당분간 경과를 지켜봅니다. 그 후 다시 증상이 재연·악화되면 증량해도 좋을 것입니다.

한편, 중핵 증상의 진전 억제에 목적을 둔 경우, 가능한 한 20mg까지 증량하는 것이 원칙입니다. 하지만 환자에 따라서는 약간 과진정될 가능성도 있습니다. 비교적 활발한 환자의 경우에는 20mg까지 증량하는 것은 어렵지 않을 것입니다. 한편, 얌전한 유형의 경우에는 20mg까지 증량하지 못하는 경우도 있을지 모릅니다.

Q.31

2제 병용 요법을
어떻게 진행할까?

Q.30에서 다룬 메만틴은 치매 증상의 진전을 억제하는 효과와 함께 환자의 행동과 감정, 언동의 안정화를 기대할 수 있는 약제입니다. 메만틴은 행동심리증상에만 효과를 나타내는 약제라고 생각하는 선생님들이 계실지 모릅니다. 하지만 메만틴은 어디까지나 치매 증상의 진전 억제를 주목적으로 하는 치매 치료제라는 것을 잊어서는 안 됩니다.

메만틴을 단독으로 사용하는 것도 선택지로 생각할 수 있지만, 알츠하이머 치매 증상의 진전 억제를 더욱 기대할 수 있는 것은 콜린에스테라아제 저해제와의 병용 요법이 아닐까 생각하고 있습니다. 이번 회는 콜린에스테라아제 저해제의 병용 효과와 유해 사상(事象) 발현 시 대책에 대해 생각해 봅시다.

◯ 2제 병용 요법을 어떻게 진행할까?

알츠하이머 치매에 대한 근본 치료법이 없는 현재, 가능한 한 모든 수단을 이용해 증상의 진행이나 악화를 억제하는 것이 중요합니다. 약물요법에 관해 얘기하면, 작용기전이 다른 콜린에스테라아제 저해제와 메만틴을 병용하는 것이 선택지의 하나라고 할 수 있을 것입니다.

메만틴의 허가 용도는 중등도 및 고도 알츠하이머 치매에서 치매 증상 진행을 억제하는 것입니다. **그림 50**은 중등도에서 고도 알츠하이머 치매에 대한 약물요법의 원칙을 나타낸 것입니다. 초진 단계에서 이미 중등도 이상으로 진전이 된 환자의 경우에는 우선 그 환자가 보이는 병상(病像)이 행동심리증상이 두드러지지 않은 '얌전한 유형'인지, 이노성과 폭언, 간병에 대한 저항을 보이는 등 행동심리증상으로 가족이 어려움을 겪고 있는 '활발한 유형'인지 크게 구별합니다.

얌전한 유형에 대해서는 환자의 행동과 감정, 언동을 활발하게 하기 위한 목

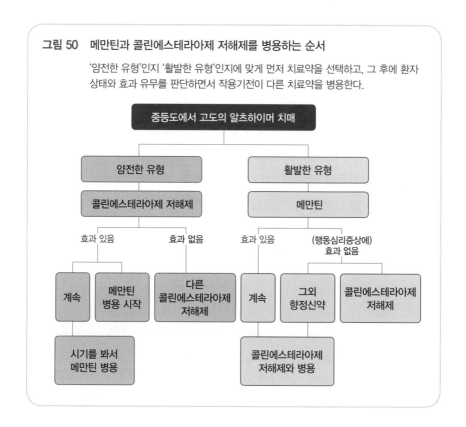

그림 50   메만틴과 콜린에스테라아제 저해제를 병용하는 순서

'얌전한 유형'인지 '활발한 유형'인지에 맞게 먼저 치료약을 선택하고, 그 후에 환자 상태와 효과 유무를 판단하면서 작용기전이 다른 치료약을 병용한다.

적으로 콜린에스테라아제 저해약을 선택합니다. 활발한 유형의 경우에는 행동과 감정, 언동을 안정시키는 메만틴을 제1선택약으로 합니다. 그 후, 시기를 보면서 약효가 다른 치매약을 추가 · 병용해 갑니다.

• •

사례 26 (사례 25의 그 후)

81세 여성. 알츠하이머 치매. 건망증 외래 진찰 9개월 전부터 건망증과 금전 감각에 혼란을 보이기 시작하고, 요리의 맛을 모르겠다고 호소하게 되었다. 이전에는 폭군 남편에게 순종하였으나, 최근에는 종종 남편에게 대드는 경우가 많아졌다. "남편이 내 옷을 멋대로 버렸다"고 말하며 공격적이 되거나 "장롱과 이불 주위에 작은 벌레가 있다"고 말하며 살충제를 이불 주위에 여러 개 두고 자고 있다.

행동이나 언동을 억제하기 위해 메만틴 5mg부터 투여 시작. 투여 개시 후 3주가 경과했으나 증상은 그대로였다. 20mg으로 증량하고, 3주 후(투여 시작 6주 후) 감정 기복이 경감되었다. 화를 내거나 우는 경우가 없어지고, 이제까지는 하지 못했던 설거지와 청소를 다시 하게 되었다. 투여 시작 3개월 후, 화내는 일이 전혀 없어졌다. 하루 종일 빗자루로 집 안을 청소하고 있다.

초진 시의 HDS-R은 4점이었으나 메만틴 투여 시작 3개월 후에는 1점으로 낮아졌기 때문에 리바스티그민(상품명 엑셀론 패치, 리바스터치 패치) 병용을 시작하였다. 병용 시작 3개월 후(메만틴 20mg, 리바스티그민 13.5mg) 이노성은 간혹 보이지만 간병에 대한 저항은 사라지고, 웃는 얼굴이 나타났다. 병용 시작 반년 후에는 HDS-R이 5점으로 늘어 초진 시의 4점을 넘었다.

사례 27

68세 남성, 알츠하이머 치매. 65세에 퇴직하고 3개월 후에 폐렴으로 입원. 퇴원한 뒤부터 언동이 불분명해지고 의욕 감퇴가 두드러졌다. 종종 물건을 둔 채 잊어버리는 일이 나타나고, 하루 종일 여러 물건을 찾고 있다. 이전에는 온화한 성격이었으나 67세 무렵부터 가시 돋친 말을 하는 경우가 많아졌다. 예를 들면, 아내가 텔레비전 채널을 바꾸자 "왜 그런 짓을 하는 거야!"라고 큰소리로 타박하는 일이 있었다.

여러 검사 결과, 알츠하이머 치매라고 진단하고 갈란타민(상품명 레미닐) 8mg을 시작하였다. 16mg으로 증량하고 나서 다시 1년 후에 24mg까지 늘렸다. 초진부터 1년 4개월 동안은 활발한 행동심리증상도 보이지 않고 안정된 경과를 보였다.

그 후, 아내가 밤중에 깨면 남편이 선 채로 아내를 계속 쳐다보거나, 아내 얼굴 가까이에 얼굴을 갖다 대거나 하는 행동 장애를 종종 보이게 되었다. 이유를 물어도 제대로 된 대답을 하지 않아 무서워진 아내는 침실을 따로 쓰고 있다. 심야에 외출하려고 하거나, 갑자기 의자를 들어 올리거나, 소리를 지르거나 하는 등의 증상도 두드러지게 되었다. 몸에 무언가가 매달려 있다는 망상과 환각도 종종 호소한다.

행동심리증상 안정화를 기대하여 메만틴 병용을 시작하였다. 메만틴 10mg을 저녁 식사 후 19시쯤에 복용하고 있는데, 아내에 따르면 밤에 잘 자게 되고 행동과 언동도 알기 쉽게 되었다고 한다. 병용 시작 2개월 후에는 망상과 환각이 사라지고, 아내에 대한 의심도 줄고, 밤에 자다가 중간에 깨는 일도 없어졌다.

•••

사례 26, 27은 치매 치료제 하나로는 충분한 효과를 얻지 못하거나, 일정 기간 효과를 보긴 했지만 경과를 지켜보던 중 활발한 행동심리증상이 나타난 케이스입니다. 이와 같이 경과에 맞게 작용기전이 다른 약제를 병용함으로써 치매 증상 진전에 억제 효과를 높이거나 행동심리증상을 컨트롤할 수 있게 되는 경우가 있습니다.

⭕ 주의해야 할 유해 사상(有害 事象)과 그 대책

　메만틴을 처방할 때 주의해야 할 유해 사상은 경면(傾眠)과 부동성 현기증, 과진정입니다. **그림 51**은 저희 건망증 외래에 진찰받으러 온 환자들의 유해 사상 데이터를 나타낸 것입니다. 메만틴을 108명에게 처방한 결과, 15명(13.9%)에서 어떤 형태로든 유해 사상이 확인되었습니다.

　가장 많이 나타난 것은 과진정으로, '방에서 나오지 않는다', '말수가 줄었다', '종일 자고 있다', '의욕이 없다', '식욕이 저하되었다' 등의 상태를 보였습니다. 다음으로 많았던 것은 경면(傾眠)으로 70대 후반부터 80대 환자에서 볼 수 있으며, 5mg 단계부터 나타나고 있음을 알 수 있습니다. 70대 후반 이후 고령자에게 메만틴을 사용할 때는 경면(傾眠) 출현에 주의해야 한다고 생각

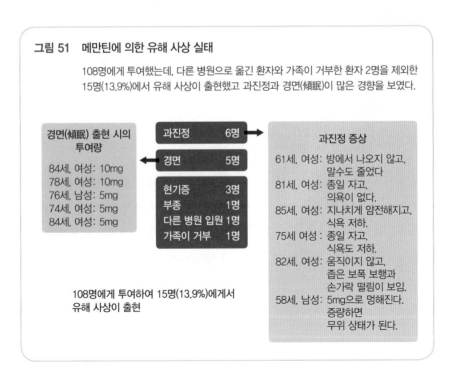

그림 51　메만틴에 의한 유해 사상 실태

108명에게 투여했는데, 다른 병원으로 옮긴 환자와 가족이 거부한 환자 2명을 제외한 15명(13.9%)에서 유해 사상이 출현했고 과진정과 경면(傾眠)이 많은 경향을 보였다.

경면(傾眠) 출현 시의 투여량		과진정 증상
84세, 여성: 10mg	과진정　6명	61세, 여성: 방에서 나오지 않고, 말수도 줄었다
78세, 여성: 10mg	경면　5명	81세, 여성: 종일 자고, 의욕이 없다.
76세, 남성: 5mg	현기증　3명	85세, 여성: 지나치게 얌전해지고, 식욕 저하.
74세, 여성: 5mg	부종　1명	75세 여성: 종일 자고, 식욕도 저하.
84세, 여성: 5mg	다른 병원 입원 1명	82세, 여성: 움직이지 않고, 좁은 보폭 보행과 손가락 떨림이 보임.
	가족이 거부　1명	58세, 남성: 5mg으로 멍해진다. 증량하면 무위 상태가 된다.

108명에게 투여하여 15명(13.9%)에게서 유해 사상이 출현

됩니다. 그럼, 이런 유해 사상이 일어났을 때 어떤 대책을 취하면 좋을까요?

❶ 메만틴 복약 시간을 저녁 식사 후 또는 취침 전으로 변경하는 방법입니다. 이 시간대에 복약하면 경면이나 부동성 현기증이 생겨도 수면 중이기 때문에 유해는 적어질 가능성이 있습니다.

❷ 메만틴 5mg부터 투여를 시작해 2주 후 재진찰받도록 지시하고, 진료를 합니다. 2주 후, 10mg 복약을 종료한 시점에서 좋지 않은 증상이 나타나는 경우, 조기에 대책을 강구하는 것이 가능합니다. 좋지 않은 증상이 없으면 다시 15mg, 20mg으로 증량해 갑니다.

❸ 메만틴 시작 전과 후의 상태를 비교하여 평가합니다. 알츠하이머 치매는 본래 자발성 저하와 의욕 감퇴가 질환의 본질적 증상 중 하나입니다. 메만틴에 의한 과진정을 치매 본래의 자발성 저하 및 의욕 감퇴와 혼동하면 환자에게 불행한 결과를 초래합니다. 메만틴을 복약하기 전보다 현저히 기운이 없어진 경우에 메만틴에 의한 유해 사상이라고 판단합니다. 한편, 기운이 없긴 하지만 메만틴 시작 이전부터 의욕 감퇴가 나타나고, 메만틴 시작 후에도 상태에 변화가 없을 때는 메만틴에 의한 과진정이 아니라고 판단할 수 있습니다.

그럼, 메만틴 투여로 유해 사상이 발현한 사례를 봅시다.

· ·

(사례 28)

 81세 남성. 알츠하이머 치매. 79세 때 건망증을 주요 증상으로 호소하며 초진. 여러 검사 결과 알츠하이머 치매라고 진단하여 갈란타민 8mg부터 투여를 시작하였다. 16mg을 거쳐 2년 후에 24mg으로 증량했다. 투여 시작 후 1

년 11개월 시점에서 시행한 HDS-R은 15점, MMSE는 17점으로, 증상의 진행·악화를 보여서 메만틴 병용을 시작했다.

메만틴 투여를 시작한 지 2주 후의 진찰(10mg 복약 중)에서 환자로부터 "메만틴 복용을 시작하고 나서 몸 상태가 안 좋다"는 하소연을 들었다. 환자의 아내는 "메만틴을 시작하고부터 더 움직이지 않게 되고, 왠지 기운도 없다. 식욕이 다소 저하되었고, 아침에도 일어나기 힘들어하는 것 같고, 오늘은 예약 시간 직전까지 잤다. 의욕도 느껴지지 않는다"고 말했다.

메만틴에 의한 과진정이라고 판단하여 15mg으로 증량하지 않고, 10mg 상태에서 2주간 더 상태를 보도록 지시했다. 그 후, 좋지 않은 증상은 경감하고 최종적으로는 사라졌지만 메만틴은 10mg으로 유지하고 있다.

● ●

메만틴에 의한 유해 사상은 복약 시간 변경과 투여량 조절에 의해 경감될 가능성이 있습니다. 메만틴 투약으로 환자에게 활동성 저하가 나타날 경우, 유해 사상인지 아니면 알츠하이머 치매에 따른 증상인지 구분하는 것이 중요합니다. 그러기 위해서는 메만틴 투여 전후의 환자 상태를 제대로 평가하는 것이 중요할 것입니다.

메만틴 (국내 생산 제품)

글리빅사정 10mg 대웅바이오
메만틴정 5mg, 10mg (구강 붕해정) 환인제약
환인메만틴오디정 10mg 환인제약
동화메만틴정 10mg 동화약품
마모빅사정 10mg 아주약품
메만틸정 10mg 제일약품
펠로정 10mg 명인제약
메만틴정 10mg 화이자
메만토정 10mg 일동제약

Q.32

치매 치료제는
언제 중지해야 하나?

알츠하이머 치매로 진단하고 치매 치료제를 시작할 때는 아래의 주의점을 가족에게 설명하는 것이 필요합니다. 진단 후, "그럼, 약을 처방할 테니 이것을 복약하면서 외래에 통원하십시오" 같은 간단한 설명만 하고 처방을 시작해서는 안 됩니다.

○ 치매 치료제 시작 시의 주의점

❶ 치매 치료제는 근치적 치료약이 아니라는 것을 명확히 설명한다

가족은 약을 처방 받으면 병이 낫는 건 아닐까, 증상 진행이 멈추는 건 아닐까 라고 생각하기 마련입니다. 하지만 치매 치료제는 치매 증상 진행을 억제할 가능성이 있는 약제에 지나지 않습니다. 가족의 생각과 약효 사이에 차이가 발생하면 가족에 따라서는 '이런 약은 먹어도 소용 없어'라고 생각하고, 복약을 중지하거나 통원하지 않는 경우가 있을지 모릅니다.

❷ 약제 관리는 가족이 하도록 설명한다

치매 진료에서는 약제 관리를 환자에게만 맡겨서는 안 됩니다. 환자가 자

신이 약을 관리할 수 있다고 주장해도 반드시 가족이나 주위 사람이 약 관리에 관여해야 함을 잊지 말고 얘기해 주도록 하십시오. 기억 장애가 주요 증상인 치매의 경우에는 약 먹는 걸 잊거나 과잉 복약하는 등 부적절한 복약 상황이 발생할 가능성을 부정할 수 없습니다. 특히 독거 환자의 경우, 원칙적으로 복약 도움을 포함한 간병 지원 체제가 구축될 때까지 약물요법을 시작해서는 안 됩니다.

❸ 치매 치료제에 과도한 기대를 해서는 안 된다는 점을 강조한다

치매 치료제 처방을 시작할 때 치매 치료제에 과도한 기대를 해서는 안 된다는 점을 반드시 얘기해 주도록 합니다. 저는 이 점에 관해서 아래와 같이 설명하고 있습니다.

"치매 치료제에 과도한 기대를 해서는 안 됩니다. 치매 치료에서 약의 역할은 10분의 1에서 2 정도입니다. 중요한 것은 약보다도 간병입니다. 얼마나 잘 간병하고, 적절한 대응을 할 수 있는가, 환자의 생활을 얼마나 지원할 수 있는지라고 생각합니다. 치매 치료제로 치매가 낫거나 개선된다면 간병의 역할은 거의 없을지 모릅니다. 하지만 현실에서는 치매 치료제로 병을 낫게 하는 것도, 개선하는 것도 불가능합니다. 약에 의지하지 말고 간병을 중심으로 진행해 갑시다. 약은 부적 같은 것이라는 생각으로 복약을 계속하는 것이 좋습니다."

❹ 부작용에 관한 설명도 잊지 않도록 한다

부작용에 관해서도 알기 쉽게 설명해 둡니다. 콜린에스테라아제 저해제(일반명: 도네페질 염산염, 갈란타민브롬화수소산염, 리바스티그민)의 경우에는 소화기계 부작용이 공통적으로 나타납니다. 구역질과 구토, 위부 불쾌감, 식욕 저하, 설사 등 소화기 증상이 출현할 가능성이 있다는 것을

환자 및 가족에게 설명합니다.

○ "치매 치료제는 언제 중단해야 할까요?"라는 질문을 받으면

치매 치료제를 언제까지 계속 복용하면 좋을지, 어느 단계가 되면 중단해야 하는지 의문을 가진 선생님이 많을 것입니다. 이 문제에 대해서 명확히 답할 수 있는 의사는 아마 없을 것입니다. 아래에서 말씀드리는 중단 기준은 어디까지나 제가 생각하고 있는 개인적 의견이라는 것을 미리 말씀드립니다.

❶ 경구 섭취가 불가능해진 단계에서 중단을 생각한다

알츠하이머 치매는 고도로 진전되면 연하 기능 저하와 연하 곤란이 나타납니다. 저는 경구 섭취가 불가능해진 시점에서 치매약을 중단하도록 하고 있습니다. 일반적으로 경구 섭취가 불가능해졌을 때 의사는 고칼로리 수액, 경관 영양, 위루조설 등의 선택지를 생각하는 경우가 많은데, 저는 위관 또는 위루 시술을 하면서까지 치매 치료제를 계속 복용할 필요는 없을 것 같습니다. 물론, 가족이 치매약을 계속 원한다면 따르도록 해야 할 것입니다.

❷ 병상 생활로 이행한 단계에서 중단을 생각한다

알츠하이머 치매가 진행하여 추체외로 징후 등의 출현으로 병상 생활, 거동 불능 상태가 되었을 때도 치매 치료제 중단을 생각합니다. 병상 생활, 거동 불능 상태의 환자에게 필요한 것은 치매 치료제가 아니라, 적절한 간호·간병, 헌신적 케어라고 생각하기 때문입니다.

❸ 안이하게 중단하지 않는 게 좋다

선생님들이 치매 치료제를 처방할 때 '이 약이 정말 효과가 있는 것일까?', '효과가 있는지 잘 모르겠다', '약효를 실감할 수 없다'고 종종 느끼지 않으시나요? 그래서 치매 치료제 처방을 어느 시기에 중단해 버릴지도 모릅니다.

하지만 간병하는 가족의 입장을 생각하면 '약도 필요 없을 정도로 진전돼 버렸나?', '이제 선생님도 포기해 버린 게 아닐까?' 같은 생각을 하게 될지 모릅니다. 가족은 치매 치료제를 복약하고 있기 때문에 이 정도 상태에 머물고 있다, 또는 안정되고 있다고 생각하는 경우가 많습니다. 치매 치료제를 복약하고 있다는 안심감이 마음의 여유를 주어 가족은 환자에게 상냥한 간병, 적절한 대응을 할 수 있는 것입니다. 이런 점도 염두에 두고 치매약 계속 및 중단 시기를 생각하도록 해야겠습니다.

Q.33

보습제, 외용 스테로이드제를 제대로 사용하기 위해서는?

리바스티그민(상품명 엑셀론 패치, 리바스터치 패치)을 사용할 때 첩부를 계속하는 데 가장 큰 장애는 피부 증상(가려움, 홍반)의 출현입니다. 이 피부 증상에 대한 대책이 없으면 첩부약 처방은 어렵습니다. 이번 회에서는 리바스티그민을 300명 이상의 환자에게 사용해 온 저의 경험을 바탕으로 피부 증상에 대한 대책을 이야기하겠습니다.

⬤ 피부 증상 출현 빈도는 35.7%

그림 52는 리바스티그민 발매 직후부터 연속 사용한 87명을 대상으로 첩부 개시 4개월 후의 피부 증상 출현 빈도를 검토한 결과입니다. 어떤 형태든 피부 증상이 확인된 환자는 35.7%(32명)였습니다. 리바스티그민을 시작한 환자의 3명 중 1명은 피부 증상이 출현한 것이 됩니다. 아마 리바스티그민을 처방하고 계신 선생님들도 비슷한 경험이 있지 않을까 생각합니다. 한편, 피부 증상이 전혀 나타나지 않은 환자도 절반 가까이 존재합니다. 단, 피부 증상이 출현한 환자 모두에게 대책이 필요한 것은 아니고, 아무런 처치 없이 경과를 봐도 되는 사례도 있습니다.

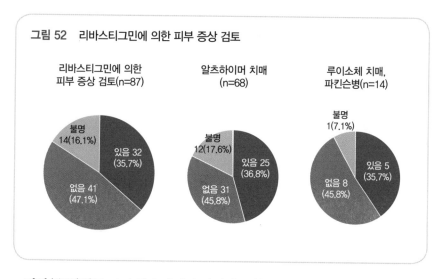

그림 52　리바스티그민에 의한 피부 증상 검토

병형(病型)별로 보면 알츠하이머 치매와 루이소체 치매 사이에 피부 증상 출현 빈도에 큰 차이는 없습니다.

⬤ 피부 증상에 대한 대책 순서

리바스티그민을 사용할 때 피부 증상에 대한 대책은 중요한 과제입니다. 그림 53은 제가 생각하는 순서를 나타낸 것입니다.

선택지는 2가지입니다. 첫 번째는 리바스티그민 시작 시에 특별한 대책을 마련하지 않고, 피부 증상이 출현한 시점에서 외용 스테로이드 약을 사용하는 방법입니다. 외용 스테로이드 약 중 어떤 것을 사용할지는 각 선생님이 판단하시면 되는데, 저는 건조성이 있는 풀메타 로션(일반명 모메타손푸로에이트 · 국내없음)을 즐겨 사용하고 있습니다. 풀메타 로션의 구체적 사용법은 나중에 말씀드리겠습니다.

두 번째는 리바스티그민 투여량 4.5mg의 단계에서 보습제를 병용하는 방

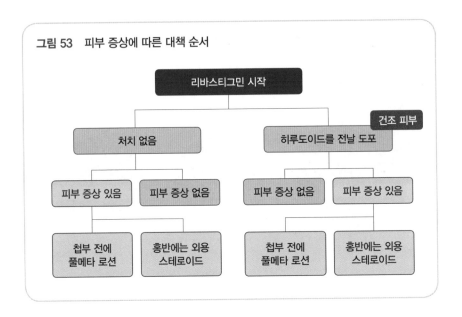

그림 53   피부 증상에 따른 대책 순서

법으로, 히루도이드 소프트 연고 또는 로션(일반명 헤파린 유사 물질 제제)을 이용합니다. 보습제를 사용하면 피부 증상 출현은 감소한다고 보는데, 보습제를 사용해도 똑같이 피부 증상이 출현하는 환자도 있습니다. 그때는 외용 스테로이드 약을 사용하는 것이 좋을 것입니다.

○ 보습제 사용의 실제

표 41은 히루도이드를 사용할 때 제가 환자의 가족에게 설명하는 지도 내용을 나타낸 것입니다. 리바스티그민 시작 시부터 사용할지 피부 증상 출현 후부터 사용할지는 차치하고, 히루도이드는 넓은 범위에 하얗게 남을 정도로 충분히 도포해야 합니다. 하지만 히루도이드의 문제점은 도포 후에 끈적거림이 남는 것입니다. 특히 겨울에는 도포 후에 내의와 잠옷을 입으면 끈적거림이 불쾌하게 느껴지는 경우도 있어 환자에 따라서는 히루도이드 도포를 꺼릴 수 있으므로 주의가 필요합니다.

표 41   히루도이드 사용 시 지도 내용

리바스티그민 시작 시부터 보습제로 사용한다

보습제는 피부가 촉촉할 때 도포하면
효과를 기대할 수 있다. 목욕 후 사용이 바람직하다

도포 시, 하얗게 남을 정도로 듬뿍 도포한다

가능한 한 넓은 범위에 도포한다

손바닥으로 정성껏 부드럽게 도포한다

○ 외용 스테로이드 사용의 실제

출현한 홍반의 경감에는 외용 스테로이드 약을 사용합니다. 선택해야 할 약제는 strong class나 very strong class에 속하는 것이 좋을 것입니다. 저는 후자 중에서 풀메타 로션을 종종 사용하고 있습니다. 풀메타 로션은 속건성(도포 후 30초에서 1분 만에 건조)을 특징으로 하므로 리바스티그민을 첩부할 부위에 첩부 전에 도포함으로써 홍반 예방을 기대할 수 있습니다.

풀메타 로션이 뛰어난 효과를 나타낸 사례를 제시하겠습니다. 77세 여성으로, 리바스티그민 9mg까지는 전혀 피부 증상이 보이지 않았습니다. 13.5mg으로 증량한 후 **그림 54-A**에 보이는 것처럼 등에 다수의 홍반이 출현하고 가려움도 호소했습니다. 대응책으로 기존의 홍반에는 풀메타 로션을 도포, 새롭게 첩부할 부위에는 우선 풀메타 로션을 패치 크기보다 약간 크게 도포하고 1분 정도 방치ㆍ건조한 후, 같은 부위에 리바스티그민을 첩부하도록 지도하였습니다.

그림 54-A 13.5mg 증량 이후부터 피부 증상이 출현한 사례
(77세 여성, 치료 전)

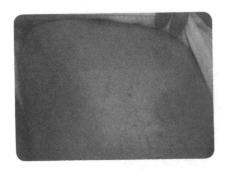

치료 전

▶ 이전의 홍반에는 풀메타 로션 도포

▶ 새롭게 첩부할 부위에 풀메타 로션을 도포하고, 그곳에 리바스티그민 첩부 지도

그림 54-B 13.5mg 증량 이후부터 피부 증상이 출현한 사례
(77세 여성, 치료 후)

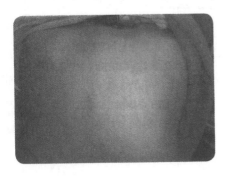

치료 후(2주 후)

▶ 홍반은 풀메타 로션으로 경감

▶ 풀메타 로션으로 새로운 홍반도 출현하지 않음

2주 후 다시 내원(**그림 54-B**)했을 때 기존 홍반은 사라지고 새로운 홍반 출현도 보이지 않았습니다. 이 사례와 같이 풀메타 로션에 의해 피부 증상이 극적으로 경감하는 것을 기대할 수 있으므로 한 번은 시도해 볼 가치가 있다고 생각합니다(물론, 효과가 나타나지 않는 사례도 있습니다).

⬤ 번잡한 대책을 시행하면서까지 리바스티그민을 사용하고 싶지 않을 때

보습제와 외용 스테로이드 등을 병용하면서까지 리바스티그민을 사용하는 것이 번잡하다는 의견도 있으리라 생각합니다. 극단적인 예지만, 다른 치매약이라면 임상효과와 부작용을 설명하고 처방하면 되지만, 리바스티그민의 경우에는 우선 첩부 부위와 그 순서부터 시작하여 보습제의 필요성, 피부 증상 출현 시의 외용 스테로이드제 사용 등 많은 사항을 환자 및 가족에게 얘기해 주어야 합니다. 그 때문에 리바스티그민 처방을 주저하는 경우도 있을 것입니다.

저는 번잡한 순서를 피해서 더 단순하게 처방해도 좋다고 생각합니다(**그림 55**). 이 경우, 전체 경과에서 보습제는 사용하지 않습니다. 4.5mg에서부터 증량하여(2015년 가을부터 9mg에서 시작하는 것이 인가되었으므로 9mg에서 시작하는 선택지도 있음) 피부 증상이 출현한 시점에서 외용 스테로이드제를 사용하는 방법입니다. 외용 스테로이드제로 피부 증상을 경감할 수 없을 때는 신속하게 리바스티그만 사용을 포기합니다. 이 순서라면 리바스티그민을 사용하기 쉬울지 모릅니다.

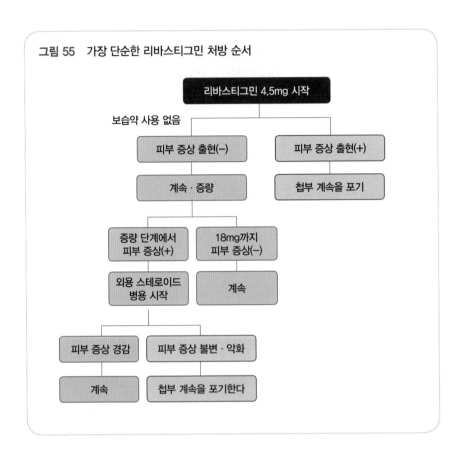

그림 55 가장 단순한 리바스티그민 처방 순서

리바스티그민 4.5mg 시작

보습약 사용 없음

피부 증상 출현(−)

피부 증상 출현(+)

계속 · 증량

첩부 계속을 포기

증량 단계에서 피부 증상(+)

18mg까지 피부 증상(−)

외용 스테로이드 병용 시작

계속

피부 증상 경감

피부 증상 불변 · 악화

계속

첩부 계속을 포기한다

리바스티그민 (국내 생산 제품)

리바메론패취 5, 10mg 환인제약
리바멘사패취 5, 10mg 대화제약
리바스패취 5, 10mg 한국팜비오
리바스티렌패취 5, 10mg 알리코제약
리셀톤패취 5, 10mg 명인제약
부광리바스티그민패취 5, 10mg 부광약품
엑셀리바패취 5, 10mg 대웅바이오
리바그민패취 5, 10mg 제일약품

Q.34

망상에 어떻게 대처하나?

치매에서 나타나는 망상 가운데 가족으로부터 빈번하게 상담받는 건 물건 도난 망상입니다. 이 이외에도 질투 망상과 버림받는 망상 등에 대한 대책에 관해서도 종종 문의를 받습니다. 망상을 호소하는 환자에 대한 간병 지도는 치매 진료 가운데 중요한 항목이므로 지도 스킬을 꼭 습득해 둡시다.

⬤ 원칙은 '망상을 부정하지 말고 경청한다'

망상에 대한 원칙은 환자의 호소를 부정하지 말고 공감을 가지고 경청하는 것입니다.

망상이란, 간단히 바꿔 말하면 '정정 불가능한 잘못된 확신'이라고 할 수 있습니다. 예를 들면, 도난 망상을 호소하는 환자는 자신의 돈과 통장을 도난당했다고 확신합니다. 가족이나 주위 사람들은 환자의 착각이며 어딘가에 간수해둔 것을 환자 본인이 잊어버린 거라고 생각하지만, 가족이나 주위 사람들의 생각을 환자에게 얘기해 줘도 아마 환자는 납득하지 않을 것입니다. 환자의 생각을 정정하려고 하거나 틀렸다는 것을 이해시키려고 하는 대응은 부적절합니다.

이 경우, 가족에게는 '환자를 마주 보며 환자의 호소에 고개를 끄덕이면서 경청하는 것이 중요하다'고 지도하는 게 좋을 것입니다. 가족이나 주위 사람들이 확실하게 자기 생각을 들어준다고 환자가 느낌으로써 정신 상태가 약간 안정되는 경우가 적지 않습니다.

⬤ 경우에 따라서는 부정해야 하는 망상도 있다!

원칙은 "망상을 부정하지 말고 경청한다"고 말씀드렸는데, 어디까지나 원칙에 지나지 않습니다. 그 외의 대응법도 알아둘 필요가 있습니다.

치매 간병을 해설하는 책에서는 망상에 대한 대처법으로 '망상을 부정해서는 안 된다. 환자의 생각을 존중하고 경청한다'라고만 기재되어 있는 것이 여기저기 있습니다. 하지만 사실은 이 대책밖에 얘기해주지 않을 경우, 간병 가족에게 당황과 혼란, 괴로움을 주는 경우가 많습니다(이런 책의 저자는 정말로 간병 현장을 이해하고 있는지 의문을 느낍니다).

제가 개설한 건망증 외래에서 어떤 여성 환자의 딸로부터 "1주일에 몇 차례 부모님 간병으로 친정에 가는데, 엄마(알츠하이머 치매 환자)에게 '(저와 아빠가) 추잡한 관계지? 둘이서 알몸으로 끌어안고 있는 걸 알고 있어!'라는 질책을 받았습니다. 간병 책을 읽으면 망상을 부정하면 안 된다고 쓰여 있는데, 저는 어떻게 하면 좋을까요?"라는 상담을 받은 적이 있습니다. 이러한 사례에서는 망상을 안일하게 긍정하면 그 후에 엄청난 사태로 발전될 가능성이 예상됩니다. 또한, 부정도 긍정도 않고 경청하면 환자에 따라서는 '대답이 없는 건 사실이기 때문이지?'라고 말할지도 모릅니다.

망상 내용에 따라서는 확실히 부정하는 게 좋고, 부정해야 한다고 생각합니다. 배우자가 바람을 피운다, 이웃이 집에 침입해 물건을 훔쳐 간다는 등의 호소는 확실히 부정하는 게 좋을 것입니다. 하지만 부정한 후에 나타날 상황으로, 환자 입장에서는 '가족은 내가 하는 말을 신용해 주지 않는다'고 생각하여 가족이나 주위 사람과의 관계가 긴장 상태가 될 수도 있습니다. 그래도 부정해야 하는 망상은 부정하는 것이 좋습니다.

⭕ 망상이 행동으로 변할 때 어떻게 하나?

위에서 서술한 바와 같이 망상이 언어에 한정된 경우는 괜찮지만, 도난 망상으로 경찰에 빈번하게 신고하거나 범인이라고 믿는 사람에게 폭력행위를 하는 경우는 대응에 어려움이 있으리라 생각합니다.

경찰에게는 환자가 치매를 앓고 있다고 미리 얘기해두고 신고 때마다 대응할 수밖에 없을 것입니다. 범인이라고 믿는 사람에게 폭력행위를 할 때는 대책을 마련하기 어려운 것이 현실이라 생각합니다.

⭕ 병태(病態)를 설명하고 경과를 관찰하는 것이 원칙

다음은 환시에 대한 간병 지도에 관해 설명하겠습니다. 알츠하이머 치매 또는 루이소체 치매의 경우에는 환시를 호소하는 환자가 적지 않습니다. 간병 가족이 환시에 대해 어떻게 대응할지 상담하는 일이 많은데, 원칙은 비약물요법이라는 점에 이론이 없을 것입니다.

환자의 세계에서 '저기에 모르는 사람이 있다', '꽃병에서 뱀이 나오고 있다'

는 것은 사실입니다. 한편, 주위 사람의 세계에서는 그런 것은 실재하지 않으며, 환자가 착각하고 있다는 것이 사실입니다. 어느 쪽이 맞는지의 문제가 아니라, 환자 자신은 그 인물이나 물건이 존재한다고 확신하고 있으므로 그것을 부정하는 것은 좋은 대응책이 아니라고 생각합니다. 그 점을 가족에게 설명하는 것이 필요합니다. 그 후에 환자의 호소를 경청하고 수용하는 대응이 바람직하다고 얘기해 주는 게 좋습니다. 환시의 실태를 이해할 수 있게 되면 가족은 어느 정도 받아들이게 되는 경우가 많습니다("그럼 어쩔 수 없네요. 저희가 조금 참겠습니다"라고 대답하는 가족이 적지 않습니다).

⬤ 가족이 약물요법을 요구할 때

가족에 따라서는 환시 치료에 약물요법을 요구하는 경우가 있습니다. 통합실조증 등의 정신질환 때문에 나타나는 환시(환각)나 망상에 대해서는 정신병 치료약의 효과를 기대할 수 있다고 합니다. 하지만 치매 때문에 보이는 환시는 환자가 고령인 경우가 많기 때문에 정신병약에 의한 부작용이 출현하기 쉽습니다. 환시의 내용이 단순하고 위협적 요소가 적으므로 정신병약 사용은 반드시 권장할 수 없는 것이 원칙입니다.

하지만 루이소체 치매에서 보이는 환시는 콜린에스테라아제 저해제 사용으로 증상이 경감하는 사례가 적지 않습니다(루이소체 치매의 경우에는 진단이 이루어진 단계에서 환시 상태에 관계없이 콜린에스테라아제 저해약이 처방되는 경우가 많으므로, 특별히 환시 치료를 주목적으로 콜린에스테라아제 저해제를 사용하는 경우는 없다고 생각하지만). 정신병약으로 당뇨병이 없는 경우에는 알츠하이머 치매 또는 루이소체 치매의 환시에 대해 쿠에티아핀(상품명 세로크엘)을 처방하도록 하고 있습니다.

⭘ 환시의 원인이 되는 환경의 정비를 생각한다

환시의 출현은 해질녘부터 밤에 걸쳐 활발해지는 등 주위의 밝기에 따라 좌우되는 경우가 많은 것 같습니다. 조명을 조정해서 방을 조금 밝게 하면 환시 경감으로 이어질지 모릅니다. 꽃병이나 커튼, 가구 뒤에서 사람이나 동물 등이 출현한다고 호소하는 경우에는 그것들을 없애버리면 좋을 것입니다. 치매에서는 한 가지에 관심이 향하면 그것에만 주의가 집중되는 경향이 있으므로 환자의 주의나 기분을 다른 곳으로 전환하는 방법도 좋다고 생각합니다. 예를 들면, 산책에 데리고 나가거나 함께 빨래를 걷거나 하는 등 환자에게 무엇이든 행동을 하도록 하면 환시 증상이 적어질지 모릅니다.

⭘ 환시로 인한 행동화가 보일 때

제 경험으로는 환자가 눈앞에 있는 사람이나 동물에게 물건을 집어 던지는 것과 같은 곤란한 행동을 보일 때 대응에 고심하는 경우가 많습니다. 환자에게 "지금 보이는 사람이나 동물 등은 해롭지 않으니까 걱정하지 않아도 돼요"라고 얘기해서 납득시킬 수 있으면 좋은데, 많은 사례에서는 납득하지 않습니다. 약물요법도 별로 기대할 수 없으므로 가족이 어느 정도 참는 것 말고 대책은 없다고 생각합니다.

Q.35

"화를 잘 내서 힘들어요" 라는
상담을 받으면?

알츠하이머 치매 환자를 간병하는 가족으로부터 "화를 잘 내고(이노성), 폭언을 하고, 위협적 언동 등을 해서 곤란을 겪고 있어요"라는 상담을 받는 경우가 적지 않습니다. 알츠하이머 치매에서 이노성은 종종 나타나는 증상이므로 간병 가족을 위한 조언을 준비해 두는 것이 필수적입니다. 이번에는 이노성에 대한 간병 지도를 생각해 봅시다.

⭕ 이노성의 요인은 2가지

저는 이노성 대책을 생각할 때 (1) 가족이나 주위 사람들에 원인이 있는 경우, (2) 환자 자신의 문제로 발생하는 경우 등 2가지로 나누도록 하고 있습니다. 물론, 두 가지가 섞여 있는 경우도 많습니다.

⬤ 환자가 화를 내는 상황을 파악한다

다음에 해야 할 것은 환자가 언제, 어떤 상황에서 화를 내는지 확인하는 것입니다.

자택에서 가족과 함께 생활하고 있는 환자가 화를 내는 경우는 가족이 환자에게 성가실 정도로 주의를 준다, 환자의 잘못을 지적한다, 할 수 없는 것을 억지로 시키려 한다 등 가족의 대응에 문제가 있는 경우가 많습니다.

가족이 짐작 가는 원인이 없다고 말하는 경우, 의사가 구체적 상황(환자에게 집요하게 주의를 주지는 않은지 등)을 들어가면서 이노성의 원인을 찾아가는 것도 필요합니다.

환자가 이용하고 있는 간병시설에서 화를 내는 원인은 다양합니다. 간병 스태프의 대응 방식, 다른 이용자와의 알력, 시설 이용에 대한 불만 등 여러 요인을 생각할 수 있습니다. 환자에 의한 요인은 뇌 기능 저하에 따른 충동성 항진이나 탈억제, 심리적 요인, 신체적 질환의 존재 등이 추정됩니다.

⬤ 가족이나 주위에 원인이 있을 때

이노성의 원인이 가족이나 주위 사람들에게 가장 많은 케이스는 환자가 싫어하는 것과 할 수 없는 것, 하고 싶어 하지 않는 것을 가족이나 주위가 강요하는 경우입니다.

예를 들면, 데이 서비스에 가고 싶지 않은 환자에게 억지로 그 이용을 권한다, 이제 할 수 없는 요리를 환자에게 부탁한다, 의욕 감퇴로 아무것도 하지 않는 환자에게 무언가 일을 강요한다 등의 경우입니다. 환자는 그런 것에 고분고분 따르기보다 오히려 화를 냄으로써 자신의 의사를 표시하는 경우가 많습니다. 저는 환자에게 신체적 혹은 생명의 위험이 미치지 않을 때는 환자가 싫어하는 것과 하고 싶어 하지 않는 것을 강요하지 않도록 가족에게 얘기하고 있습니다.

⬤ 환자 자신에게 원인이 있을 때

환자 자신에게 원인이 존재할 가능성이 있는 경우, 그것이 신체적 요인인지 심리적 요인이지 판별하는 것이 필요합니다. 환자가 나타내는 이노성이 전부 심리적인 것에서 파생한다고 생각해서는 안 됩니다.

우선, 변비나 발열, 몸의 통증, 나아가 생명에 관계된 위중한 질환 등 신체적 원인이 배경에 숨어 있지 않은지 확인하는 것을 잊지 않도록 해야겠습니다. 그런 것들을 제외한 후에 비로소 환자의 심리적 요인을 찾도록 합니다.

심리적 요인에서 가장 많은 것은 이전에 이노성을 경험한 상황과 다시 맞닥뜨려 분노가 재연되는 경우입니다. 인지심리학적으로 기분 나쁠 때 기억된 것은 그 후 경험한 기분 나쁜 상황에서 다시 상기되기 쉽습니다. 즉, 기분 나쁠 때 불쾌하다고 느낀 감정의 기억은 다시 기분이 나쁜 상황과 맞닥뜨리면 재현되기 쉽다는 것입니다. 환자가 화를 내는 장면을 잘 기억해 두어 그 장면을 다시 만들지 않도록 가족에게 지도합니다.

⬤ 현장 진료에서는 이노성의 원인을 찾을 수 없는 경우도 많다

하지만 현장 진료에서는 이노성의 원인을 명확히 찾을 수 없는 경우도 종종 있습니다. 가족에게 이노성이 생기는 원인과 상황을 물어도 "짚이는 게 없어요. 갑자기 화를 내서 곤란을 겪고 있어요"라고 말하는 경우가 많을 것입니다. 또한, 진찰실에서 환자를 진료할 때는 얌전하기 때문에 이노성의 원인을 찾는 것이 어려운 경험을 자주 합니다. 현장 진료에서 이노성의 원인이 판명되지 않는 상황이라면 대책을 강구할 수밖에 없습니다.

비약물요법으로는 가족이 어느 정도 인내하면서 이노성 경감을 기다린다, 환자가 화를 내는 상황을 가능한 한 피하도록 가족에게 지도한다 등의 대응법 외에는 없다고 생각합니다. 결국, 감정 안정화를 기대하여 치매약인 메만틴(상품명 메마리)과 그 외 억제계 약제를 사용하는 경우가 많은 실정입니다.

⬤ 원칙은 '환자가 화를 내는 상황을 만들지 않도록 하는 것'

치매 환자가 나타내는 행동 장애에는 반드시 원인이 있다고 하는데, 6,000명 이상의 치매 환자를 진료한 제 경험으로는 환자가 화를 내는 상황을 가족에게 자세히 물어봐도 이노성의 원인을 찾을 수 없는 사례가 종종 보입니다. 기분 좋던 환자가 갑자기 화를 내고, 폭력 행위를 한다고 호소하는 가족도 적지 않습니다(실제로는 가족이 화나게 했는데, 그것을 가족이 알아채지 못하는 경우도 있다고 생각합니다만).

치매 간병에 관한 서적을 보면 이노성과 흥분, 폭력행위가 보일 경우에는

'환자의 주의를 다른 곳으로 돌리는 대책을 생각하라'고 기재되어 있는 경우가 많은데, 실제로는 흥분해서 화내는 환자의 주의를 다른 곳으로 향하게 하는 것은 매우 어려운 일입니다(화를 내는 환자에게는 속수무책인 경우가 훨씬 많습니다).

이노성에 대한 대책의 원칙은 환자가 화를 내는 상황을 만들지 않도록 하는 것입니다. 가족이 환자에게 집요하게 주의를 주지 않는다, 무리한 강요를 하지 않는다, 환자의 잘못을 노골적으로 지적하지 않는다 등 환자를 능숙하게 대하는 법을 가족에게 지도하는 것이 중요합니다.

예를 들면, 78세 남성 알츠하이머 환자가 "이번에 형이 결혼하게 됐어"라고 아내에게 말했을 때 아내가 "그럴 리가요?"라고 대답하자, 환자가 화를 내며 길에서 아내를 주먹으로 때리고 발로 차는 사태로 진전된 사례가 있습니다. 이 경우, 아내는 "그래요? 잘된 일이네요", "아주버님, 잘됐네요" 등 긍정적으로 받아넘겼으면 이노성과 폭력행위는 보이지 않았을지 모릅니다.

이 외에도 환자가 화를 내면 그곳에서 떨어져 환자의 화가 진정될 때까지 잠시 지켜보는 방법도 있는데, 이 대책은 곁에 있는 가족을 표적으로 화를 내는 경우에는 효과적이라 할 수 없습니다. 환자에게서 멀어지려고 하면 환자의 화는 더욱 증폭될지 모르기 때문입니다.

⬤ 약물요법 도입을 주저하지 않는다

행동심리증상에 대한 대책은 비약물요법이 원칙이지만, 경우에 따라서는 약물요법 도입을 주저하면 안 된다고 생각합니다. 특히 원인 없이 이노성을 보일 때는 가족의 정신적 부담도 고려해서 감정 안정화를 기대할 수 있는 약제를 처방하는 것이 좋습니다. 메만틴은 치매 치료제 역할 외에도 행동과 감정, 언동 안정화를 기대할 수 있는 약제로, 이노성을 보이는 환자에게 적합한 약제라고 할 수 있습니다(참조: Q.30 메만틴을 사용해야 할 사례와 최적 용량은?).

Q.36

루이소체 치매에 대한
아리셉트 처방의 순서와 요령은?

루이소체 치매라고 진단한 후, 약물요법을 시작할 때는 어떤 약제를 선택해야 할지 생각해 봅시다.

루이소체 치매에서 치료 대상이 되는 주요 증상은 (1) 인지 기능 장애, (2) 가족이나 주위가 곤란을 겪는 행동 장애·정신 증상, (3) 파킨슨 증상 등 3가지라고 생각합니다. 약물요법을 시작할 때 우선 표적으로 할 증상은 어느 것인지 결정할 필요가 있습니다.

치매 진료에서는 인지기능장애를 억제하는 것이 가장 중요하리라 생각하지만, 루이소체 치매에서는 알츠하이머 치매 이상으로 행동 장애·정신 증상이 주요 증상(달리 표현하면, 가족이나 주위가 곤란을 겪는 증상)이 되는 경우도 있습니다. 그 때문에 처음에 치매 치료제보다도 먼저 향정신약을 선택하는 경우도 있습니다.

동작이 느려지고 쉽게 넘어지는 등 파킨슨 증상이 두드러진 루이소체 치매에서는 항파킨슨병약을 제1선택약으로 하면 좋을지 모르지만, 저는 초진 시에 루이소체 치매에 대한 제1선택약으로 항파킨슨병약을 사용한 적은 없습

니다. 루이소체 치매라고 진단한 후, 임상 경과에 따라 파킨슨 증상이 분명
하게 나타나거나 악화될 때 치매 치료제에 파킨슨병 치료제를 병용하는 경우
가 많습니다.

현재, 일본에서는 알츠하이머 치매 치료약으로 4가지 약제가 발매되고 있
는데, 루이소체 치매에 대한 치료약은 도네페질(상품명 아리셉트)만이 2014
년 9월에 허가를 취득했습니다. 보험진료의 관점에서 생각하면, 루이소체 치
매에 대한 약물요법은 아리셉트부터 시작해야 합니다. 해외 문헌에서 리바스
티그민(상품명 엑셀론 패치, 리바스터치 패치)의 유효성을 지적하는 보고도
있지만, 일본에서 처방할 때는 허가 외 사용이 된다는 것을 잊지 마십시오.

● 아리셉트 처방 순서와 요령

아리셉트를 포함한 콜린에스테라아제 저해제의 루이소체 치매에 대한 약효
는 3가지 유형이 있다고 생각합니다(**그림 56**). 알츠하이머 치매처럼 아리셉
트를 복약해서 개선이나 악화 어느 쪽에도 두드러진 임상적 변화가 확인되지
않는 사례, 소량 투여로 뚜렷한 임상 효과를 보이는 사례, 그리고 아주 소량
(3mg)으로도 임상 증상(신체 상태와 파킨슨 증상, 정신 상태 등)이 악화되는
사례 등 3가지입니다. 복약 전에 어떤 유형에 해당할지 판단하는 것은 불가능
하다고 생각합니다. 따라서 루이소체 치매라고 진단한 후, 아리셉트를 처방할
때 몇 가지 요령을 습득해 두는 것이 중요합니다. 여기서는 제가 생각하는 아
리셉트 사용 순서와 요령에 대해 말씀드리겠습니다.

저는 루이소체 치매에 아리셉트를 사용할 때 세립으로 처방하고 있습니다
(**그림 57**). 세립(건조 시럽도 괜찮습니다)이라면 복용량 미세조정이 가능하기
때문입니다. 만일 3mg에서 좋지 않은 증상이 출현했을 때에는 절반으로 줄여

그림 56 루이소체 치매에 대한 콜린에스테라아제 저해제의 약효

AD와 같은 반응을 보이는 유형	초기량에서 시작하여 증량해도 큰 변화가 나타나지 않는다
(소량) 현저한 효과를 보이는 유형	소량으로도 현저한 효과. 효과가 1년 남짓 유지된다
과민하게 반응을 보이는 유형	소량으로도 불온과 흥분, 파킨슨 증상이 악화된다

그림 57 루이소체 치매에 대한 아리셉트 처방 순서

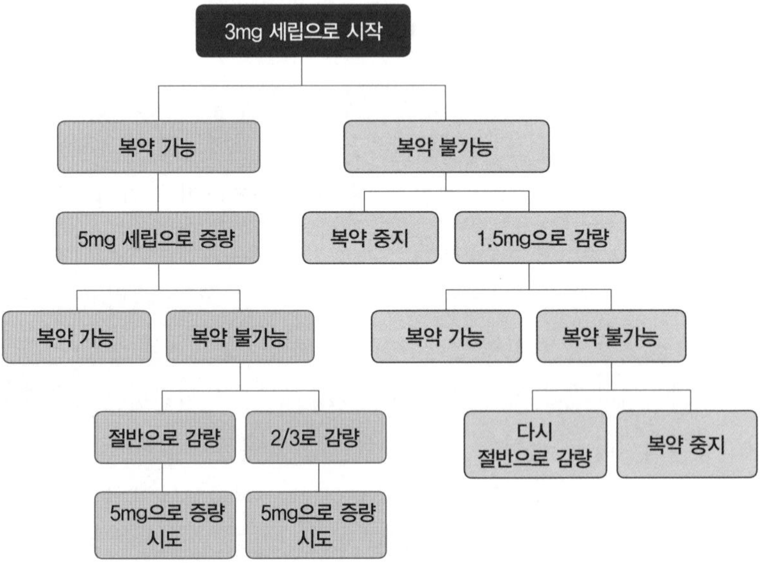

```
                    3mg 세립으로 시작
                  ┌──────────┴──────────┐
              복약 가능                복약 불가능
                 │                  ┌──────┴──────┐
          5mg 세립으로 증량       복약 중지    1.5mg으로 감량
            ┌─────┴─────┐                  ┌──────┴──────┐
        복약 가능    복약 불가능        복약 가능    복약 불가능
              ┌──────┴──────┐                  ┌──────┴──────┐
          절반으로 감량   2/3로 감량          다시        복약 중지
              │            │             절반으로 감량
        5mg으로 증량   5mg으로 증량
           시도          시도
```

복약하도록 환자 및 가족에게 얘기합니다. 절반 분량(1.5mg)에서도 좋지 않은 증상이 있는 경우에는 절반으로 더 줄인다는 의견도 있겠지만, 저는 도네페질을 중단하도록 하고 있습니다. 3mg 복용이 가능하다고 판명된 후, 5mg으로 증량하는데, 마찬가지로 세립으로 처방합니다. 5mg 단계에서 좋지 않은 증상이 출현했을 때는 절반(2.5mg) 또는 3분의 2(3.3mg)로 줄이도록 지도합니다(3mg은 복약할 수 있었으므로). 5mg 복약으로 지장이 없으면 당분간 5mg을 유지합니다.

아리셉트 첨부 문서를 읽어보면 5mg을 4주 이상 계속한 후에 10mg으로 증량한다고 기재되어 있습니다. 물론 유효성을 기대하여 처음부터 10mg으로 증량하는 것은 틀리지 않지만, 제 개인적 의견으로는 우선 5mg을 유지하면서 경과를 지켜보는 선택지도 있지 않을까 생각합니다.

● 리바스티그민 처방 순서와 요령

리바스티그민을 루이소체 치매에 처방할 경우 허가 외 사용이 되는데, 여기에서는 저의 실제 임상 체험에서 얻은 생각을 말씀드리겠습니다.

도네페질과 마찬가지로 리바스티그민이 루이소체 치매에 유효성을 보이는 사례가 존재하는 것은 확실한 것 같습니다. 하지만 알츠하이머 치매와 마찬가지로 18mg까지 일률적으로 증량하는 것은 신중해야 한다고 생각합니다. 4.5mg이나 9mg으로도 충분히 임상 효과를 확인할 수 있는 사례가 있습니다. 거꾸로 13.5mg으로 증량해서 행동 장애와 정신 증상 악화를 초래하는 사례도 경험하고 있습니다. 우선 9mg 단계에서 잠시 임상 경과를 지켜보는 것이 타당하지 않을까요?

⬤ 행동 장애·정신 증상에 사용하는 약제는?

행동 장애 · 정신 증상에 대해서도 콜린에스테라아제 저해약이 유효성을 보이는 경우가 있어 저는 우선 콜린에스테라아제 저해약, 특히 도네페질(상품명 아리셉트) 또는 리바스티그민 중 하나를 처방하고 있습니다. 특히 아리셉트가 루이소체 치매에도 허가되었으므로 앞으로는 행동 장애 · 정신 증상 치료에 아리셉트가 제1선택약이 되리라 생각합니다.

항정신병약을 사용할 때 비정형 항정신병약 중에서 쿠에티아핀(상품명 세로쿠엘)이 좋지 않은 상태를 발생시키는 경우가 가장 드물다고 하며, 루이소체 치매 가이드라인에서도 쿠에티아핀 사용을 장려하고 있습니다. 쿠에티아핀과 올란자핀(상품명 자이프렉사)은 당뇨병 환자에게 금기이므로 당뇨병을 가진 루이소체 치매 환자에게는 그 이외의 비정형 항정신병약을 사용하도록 합니다. 그중에서 리스페리돈(상품명 리스페달 외)과 아리피프라졸(상품명 아빌리파이)은 추체외로 증후(파킨슨 증상) 악화를 초래할 가능성이 있으므로 신중하게 사용합니다. 억간산도 선택지 중 하나인데, 루이소체 치매에는 처음부터 1일 7.5g(3회 분할 복용)을 처방해서는 안 됩니다. 우선, 1일 1회 저녁 식사 후 또는 취침 전에 2.5g을 처방하고 임상 효과를 관찰해야 합니다. 1일 1회 2.5g으로도 충분히 효과를 기대할 수 있습니다. 효과가 충분하지 않은 경우에만 1일 2회로 늘리도록 합니다.

⬤ 파킨슨 증상에 대한 약물요법은?

파킨슨 증상에는 원칙적으로 L-도파 제제를 선택합니다. 소위 파킨슨병에 사용하는 경우의 절반 정도 분량에서 시작하고 유지량도 약간 적게 하면 행동 장애 · 정신 증상 악화와 섬망 발현을 억제할 수 있을 것입니다.

도파민 아고니스트와 MAO-B 저해약 등은 행동 장애·정신 증상을 악화시킬 가능성이 있으므로 루이소체 치매에는 사용하지 않는 것이 원칙입니다. 저는 신경내과 의사이기 때문에 파킨슨병 약물요법에 익숙해서 특별한 장애가 없지만, 1차 진료의나 비전문의 선생님 중에는 파킨슨병 치료에 익숙하지 않은 선생님도 계시리라 생각합니다. 그런 경우에는 치매 전문 의료기관이나 신경내과에 환자를 소개해도 좋습니다.

아리셉트 (국내 생산 제품)

아리셉트구강용해필름 5, 10mg 한국에자이
아리셉트정 5, 10mg 한독
아리셉트에비스정 5, 10mg 한독

Q.37

이노성(易怒性) 유무에 따라 치매 치료제를 구분해 사용하자

알츠하이머 치매는 하나의 질환 단위로 생각하지만, 실제 임상에서 맞닥뜨리는 임상상(臨床像)은 다채롭다고 할 수 있습니다. 환자가 보이는 임상상을 보고 알츠하이머 치매의 유형을 구분하고, 그것에 바탕을 둔 약물요법을 생각해 보고자 합니다.

아래의 내용은 저의 임상 경험에서 도출된 약물요법 순서이므로 이것을 원용할 만하다고 생각하는 선생님들은 이용해 주시고, 이해할 수 없다고 생각하는 선생님들은 무시해도 좋습니다.

○ 실제 임상에서 맞닥뜨리는 알츠하이머 치매 유형은 4가지

저는 이전부터 초진 시 알츠하이머 치매 환자를 '행동심리증상이 두드러지지 않는 얌전한 유형'과 '폭력행위와 망상 등 행동심리증상(행동 장애·정신증상)이 두드러지는 활발한 알츠하이머 치매'의 2가지 유형으로 분류할 것을 주장해 왔습니다. 물론, 임상 경과에 따라 얌전한 유형의 알츠하이머 치매가

그림 58 진찰한 환자의 치매 유형 구별법

건망증이 심하다 치매가 아닐까?

건망증 + 의욕 저하가 주증상인 치매

● 건망증(물건 간수한 곳을 잊어버린다. 물건을 둔 채 잊어버리고 온다. 같은 말을 반복한다)
+
의욕이 없다. 아무것도 안 한다
+
화를 잘 내지는 않는다

● 건망증(물건 간수한 곳을 잊어버린다. 물건을 둔 채 잊어버리고 온다. 같은 말을 반복한다)
+
의욕이 없다. 아무것도 안 한다
+
화를 잘 낸다

가족이 곤란을 겪고 있습니다 어떻게든 해 주세요

가족이 곤란을 겪는 행동심리증상이 두드러진 유형의 치매

정신 증상	정신 증상
● 망상 ● 폭언 ● 환시 ● 거부	● 불면 ● 야간 행동 장애 ● 배회 · 외출 ● 흥분 · 폭력행위

폭언과 배회 등 활발한 행동심리증상을 나타내기 시작하는 경우도 종종 경험하는데, 어디까지나 초진 시의 유형 분류에 관한 이야기입니다.

의료기관에 진찰 받으러 오는 환자는 **그림 58**에 나타낸 것처럼 '건망증이 심하다. 치매가 아닐까?'라고 가족이 생각하여 진찰받으러 오는 경우(얌전한 유형)와 '가족이 곤란을 겪고 있습니다. 어떻게든 해 주세요'라며 고충을 토로하며 진찰받으러 오는 경우(활발한 유형)로 크게 나누어도 좋다고 생각합니다.

또한, 전자는 알츠하이머 치매의 4가지 징후((1) 건망증, (2) 날짜 파악 혼

란, (3) 이노성, (4) 자발성 저하·의욕 감퇴) 가운데 화를 잘 내는 증상(이노성) 유무에 따라 2가시로 나누어도 좋습니다. 즉, 선방증(기억 상애)이 있고, 의욕이 없고, 아무것도 안 한다고 가족이 호소하는 환자 중에서 사소한 일에 곧바로 화를 내며 이전보다 참을성이 없어지는 등 이노성이 두드러지는 유형과 이노성이 전혀 없다고 할 정도로 보이지 않는 유형으로 다시 구분해도 좋다고 생각합니다.

가족이 곤란을 겪는 유형은 망상과 환각, 폭언, 거부 등의 정신 증상이 두드러진 사례와, 불면과 그에 따른 야간 행동 장애 및 배회, 폭력행위 등의 행동 장애가 두드러진 사례로 나눌 수 있습니다. 현장 진료에서는 이 4가지 유형 중 어디에 속하는지 생각하여 약물요법을 진행하는 것이 좋습니다.

⬤ 콜린에스테라아제 저해제의 위치

저의 데이터에 따르면, 초진 알츠하이머 환자의 절반 정도에서 그 경중은 차치하고, 화를 잘 내는 증상(이노성)을 보입니다. 한편, 콜린에스테라아제 저해제, 특히 도네페질(상품명 아리셉트 등) 복약으로 이노성이 출현한다는 얘기를 종종 듣습니다.

이 이노성을 과대평가하고 악의적으로 해석하여 '도네페질은 흥분시키는 무서운 약이다'라고 말하는 의사가 있습니다. 이노성을 도네페질(콜린에스테라아제 저해약 전체라고 해도 좋다고 생각하는데)의 부작용이라고 단정하고, 극히 소량의 도네페질 투여가 좋다고 주장하는 의사도 있습니다. 도네페질 소량 투여(라고 해도 제가 말하는 소량은 3mg이지만)는 꼭 틀린 생각은 아니지만, 도네페질을 복용하고 있는 환자에게 나타나는 이노성을 전부 도네페질 부작용이라고 미리 단정하는 생각에는 찬성할 수 없습니다.

본래 콜린에스테라아제 저해제는 아세틸콜린계의 작용을 증강하는 효과를 가지고 있습니다. 따라서 활동성이 높아지고, 의욕이 향상되는 등 비교적 건강해지는 효과를 갖는 약제라고 할 수 있습니다.

그런 관점에서 생각하면, 이노성도 어떤 의미에서 약리 효과의 하나라고 판단됩니다. 콜린에스테라아제 저해제로 인한 이노성을 전면적으로 부작용이라고 단정할 게 아니라, 효과가 최대로 나타나고 있는 반응군이라고 생각하면 콜린에스테라아제 저해제 처방 방법을 조정함으로써 오히려 환자의 행동과 감정, 언동을 개선할 수 있지 않을까 생각합니다. 알츠하이머 치매에 대한 근치적 약물요법이 없는 현재, 사용 가능한 콜린에스테라아제 저해약을 어떻게 능숙하게 처방하는가가 의사에게 요구되는 과제라고 생각합니다.

◯ 이노성 유무로 치매약을 구분해 사용한다

저는 알츠하이머 치매 환자에게 콜린에스테라아제 저해제를 처방할 때 **그림 59**의 순서를 따르고 있습니다. 건망증과 자발성 저하·의욕 감퇴를 보이는 환자를 이노성이 전혀 보이지 않는 군과 약간 화를 잘 내고 때로는 폭언을 내뱉는 등 이노성이 보이는(하지만 가족은 그렇게 심하지 않다고 생각하는) 군으로 크게 나눕니다.

전자에게는 도네페질을 제1선택약으로 하고 있습니다. 이 군에서는 원래 이노성이 없다는 점, 활발하지 않은 상태의 개선을 기대할 수 있다는 점에서 콜린에스테라아제 저해 활성이 강한 도네페질을 사용합니다. "도네페질 사용으로 활발해졌다, 이제까지 하지 않게 되었던 일을 다시 하게 되었다" 등의 효과를 가족에게 들을 수 있습니다. 하지만 처방 전에는 이노성이 전혀 나타나지 않았던 사례에서도 도네페질 복약으로 화를 잘 내게 되었다고 호소하는 가족

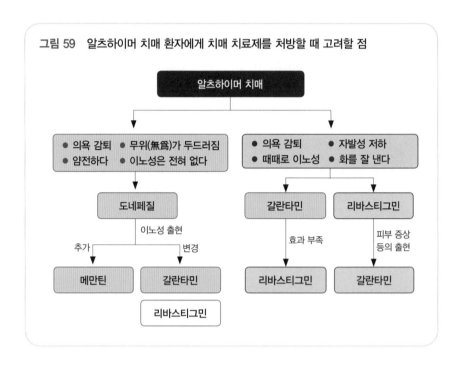

그림 59 알츠하이머 치매 환자에게 치매 치료제를 처방할 때 고려할 점

이 있습니다. 허용할 수 있는 범위라면 도네페질을 계속 처방하지만, 도저히 가족이 참아낼 수 없는 경우에는 메만틴 병용을 시작하거나, 갈란타민이나 리바스티그민으로 변경합니다.

약간 이노성이 있는 환자에게는 갈란타민이나 리바스티그민 처방을 고려합니다(물론, 도네페질을 처방해도 된다고 생각하지만). 갈란타민은 콜린에스테라아제 저해 활성이 그렇게 강하지 않으므로 이노성 발현이 비교적 적을지모릅니다. 또한, 갈란타민의 완만한 작용을 생각하여 저는 90세 이상의 고령알츠하이머 치매 환자에 처방하고 있습니다.

● 건망증과 이노성이 두드러지고, 특히 이노성 경감을 표적으로 하고 싶은 사례

　건망증 증상과 함께 이노성이 두드러져 가족이 곤란을 겪고 있는 사례에서는 치매 증상 진행의 억제 효과와 함께 감정(이노성) 안정화를 표적으로 메만틴(상품명 메마리) 처방을 생각합니다. 이러한 사례에 처음부터 콜린에스테라아제 저해제를 선택하면 이노성 악화를 초래할 가능성이 있으므로 주의가 필요합니다.

　이노성에 메만틴의 효과를 기대하려면, 제 경험으로는 10mg 전후에서 효과를 확인할 수 있는 경우가 많은 것 같습니다. 단, 10mg으로 이노성 경감이 이루어지지 않았을 때, 다시 15mg 이상으로 증량할지 여부를 판단하는 것은 어렵습니다. 증량 때문에 과진정이 될 가능성을 항상 생각하면서 증량할지, 이노성이 경감한 용량에서 멈출지는 처방의가 판단하겠지만, 저는 불편한 상황이 없는 한 20mg까지 증량하고 있습니다.

　다음 회에서는 가족이 곤란을 겪는 사례, 특히 불면과 그에 따른 야간 행동 장애에 대한 약물요법에 관해 생각해 보고자 합니다.

Q.38

불면과 야간 행동 장애를
어떻게 치료하나?

가족이나 간병 스태프를 괴롭히는 행동 장애 · 정신 증상 중 하나로 불면과 그에 따른 야간 행동 장애를 들 수 있습니다. 지금부터 불면과 그에 따른 행동 장애에 대한 약물요법에 대해 생각해 보고자 합니다.

⭘ 치매 환자에서 나타나는 수면 장애의 특징

치매 환자에게 나타나는 수면 장애는 (1) 잠들기까지 시간이 걸리거나 야간에 몇 번이나 잠이 깬다(수면 잠복기 연장, 중도 각성 증가), (2) 수면위상이 전진하거나(저녁 또는 이른 밤에 자서 심야에 깬다) 후퇴하는(심야까지 깨어 있다가 새벽녘에 잠이 들어 정오 무렵까지 잔다) 생체리듬 장애, (3) 자극이나 일상생활 동작 저하로 낮에 자는 일이 많고, 태양광 노출이 적다, (4) 특이한 수면 장애를 합병하기 쉽다(수면시 무호흡증후군, 렘수면행동장애, 하지불안 증후군 등) 등을 들 수 있습니다.

⬤ 단순한 수면 장애에 대한 약물요법

치매 환자에게 나타나는 단순한 입면 장애나 중도 각성에 대해 효과를 기대할 수 있는 약제는 치매 치료제인 메만틴 또는 소위 수면약(벤조디아제핀계 수면약, 비벤조디아제핀계 수면약, 멜라토닌 수용체 작동약, 오렉신 수용체 길항약), 진정 효과가 강한 항우울증약, 항정신병약입니다. 치매 치료제를 사용하지 않는 환자의 경우, 치매 진행 억제 효과와 함께 수면 장애 개선을 위하여 메만틴을 사용하는 것도 선택지 중 하나일지 모릅니다. 물론, 경도 단계의 알츠하이머 치매에 대해서는 허가 외이기 때문에 메만틴 사용을 주저하는 경우도 있으리라 생각합니다.

그림 60은 벤조디아제핀계 수면약 또는 비벤조디아제핀계 수면약 사용 예를 나타낸 것입니다. 입면 장애에는 초단시간 작용형이나 단시간 작용형을 선택합니다. 중도 각성에는 중간 작용형 사용을 고려하며, 경우에 따라서는 양자 병용도 생각합니다.

벤조디아제핀계 수면약과 비벤조디아제핀계 수면약의 문제점 중 하나로, 경중은 차치하고, 항콜린 작용에 의한 탈력과 휘청거림의 가능성을 들 수 있습니다. 고령 치매 환자의 경우에는 불충분한 약효 때문에 야간에 화장실에 가다가 낙상하여 골절을 입어 일상생활 동작 저하를 초래하는 사례를 종종 경험합니다. 하지만 그 위험성을 고려하더라도 치매를 전문으로 하지 않는 선생님들에게 가장 익숙한 약제는 벤조디아제핀계 수면약 또는 비벤조디아제핀계 수면약이리라 생각합니다.

입면 장애에 처방한 초단시간 작용형이나 단시간 작용형 수면제가 효과를 보이지 않을 때, 초단시간 작용형 또는 단시간 작용형과 중간 작용형을 병용하는 방법은 있지만, 기본적으로는 약효가 다른 약제를 추가하거나 약효가 다

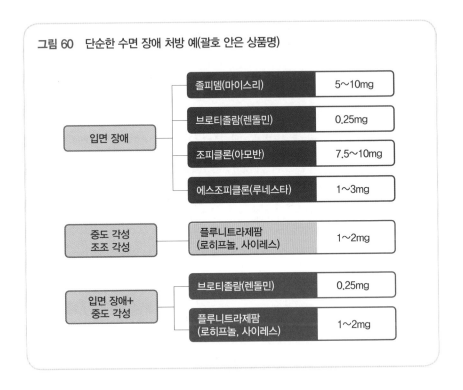

그림 60 단순한 수면 장애 처방 예(괄호 안은 상품명)

입면 장애	졸피뎀(마이스리)	5~10mg
	브로티졸람(렌돌민)	0.25mg
	조피클론(아모반)	7.5~10mg
	에스조피클론(루네스타)	1~3mg
중도 각성 조조 각성	플루니트라제팜 (로히프놀, 사이레스)	1~2mg
입면 장애+ 중도 각성	브로티졸람(렌돌민)	0.25mg
	플루니트라제팜 (로히프놀, 사이레스)	1~2mg

른 약제로 변경하는 것이 바람직하다고 생각합니다.

⭕ 불면에 의한 야간 행동 장애

표 42는 제가 경험하고 있는 야간 행동 장애의 실례를 나타낸 것입니다. 집 안에서 바스락거리거나 어슬렁거리는 정도라면 간병 가족은 참을 수 있을지 모릅니다. 하지만 야간에 큰소리를 내고, 화장실에 갈 때마다 가족을 깨우고, 무단으로 외출하려고 하고, 심야부터 새벽까지 무단 외출과 배회 등을 하는 상태라면 가족이 겪는 스트레스는 크리라 생각합니다. 이러한 상태를 어떻게 든 경감시키지 않으면 간병이 막다른 골목에 다다르게 될 것은 명백합니다. 물론, 약물요법은 신중히 해야 한다고 생각하지만, 실제로 여러 가지 대응을

표 42 치매 환자에게 나타나는 야간 행동 장애

- 바스락거린다
- 실내를 걸어 다닌다
- 기저귀를 벗어 버린다
- 큰소리를 내고 소란을 부린다
- 가구를 여기저기 옮긴다
- 실내의 물건을 두들겨 부순다
- 빈번하게 화장실에 가고
  화장실 갈 때마다 가족을 깨운다
- 냉장고 안의 날것을 먹는다
- 무단으로 외출하려고 한다
  밤부터 새벽까지 배회한다
- 가족을 못 자게 하기 위해
  라디오 음량을 최대로 키운다

시도해도 행동 장애 경감을 이루지 못하는 실정이 아닐까 생각합니다. 특히 야간에 간병 가족이 잠을 못 자는 상황은 가족의 신체적·정신적 부담을 증대시켜 간병 파탄으로 이어지게 하는 중대한 문제라고 봅니다.

최근 상담받은 사례입니다. 딸과 둘이서 생활하는 60대의 고도로 진전된 알츠하이머 치매 환자는 야간에 화장실에 갈 때마다 딸을 깨운다고 합니다. 화장실에 가는 횟수가 20회 이상에 이르러 낮에 일하는 딸은 체력적으로 한계라고 말했습니다. 이 사례에 유효한 비약물요법은 과연 있을까요?

⬤ 야간 행동 장애에 대한 약물요법은?

야간 행동 장애가 벤조디아제핀계 수면약 같은 수면제로 경감될 수 있다면 어떤 문제도 없습니다. 하지만 실제 임상에서는 좀처럼 수면약만으로 해결되는 경우는 많지 않다고 생각합니다.

그때는 수면약 이외의 무엇인가 억제계 약제를 사용해야 하지 않을까요? 저는 주로 비정형 항정신병약 소량을 단독으로 사용하거나 수면약과 병용하는 것을 시험해 보도록 합니다.

그림 61은 그 실례를 나타낸 것입니다. 예를 들면, 입면 장애가 있을 뿐 아니

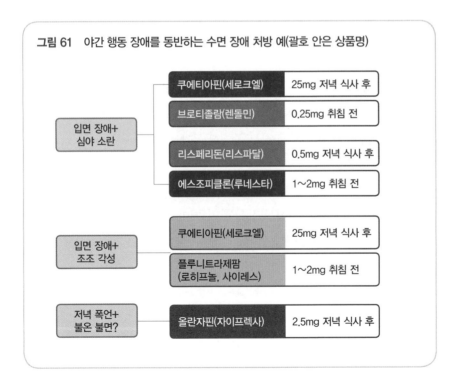

그림 61   야간 행동 장애를 동반하는 수면 장애 처방 예(괄호 안은 상품명)

입면 장애+ 심야 소란	쿠에티아핀(세로쿠엘)	25mg 저녁 식사 후
	브로티졸람(렌돌민)	0.25mg 취침 전
	리스페리돈(리스파달)	0.5mg 저녁 식사 후
	에스조피클론(루네스타)	1~2mg 취침 전
입면 장애+ 조조 각성	쿠에티아핀(세로쿠엘)	25mg 저녁 식사 후
	플루니트라제팜(로히프놀, 사이레스)	1~2mg 취침 전
저녁 폭언+ 불온 불면?	올란자핀(자이프렉사)	2.5mg 저녁 식사 후

라 야간에 깨어 소란을 부리고 큰소리를 내는 사례에서는 어떻게든 환자가 아침까지 계속 자기를 바랄 것입니다. 수면제만으로는 아침까지 수면을 확보할 수 없을 때 저녁 식사 후 쿠에티아핀(상품명 세로크엘 외) 25mg(또는 12.5mg도 괜찮습니다) 복용으로 약간 각성도를 낮추고, 그 후 취침 전에 수면약 브로티졸람(상품명 렌돌민)을 복용하면 더 오랜 수면을 확보할 수 있을 것입니다.

마찬가지로 당뇨병 환자에게는 리스페리돈(상품명 리스파달 외) 0.5mg 저녁 식사 후와 취침 전 에스조피클론(상품명 루네스타) 1~2mg의 조합이 좋을지 모릅니다.

이와 같이 비정형 항정신병약과 벤조디아제핀계 수면약 또는 비벤조디아제핀계 수면약의 조합이 야간 행동 장애 경감에 유효하리라 생각합니다. 올란자핀(상품명 자이프렉사)은 단독으로도 최면 효과와 진정을 기대할 수 있으므로 필자는 종종 단독으로 2.5mg정을 사용하고 있습니다. 유해 사상이 걱정된다면 세립 1mg부터 시작해도 좋습니다. 그리고 1mg씩 점차 늘려가는 것이 바람직할 것입니다.

◯ 향정신병약을 사용하고 싶지 않은 경우에 생각할 점

고령 치매 환자의 경우, 항정신병약을 원하지 않는 경우도 있으리라 생각합니다. 또는 의사 쪽에서 익숙하지 않은 항정신병약을 처방하고 싶지 않은 경우도 있을 것입니다. 그럴 때 야간 행동 장애를 경감하는 약물요법을 생각해 보고자 합니다.

별로 유효한 방법은 아니라고 생각하지만, 필자는 메만틴(상품명 메마리)과

벤조디아제핀계 수면약 또는 비벤조디아제핀계 수면약의 조합을 종종 처방합니다(그림 62). 메만틴은 부작용으로 약간의 진정 효과를 가지고 있기 때문에 저녁 식사 후 복약하도록 합니다. 각성도를 약간 떨어뜨리고 나서 취침 전에 수면약을 복약하면 수면 효과를 지속시킬 수 있는 가능성이 있습니다. 메만틴과 수면약을 함께 취침 전에 복약해도 좋습니다. 경도의 불온이나 초조를 보이는 사례에는 억간산을 사용하는 경우도 있지만, 억간산을 사용할 때는 1일 7.5g으로 하지 말고, 저녁 식사 후나 취침 전 1회만 복약할 것을 권하고 있습니다. 클로나제팜(상품명 리보트릴, 랜드센)은 루이소체 치매에서 나타나는 렘수면행동장애에 유효성을 기대할 수 있는데, 최면 효과가 있으므로 야간 행동 장애에도 효과를 기대할 수 있을지 모릅니다.

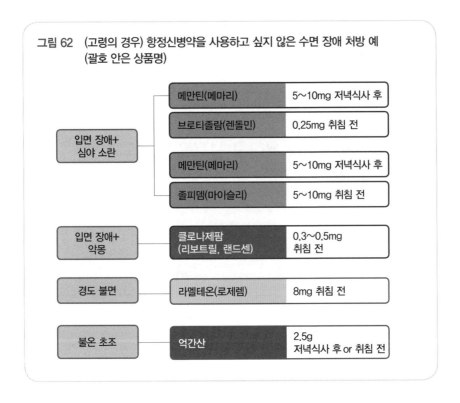

그림 62　(고령의 경우) 항정신병약을 사용하고 싶지 않은 수면 장애 처방 예 (괄호 안은 상품명)

입면 장애+심야 소란	메만틴(메마리)	5~10mg 저녁식사 후
	브로티졸람(렌돌민)	0.25mg 취침 전
	메만틴(메마리)	5~10mg 저녁식사 후
	졸피뎀(마이슬리)	5~10mg 취침 전
입면 장애+악몽	클로나제팜(리보트릴, 랜드센)	0.3~0.5mg 취침 전
경도 불면	라멜테온(로제렘)	8mg 취침 전
불온 초조	억간산	2.5g 저녁식사 후 or 취침 전

Q.39

이노성이 있는
알츠하이머 치매의
약물요법을 어떻게 하나?

알츠하이머 치매는 화를 잘 내는 것(이노성)이 특징 중 하나라고도 할 수 있습니다. 제가 개설하고 있는 건망증 외래에서 초진 시 알츠하이머 치매 환자의 증상을 분석한 결과, 초진 환자의 44%에서 이노성이 확인되었습니다. 또한, 알츠하이머 치매의 임상 경과에 따라 이노성과 폭언 등이 새롭게 출현하거나 심해지는 경우도 종종 경험합니다. 이노성이 경도라면 간병 가족이 병태(病態)를 정확히 이해하고, 경청과 적절한 대응 등을 하는 것은 가능하리라 생각합니다. 하지만 이노성이 진전되어 가족의 정신적 부담이 큰 경우에는 필요에 따라 약물요법을 도입하지 않을 수 없습니다. 여기에서는 이노성을 보이거나 폭언을 내뱉는 알츠하이머 치매에 대한 약물요법에 관해 생각해보겠습니다.

⭕ 이노성에 대한 약물요법의 기본

알츠하이머 치매에서 나타나는 이노성과 폭언에 대해 유효성을 기대할 수 있는 약제는 치매 치료제인 메만틴(상품명 메마리)과 간질약, 억간산 등의 한

방약, 항정신병약이라고 생각합니다. 저는 지금까지 이 중 어떤 약제도 처방 받지 않은 사례에는 치매 증상 진행의 억제 효과와 함께 이노성 경감을 기대 할 수 있는 메만틴을 제1선택약으로 하는 것이 좋다고 생각합니다.

이미 치매 치료제로 메만틴 처방을 시작한 사례에는 항간질약이나 항정신 병약 중 하나를 고려합니다. 개인적으로는 메만틴에 억간산을 추가 병용하는 선택도 좋지만, 메만틴으로 이노성을 경감하지 못한 사례에는 억간산을 추가 해도 별로 효과를 기대할 수 없을 것으로 생각하고 있습니다(메만틴이 출시되 기 이전에는 이노성에 대해 억간산을 종종 사용했습니다. 메만틴을 처방할 수 있게 된 후에는 억간산이 효과가 있는 사례는 메만틴으로 커버할 수 있으므로 메만틴이 이노성에 효과가 없는 경우는 억간산 효과도 없지 않을까 생각합니 다). 물론, 메만틴과 억간산의 상호효과 가능성도 있으므로 메만틴에 억간산 을 추가하는 것도 좋다고 생각합니다.

● 메만틴 사용을 우선 생각한다

메만틴은 치매 증상 진행의 억제 효과와 함께 환자의 행동과 감정, 언동의 안정화도 기대할 수 있는 약제라고 할 수 있습니다. 초진 시에 그때까지 어떤 치매약도 사용하지 않은 상태에서는 항치매 효과와 함께 이노성과 폭언을 표 적으로 메만틴을 제1선택약으로 하는 것이 좋다고 생각합니다. 아래에 사례 를 제시하겠습니다.

• •

사례 29

82세 남성. 이노성을 보이는 알츠하이머 치매

아내로부터 병력을 청취했다. 1년 전부터 건망증과 화를 잘 내는 상태가 두드러졌다. 물건 간수한 곳을 잊어버리거나 물건을 둔 채 잊어버리고 오는 일이 많다. 거의 매일 요일을 몇 번이나 물어본다. 이전부터 성격이 약간 급했는데 최근에는 이유 없이 화를 내서 가족이 곤란에 빠졌다. 계절에 맞는 의복 선택을 하지 못하고 옷을 갈아입지도 않는다. 초진 시 HDS-R은 21점. 이노성이 두드러지는 알츠하이머 치매라고 생각했다.

• •

이와 같은 사례에는 메만틴을 처방합니다. 알츠하이머 치매라고 진단한 후에 메만틴 5mg부터 시작하였습니다. 10mg 단계에서 변화는 없었습니다. 20mg 복용 단계에서 '약간 온화해진 것 같기도 합니다'라고 가족은 말했습니다. 5개월 후 이노성은 경감되었습니다.

• •

사례 30

85세 남성, 이노성이 두드러진 알츠하이머 치매

84세 무렵부터 건망증이 두드러졌다. 현재, 잠금장치 등을 빈번하게 확인하고, 사소한 일에도 화를 내서 가족 전원이 곤란에 빠졌다. 자발적으로 목욕하지 않는 경우가 많다. 난청이 있다. 초진 시, HDSR은 9점, MMSE는 17점이었다.

• •

알츠하이머 치매라고 진단한 후, 메만틴 5mg부터 시작. 10mg 단계에서 잠은 늦게 자지만, 이노성과 확인 행위는 감소하였습니다. 20mg으로 증량하자 '얌전해졌다. 화를 내는 일이 없어졌다. 오후 11시부터 오전 9시까지 잔다. 야간 무단 외박이 없어졌다'고 가족은 말하며 이노성 경감과 야간 숙면이 가능해져 기뻐했습니다.

사례 31

89세 남성, 이노성을 보이는 알츠하이머 치매

87세 때 알츠하이머 치매라고 진단받아 도네페질(상품명 아리셉트) 5mg을
시작. 1년 후부터 이노성이 두드러지기 시작하고 때로는 폭력행위를 한다고
하여 가까운 의원의 소개로 진찰을 받았다.

메만틴 5mg으로 시작하여 1주일 후, 이노성은 해결되었다고 합니다. 2주
일 후, 얌전한 상태가 계속되었는데, 89세의 고령이므로 10mg을 유지량이라
고 지정한 후 소개받은 의원에 돌려보냈습니다.

'콜린에스테라아제 저해약 사용에 의해 이노성이 나타나게 되었다'고 종종
상담을 받는 경우가 있습니다. 그럴 때 취할 수 있는 방침으로는 콜린에스테라
아제 저해제를 중단하는 선택지도 있겠지만, 저는 콜린에스테레아제 저해제
를 계속 복용하면서 이노성을 표적으로 메만틴을 사용하도록 하고 있습니다.

○ 항간질약을 이노성에 어떻게 사용하나?

항간질약은 간질 재발의 예방 효과와 함께 감정 안정화를 기대할 수 있는
약제입니다. 일상 임상에서 사용하기 쉬운 약제는 발프로산(상품명 데파켄,
발레린 외)과 카르바마제핀(상품명 테그레톨)이라고 생각합니다. 어느 것이
더 효과를 보이는지에 관한 정설은 없지만, 저는 카르바마제핀을 종종 사용

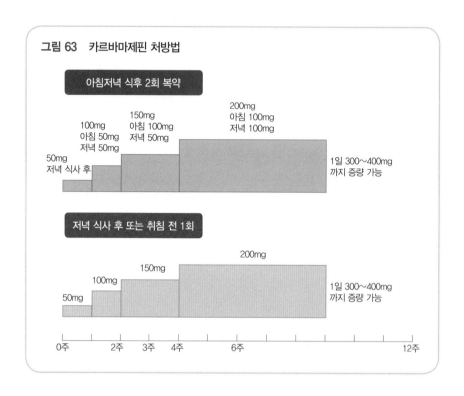

그림 63 카르바마제핀 처방법

아침저녁 식후 2회 복약

50mg
저녁 식사 후

100mg
아침 50mg
저녁 50mg

150mg
아침 100mg
저녁 50mg

200mg
아침 100mg
저녁 100mg

1일 300~400mg
까지 증량 가능

저녁 식사 후 또는 취침 전 1회

50mg

100mg

150mg

200mg

1일 300~400mg
까지 증량 가능

0주 2주 3주 4주 6주 12주

하고 있습니다.

카르바마제핀 첨부 문서의 용법·용량에는 '처음 1일량 200~400mg, 1~2회 분할 복용, 최적 효과를 얻을 때까지(보통 1일 600mg) 서서히 증량'이라고 되어 있는데, 고령 치매 환자에게 이 용법·용량대로 시작하면 경면(傾眠)과 휘청거림을 종종 보여, 낙상과 골절로 인해 거동 불능이 될 가능성도 있습니다. 사용한다면 소량에서 시작하는데, 저는 1일 1회 50mg 또는 100mg을 저녁 식사 후 또는 취침 전 복약에서 시작하여 50mg씩 증량해 갑니다(**그림 63**).

• •

사례 32

카르바마제핀이 뚜렷한 효과를 나타낸 76세 남성, 알츠하이머 치매

72세 때, 다른 병원에서 알츠하이머 치매라고 진단받고 도네페질을 처방받았다. 그 후, 경과는 조금 좋아졌는데, 75세 때 우리 병원으로 소개받아 왔다. 그 이유는 환자가 아내와 산책하고 있을 때 환자가 "이번에 형이 결혼하게 됐어"라고 말해서 아내가 "그럴 리가요?"라고 대답하자, 격노해서 거리에서 아내를 주먹으로 때리고 발로 차 경찰이 출동하는 사태가 벌어졌기 때문이다.

이노성과 폭력행위를 표적으로 저희 병원에서 메만틴 투여를 시작. 20mg까지 증량하자, 초진 시에 비해서 이노성과 아내에 대한 폭력은 경감되었다. 도네페질와 메만틴 병용으로 당분간 상태가 좋았으나, 4개월 후에 여행 중 버스 안에서 돌아가겠다고 고집을 피우는 환자를 아내가 제지하자, 아내에게 폭력을 행사하여 큰 소동이 났다. 아침에 일어났을 때 환자가 일정을 물어서 아내가 "오늘은 일정이 없다"고 하자, 주먹으로 때리고 발로 차는 등 폭력행위를 벌였다. 카르바마제핀 100mg을 저녁 식사 후 복약하기 시작했다.

1개월 후, "처방 시작 다음 날에 약간 난폭하게 굴었지만, 그 후에는 약간 안정되었다"고 아내는 말했다. 200mg으로 증량하고 1개월 후 "화내는 일이 전혀 없어졌다. 오히려 너무 조용해져서 불안하다"고 아내가 말해서 감량을 권했지만, 아내는 지금 상태가 온화해서 좋다고 하여 200mg을 계속 유지하고 있다.

●●

항간질약이 이노성을 보이는 환자 모두에게 효과를 발휘하는 건 당연히 아니지만, 한 번 시도해도 좋으리라 생각합니다. 1차 진료의 선생님들이 카르바마제핀을 처방할 때 가장 걱정되는 것은 피부 증상 발현이라 생각합니다. 범혈구 감소와 함께 심각한 부작용으로 거론되어 주의 깊게 사용하기를 요구하며, 환자와 가족에게도 이런 부작용들을 충분히 설명한 후에 처방을 시작합니다. 그리고 피부 증상을 비롯하여 좋지 않은 상태가 생기면 곧바로 의료기관에 연락하도록 얘기해 둡니다.

Q.40

티아프리드, 억간산(抑肝散)의 효과적 처방법은?

이노성은 알츠하이머 치매 임상 경과에서 종종 출현하여 간병 가족을 괴롭히는 BPSD라고 할 수 있습니다. 저의 외래에도 가족 또는 간병 시설로부터 수많은 간병 상담을 받는데, 그중에서도 "밤에 안 자는데 어떻게든 재울 방법은 없습니까?", "화를 잘 내고 폭언이 심합니다. 때로는 폭력행위를 합니다. 얌전하게 하는 약은 없나요?"와 같은 고민은 불면 및 그에 동반한 야간 행동 장애와 함께 상담의 2대 요인이 되고 있습니다.

지금까지 이노성에 대한 메만틴 및 항간질약 사용에 관해 알아보았습니다. 이번에는 1차 진료의나 비전문의 선생님들이 일상 진료에서 종종 사용하는 티아프리드(국내 생산 중단) 및 억간산을 처방할 때의 요령과 주의점을 생각해 보고자 합니다.

○ 티아프리드 과량 투여에 의한 유해 사상

티아프리드(우리나라에서는 생산 중단)는 부작용으로 졸음과 휘청거림, 현기증 외에 떨림과 침 흘림 등을 포함한 파킨슨 증상(약제성 파킨슨니즘)을 종종 야기합니다. 고령자에게 사용하면 소량이라도 파킨슨 증상을 일으키는 경우가 있으므로 가능하면 사용하지 않는 것이 좋겠습니다.

　제 생각에는 치매 진료에 사용되고 있는 티아프리드의 처방량은 너무 많은 것 같습니다. 이노성과 폭언에 대해 1일 75mg 또는 150mg을 3회에 나누어 복용하도록 처방한 결과, 발동성 저하와 동작 완만 등 좋지 않은 증상을 보이는 사례가 종종 있습니다. 고령 치매 환자에게 사용할 때는 소량으로도 임상 효과를 기대할 수 있는 경우가 많으므로 소량에서 시작하여 점진적으로 늘려가는 처방이 바람직할 것입니다.

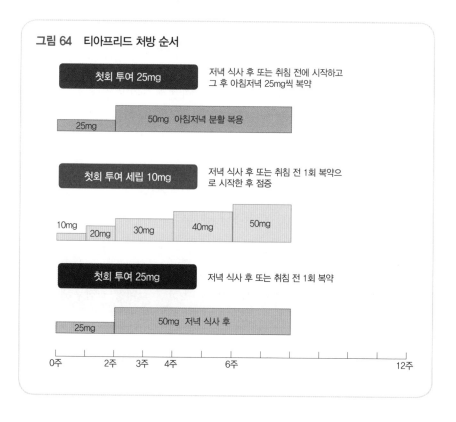

그림 64　티아프리드 처방 순서

○ 티아프리드 사용 순서와 요령

그림 64는 제가 생각하는 티아프리드 처방 순서를 나타낸 것입니다. 처방 원칙은 소량에서 시작하여 1일 최대량을 50mg에서 멈추는 것입니다. 일반적으로는 저녁 식사 후 또는 취침 전 1회 복용으로 25mg부터 시작합니다. 효과가 불충분할 때에는 50mg까지 증량합니다. 유해 사상으로는 졸음이 가장 많이 나타나므로 복용 시작 시에는 낮에 복용하는 것은 피하는 것이 좋습니다. 제형에는 세립도 있으므로 10mg부터 시작하여 1주일 전후로 10mg씩 증량해 가는 선택지도 생각할 수 있습니다. 1일 50mg으로 증량해도 표적으로 삼았던 증상의 경감이 이루어지지 않을 때는 비정형 항정신병약으로 변경하는 것을 고려합니다.

○ 티아프리드 사용 시 알아두어야 할 것

❶ 티아프리드는 뇌경색 후유증에 따른 증상에만 허가되어 있습니다. 알츠하이머 치매 등 치매 환자에 대한 사용은 허가 외라는 것을 기억해 둡시다.

❷ 고령자에게 투여할 때 첨부 문서에는 '본 약제는 주로 신장을 통해 배설되지만, 고령자의 경우에는 신장 기능이 저하된 경우가 많아 높은 혈중 농도가 지속될 가능성이 있으므로 부작용(추체외로 증상 등) 발현에 주의하여 저용량(예를 들면, 1회 25mg, 1일 1~2회)부터 투여를 시작하는 등 신중히 투여할 것'이라고 기재되어 있습니다. 치매 환자는 고령인 경우가 대부분이므로 아주 적은 양부터 투여해야 하며, 1일 최대량도 첨부 문서보다 낮게 설정해야 합니다.

❸ 가장 주의해야 할 것 중 하나로 과진정을 들 수 있습니다. 환자에 따라서

는 25mg으로도 과진정을 보일 가능성이 있습니다. 동작 완만과 자발성 저하, 의욕 감퇴 등 복약보다 명확히 인격 수준의 저하를 보일 때는 과진정일 가능성을 생각해야겠습니다.

⬤ 억간산 사용 시의 요령과 주의점

❶ 억간산은 잘못 사용되는 경우가 많다!

억간산은 이노성과 불온 등과 같이 약간 활발한 행동심리증상의 경감을 기대할 수 있는 약제인데, 제가 아는 한에서는 허가 범위와 용량에 맞지 않게 사용하고 있는 사례가 많은 것 같습니다. 예를 들면, 저의 외래에 소개받아 온 어떤 환자는 치매약과 억간산 7.5g 3회 분할 복용을 병용하고 있었는데, 가족에게 물으니 활발한 행동심리증상이 처음부터 없었음에도 '치매 치료약이니까'라고 하며 두 약제를 처방해 줬다고 대답한 케이스가 있었습니다. 또다른, 소개 환자(이전 병원에서는 이노성이 보인다고 소개장에 기재되어 있음)의 경우, 자발성 저하가 두드러진 환자의 처방을 보니 억간산이 7.5g 3회 분할 복용이라고 되어 있어, 필요 이상으로 정신활동이 억제된 사례를 종종 경험합니다. 두 경우 모두 잘못된 사용이며 과잉 투여라고 할 수 있습니다.

❷ 적정한 사용을 생각한다

저는 억간산의 임상 효과를 부정하는 것은 아니지만, 임상의는 발매 회사의 선전에 현혹되지 말고 적정한 사용에 더욱 유념해야 하지 않을까 생각합니다. 억간산은 이노성과 불온, 흥분 같은 활발한 행동심리증상이 두드러지지 않은 얌전한 알츠하이머 환자에게는 사용해서는 안 됩니다.

억간산은 치매 증상 진행의 억제 효과가 증명되어 있지 않은 것이 사실입니다. 그러므로 치매 치료제이라고 말하고 환자에게 처방하거나 가족에게 그렇게 설명하는 것은 틀린 것입니다. 억간산은 알츠하이머 치매 또는 루이소체 치매 환자에게 이노성과 불온, 흥분 등 가족이 곤란을 겪는 행동심리증상이 두드러지는 경우에만 사용해야 합니다. 이노성이 두드러지지 않은 얌전한 알츠하이머 치매에 사용해서는 안 된다는 것을 강조하고 싶습니다. 그리고 용량도 기계적으로 7.5g 3회 분할 복용으로 처방해서는 안 됩니다.

환자가 나타내는 표적 증상에 맞추어 억간산 용량을 조정하고, 증상이 안정되면 향정신병약과 마찬가지로 감량을 거쳐 중지해야 할 약제라고 생각합니다(소개 환자 중 만연히 장기 사용하는 사례를 종종 경험합니다).

❸ 억간산은 소량으로도 효과를 보이는 사례가 많다

현장 진료에서는 억간산을 1일 5.0g 2회 분할 복용(아침저녁 식후)과 2.5g 저녁 식사 후나 취침 전, 또 사례에 따라서는 2.5g 돈복(頓服)같이 상황에 맞게 처방하는 것이 좋을 것입니다. 예를 들면, 낮에는 얌전하지만 밤에 깨어 바스락거려 가족이 곤란을 겪는 사례에서는 취침 전 2.5g만 복약해도 효과를 기대할 수 있는 경우가 있습니다. 아래는 2.5g보다 더 적은 양으로 효과를 보인 사례입니다.

∙∙∙

사례 33

억간산 반포 복용으로 야간 불온이 경감된 83세 여성, 루이소체 치매

건망증 외래에서 진찰받기 반년 전부터 환시가 나타났다. 빗자루를 아기로 착각하고, 손자에게 "손자는 어디 갔니?"라고 묻는 것 외에도, 여러 사람이 보인다. 저녁부터 밤에 걸쳐 환시가 심하다. 5개월 전에 총담관 결석으로 입원했을 때 환시와 불온이 현저하여 강제 퇴원 당했다. 2주 전부터 심료내과에서 올란자핀(상품명 자이프렉사) 5mg을 처방받았으나 흥분이 심해져 2일 만에 중지했다. 그 후, 억간산 7.5g을 3회 분할 복용으로 바꾸었더니 이번에는 온종일 자는 상태가 되었다고 한다.

제가 개설한 건망증 외래에서 루이소체 치매로 진단. 그 후에 도네페질(상품명 아리셉트) 3mg 투여를 시작하여 복약 가능한 것을 확인한 후에 5mg으로 증량하였습니다. 도네페질 투여로 환시는 거의 사라졌지만, 야간에는 약간 침착성을 잃고 불면증이 생겼다고 해서 억간산 반 포(1.25g)를 취침 전에 복약하도록 지시하자, 야간 숙면이 가능하게 되었습니다. 현재는 간병 가족의 부담도 거의 없다고 합니다.

❹ 억간산에도 부작용이 있다

억간산을 포함한 한방약에도 역시 부작용이 출현한다는 것을 잊지 않도록 해야겠습니다. 억간산으로 저칼륨혈증이 나타나는 것은 잘 알려진 것입니다. 그 외에도 부종과 발진 등이 나타난다는 보고도 있습니다. 제가 경험한 알츠하이머 치매 환자의 경우에는 이전 병원에서 억간산을 처방받아 전신에 두드러기가 나서 어려움을 겪었습니다.

티아프리드 및 억간산은 유효성을 기대할 수 있는 사례를 골라 적절히 처방함으로써, 즉 소량에서 시작하여 점차 늘리고 또 저용량을 유지함으로써 치매 환자가 나타내는 이노성과 불온, 폭언 등의 행동심리증상 경감에 도움이 될 수 있는 약제라고 할 수 있습니다. 특히 억간산은 치매에서 나타나는 행동심리증상에 사용하는 약제 중에서 가장 잘못 사용하고 있는 약제라고 생각하고 있습니다. 억간산의 좋은 부분을 최대한 활용하는 처방을 기대해 봅니다.

억간산 (국내 생산 제품)
한풍억간산가진피반하탕엑스과립 한풍제약
경진억간산가진피반하엑스과립 경진제약

Q.41

이노성이 있는 알츠하이머 치매에 대한 항정신병약 처방을 어떻게 하나?

알츠하이머 치매에서는 경과에 따라 화를 잘 내고(이노성), 폭언, 흥분, 불온 등 활발한 행동심리증상이 출현하거나 악화되는 경우가 적지 않습니다. 이노성과 폭언에 대해 우선 선택해야 할 약제는 메만틴(상품명 메마리)이며, 이 약제 사용으로 감정과 언동 안정화를 이루는 경우가 많다고 생각합니다.

메만틴을 사용해도 앞에서 언급한 증상이 경감되지 않아 간병 가족의 부담이 클 때는 억간산 등 한방약과 간질약, 항정신병약을 사용하지 않을 수 없다고 생각합니다. 한방약과 간질약이라면 비교적 저항 없이 처방하시리라 생각하지만, 항정신병약 처방에 관해서는 주저하거나 꺼리는 선생님들도 많지 않나요?

확실히 항정신병약에는 추체외로 증후(약제성 파킨슨니즘)와 연하 장애 등 많은 유해 사상이 나타난다는 점에서 부주의한 사용은 삼가야 한다고 생각합니다. 하지만 간병하는 가족의 신체적·정신적 부담을 고려하면 사용할 수밖에 없는 경우도 있습니다. 또한, 적절한 사용법으로 유해 사상 발현을 억제하는 것도 가능해집니다. 여기서는 치매를 전문으로 하지 않는 선생님들이 항정신병약을 처방할 때의 요령과 주의점을 생각해 보고자 합니다.

⭕ 어느 시점에서 항정신병약을 시작하나?

시작 시점의 명확한 기준이 없는 것은 당연하다고 생각하는데, 저는 2가지 경우를 시작 기준으로 정하고 있습니다.

첫 번째는, 환자의 활발한 행동 장애 · 정신 증상 때문에 가족이 재택 간병에 한계를 느끼고 의사에게 상담하러 왔을 때입니다. 간병에 애쓴 가족이 포기하기 직전인 상황은 신체적 · 정신적으로 핍박한 경우가 대부분입니다. 시급히 가족의 부담을 경감하기 위해서는 확실한 약효를 기대할 수 있는 항정신병약을 사용해야 할 것입니다.

두 번째는, 메만틴 같은 억제계 약제를 사용했지만 거의 효과가 보이지 않는 경우입니다. 마지막 선택지로 항정신병약을 사용하게 됩니다. 이노성과 폭언 등을 가족이 아직 견뎌낼 수 있을 때는 항정신병약 이외의 억제계 약제를 선택하는 것이 원칙이며, 이러한 약제를 사용해도 증상 억제가 이루어지지 않을 때 비로소 항정신병약을 처방합니다.

⭕ 어떤 항정신병약을 선택하나?

항정신병약에는 할로페리돌(상품명 세레네이스 외)과 티아프리드(상품명 그라마릴 외) 등으로 대표되는 정형 항정신병약과 리스페리돈(상품명 리스페달 외)과 쿠에티아핀(상품명 세로크엘 외) 등의 비정형 항정신병약으로 크게 나뉩니다. 치매 치료에서는 비정형 항정신병약 사용이 원칙입니다. 항정신병약 사용에 익숙하지 않은 선생님들에게는 처방하는 항정신병약을 한 개나 두 개 정해서 사용이 익숙해시는 방법을 권합니다.

특히, 비정형 항정신병약 중에서 리스페리돈과 쿠에티아핀, 올란자핀(상품명 자이프렉사) 중 하나를 계속 처방해 보면 사용법을 알 수 있지 않을까 생각합니다. 쿠에티아핀과 올란자핀은 당뇨병 환자에게는 금기이므로 주의가 필요합니다. 당뇨병 환자 및 그 기왕력이 있는 환자에게는 리스페리돈이나 기타 비정형 항정신병약을 선택하도록 합니다. 정형 항정신병약인 티아프리드를 사용해도 좋습니다.

⬤ 언제까지 항정신병약 처방을 계속하나?

언제까지 항정신병약 처방을 계속할 것인지에 대해 좀처럼 명확한 방침을 제시하는 것이 좀처럼 어렵습니다. 여러 문헌과 가이드라인을 보면 3개월을 목표로 감량하면서 중단하는 것이 한 가지 기준입니다. 하지만 실제로는 그대로 되지 않는 경우가 더 많지 않을까요?

우선 항정신병약의 표적이 되는 행동 장애·정신 증상의 경감을 이룰 수 있는지가 주요한 문제라 생각합니다. 가족이 견딜 수 있는 정도로 표적 증상 경감이 이루어졌을 때는 3개월을 목표로 감량하면서 중단하는 것이 이상적 순서가 됩니다. 하지만 실제로는 사용한 항정신병약을 장기간 계속하고 있는 사례가 많은 듯합니다.

○ 처방 순서의 원칙

항정신병약 처방 원칙은 아주 적은 양에서 시작하여 1~2주일마다 조금씩 늘려가는 것입니다. 그리고 좋지 않은 상태가 발생하면 곧바로 의사에게 연락하도록 가족에게 얘기해 두는 것도 필요합니다. 이러한 원칙을 엄수한다면 중대한 유해 사상을 조기에 발견할 수 있어 대책을 강구하기 쉬워집니다.

예를 들면, 쿠에티아핀을 처방할 때 우선 12.5mg 또는 25mg을 저녁 식사 후나 취침 전 1회 복약에서 시작합니다. 그 후, 경과를 보면서 12.5mg 또는 25mg씩 증량해 갑니다. 쿠에티아핀으로 효과를 기대할 수 있다면 처음 투여량으로 표적 증상에 어떤 변화가 보입니다. 폭언에 대해 처방했을 때 폭언 횟수가 약간 줄었다, 말투가 약간 온화해졌다 등이라고 가족이 말한다면 쿠에티아핀 효과가 나타나고 있다는 증거입니다. 가족이 그 용량으로 견딜 수 있다면 그것을 유지량으로 하고, 가족이 증상 경감을 조금 더 원한다면 조금씩 늘려가도록 합니다.

75mg에서 100mg까지 증량해도 효과가 발현되지 않을 때는 그 환자에게 쿠에티아핀은 효과가 없다고 판단하고, 다른 약제로 변경하는 것을 고려합니다. 리스페리돈이라면 0.5mg을 저녁 식사 후나 취침 전 1회 복약에서 시작하고 1, 2주 후 상태를 관찰하여 효과가 충분하지 않다고 판단될 때는 1mg으로 증량합니다.

○ 조속한 진정을 이루고 싶을 때 약제 사용 요령

이노성이 흥분, 나아가 폭력행위로 이어질 때는 조속한 진정이 요구됩니다. 약제는 리스페리돈이나 올란자핀을 선택합니다.

올란자핀은 1차 진료의나 비전문의 선생님에게는 익숙하지 않은 약제일 것입니다. 당뇨병 환자에게 사용은 금기이지만, 강력한 진정 효과, 또한 일부 경면(傾眠)도 출현하므로 흥분과 폭력행위, 야간 행동 장애 등에 대해 즉효성을 기대할 수 있는 약제입니다. 1차 진료의나 비전문의 선생님들이 처방하실 때는 2.5mg정을 1정, 저녁 식사 후나 취침 전에 복약하도록 지시하면 좋습니다 (조속한 진정을 목적으로 하지 않는 경우에는 세립 1mg에서 시작합니다). 경면 작용 때문에 야간 수면이 확보되는 경우도 많은 것 같습니다.

○ 항정신병약 처방을 중단하는 법

항정신병약은 원칙적으로 단기간 사용에 한정하도록 유념합니다. 항정신병약 처방 감량 및 중단 방법도 어려운 문제 중 하나입니다. 감량은 유지량에서 사용하고 있는 양이 1정이라면 반 정 범위로 줄이는 것이 가장 정통적인 방법이라고 생각합니다. 예를 들면, 쿠에티아핀(25mg)을 3정 처방하고 있다면 우선 1정(25mg)을 줄이고, 2, 3주일 경과를 관찰한 후 다시 1정 줄여 갑니다. 리스페리돈(1mg)을 2정 사용하고 있을 때는 우선 반 정을 줄여 1.5정에서 경과를 보면서 다시 반 정씩 줄여 갑니다.

저는 감량보다도 중단하는 게 더 어렵다고 느끼고 있습니다. 가족은 자신들이 곤란을 겪었던 증상이 경감되어 안심하고 있으므로, 중단하면 증상이 재연한다는 두려움을 안고 있어 좀처럼 중단하고 싶어 하지 않는 경우가 많기 때문입니다. 그 때는 최소한의 용량을 한꺼번에 복용하는 돈복(頓服) 형식으로 처방하고, 가족에게는 증상이 재연하면 이 약을 다시 복약시키라고 얘기해 주면 비교적 납득하리라 생각합니다.

Q.42

망상을 보이는 알츠하이머 치매에 대한 약물요법 요령은?

가족이나 간병 시설로부터 종종 상담받는 행동심리증상 중 하나는 망상, 특히 도난 망상입니다. 제가 개설하고 있는 건망증 외래의 경우에는 알츠하이머 치매의 30%에서 도난 망상이 출현하고 있습니다(그림 65). 도난 망상과 불륜 망상, 피해망상만이라면 가족이나 주위 사람들도 경청하면서 어떻게든 대응이 가능할지 모릅니다. 하지만 도난 망상에 지배당해 범인이라고 믿는 가족이나 주위 사람들에게 폭력을 가하고, 나아가 흉기를 휘두르는 사태로 진전되면 비약물요법만으로 대응하기는 어렵습니다.

망상에 대한 유효성을 기대할 수 있는 약제는 치매 치료제 메만틴이나 항정신병약이리라 생각합니다. 후자의 경우는 허가 외라는 점, 사망률을 증가시킨다는 보고가 있다는 점, 다양한 부작용이 출현할 가능성이 크다는 점 등의 이유로 좀처럼 처방되지 않는 것이 실정입니다. 여기서는 망상이 있는 환자가 외래에 진찰받으러 왔을 때 약제 선택을 생각해 보겠습니다.

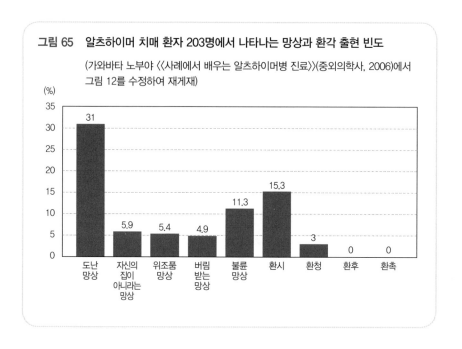

그림 65　**알츠하이머 치매 환자 203명에서 나타나는 망상과 환각 출현 빈도**

(가와바타 노부야 《사례에서 배우는 알츠하이머병 진료》(중외의학사, 2006)에서 그림 12를 수정하여 재게재)

⬤ 우선 메만틴 사용을 생각한다

메만틴은 당연히 망상과 환각 등 정신병 증상을 주목적으로 사용하는 약제가 아니지만, 환자에 따라서는 망상이 경감되는 경우도 있습니다. 메만틴을 사용하지 않는 사례에서는 우선 시도해 볼 가치가 있다고 생각합니다.

（사례 34）

86세 여성, 알츠하이머 치매

1년 전부터 동거하는 아들에게 공격적으로 변하기 시작했다. "아들에게 여자가 생겼어. 귀가가 늦는 것은 여자가 있기 때문이야!"라고 말하며 화를 내고 "아들이 결혼하고 싶어 하다니 괘씸해!"라며 아들에게 물건을 집어던진다.

현재, 옷도 갈아입지 않고, 장보러 가지도 않고, 요리도 하지 않는다. 하루 종일 텔레비전을 보고 있는 경우가 많다. 야간에는 얌전하게 잔다. 진찰실에서 환자는 "아들은 결혼했는데도 그 여성과 같이 살지 않는다", "며느리와 만난 적은 없지만, 결혼했다는 연락만은 받았다"고 말하고 있다. 개정 하세가와 식 간이 지능 평가 스케일 HDSR은 17점.

●●●

이 사례의 망상을 보면 시종일관 아들의 결혼에 관련된 망상입니다. 망상 증상 외에는 아들에게 물건을 던지는 행동 장애를 보이는 것뿐이므로 항정신병약을 사용할 정도는 아니라고 판단됩니다. 이처럼 망상을 주요 증상으로 진찰받으러 오는 치매 환자라도 항정신병약을 필요로 하지 않는 경우도 많이 있습니다. 초진 환자의 경우에 망상 상태가 너무 심각하지 않을 때는 선생님들의 외래에서 충분히 대응 가능하다고 생각합니다.

망상이 있다고 해서 곧바로 신경정신과나 치매 전문 의료기관에 소개할 것이 아니라, 일단 자신의 진료 스킬 범위에서 치료하도록 해야겠습니다(물론, 자신이 진료하고 싶지 않으면 전문가에게 소개하는 선택지도 있을 수 있습니다). 이 사례는 환자의 행동과 감정, 언동의 안정화를 기대하여 치매 치료제 메만틴을 시작하는 것이 좋을 것입니다.

메만틴 시작 2주 후에 이노성이 경감되고 감정은 안정되었습니다. 하지만 아들이 결혼해서 여자가 있다고 호소하는 증상에 변화는 없습니다. 메만틴을 15mg으로 증량한 후에 휘청거림을 보였기 때문에 복약을 중지했다는 연락이 있었는데, 메만틴의 부작용이라 얘기해 주고 10mg으로 계속 복약할 것을 지시했습니다. 복약 2개월 후, 10mg으로 계속하고 있는데, 망상은 주 1회 정도로 그쳐 아들의 부담은 거의 없는 것 같습니다. 시작 4주 후, 데이서비스 이용은 거부하고 있지만, 슈퍼에 장보러 가는 등 약간 의욕적으로 되었습니다.

●●

(사례 35)

74세 여성, 알츠하이머 치매

69세 때 다른 병원에서 알츠하이머 치매라고 진단받고, 도네페질(상품명 아리셉트)을 시작하였다. 그 후, 치매 증상은 서서히 진행·악화되고 있지만, 가족을 힘들게 하는 행동심리증상은 보이지 않았다.

74세가 된 무렵부터 건망증이 급격히 진행되어 도난 망상이 활발해졌다. 이전부터 며느리와 사이가 안 좋았는데, 현재는 '며느리가 (환자의) 방에 들어와 돈과 소중히 간직하고 있는 기모노를 훔쳐 간다'고 주장하며 며느리를 위협하게 되었다(같은 부지 내에서 아들 가족과 환자는 복도로 이어진 별개의 건물에서 살고 있다).

며칠 전에는 환자의 방 열쇠를 멋대로 바꿨다고 주장하기 시작하고, 흥분이 가라앉지 않아 자택 부엌에서 식칼을 가지고 나와서 며느리를 찌르려고 하는 사건이 있었다. 그 후에는 어린이용 식칼을 환자에게 건네주고 요리를 하도록 하고 있다. 자택에서 평범한 상태로 지내다가도 어떤 계기로 흥분하면 흥분이 가라앉지 않아 물건을 집어 던지는 행동을 종종 보인다.

●●

이 사례의 도난 망상에 대해 어떻게 대응하면 좋을까요? 우선은 간병 지도부터 시작합니다. 알츠하이머 치매가 진행되면 주위사람들이 곤란을 겪는 행동심리증상이 종종 출현·악화됩니다. 이 사례도 발증한지 5년이 경과하여, 망상과 이노성, 흥분 등이 출현해도 이상하지 않습니다.

치매 환자의 경우에 이처럼 흥분과 이노성이 출현한 후에는 그 증상을 비약물요법으로 경감시키는 것은 어렵습니다. 유일한 방법은 흥분한 환자가 있는 곳에서 떨어지는 것입니다. 물리적으로 떨어짐으로써 환자의 기분이 가라앉는 경우도 적지 않습니다. 분노 등의 감정이 몇 시간이나 계속되는 환자는 적습니다. 또한, 망상을 호소하는 환자에게 이치를 따져가며 설명하고 납득시키는 등의 대응도 효과를 거두지 못하는 경우가 많습니다.

이 사례에서는 이미 도네페질을 처방받고 있는데, 약제 부작용이라고 생각하기보다도 병상(病像) 진행에 동반하여 망상과 흥분이 출현했다고 생각해야 합니다. 도네페질을 계속하면서 치매 증상의 진행 억제와 망상 경감을 목적으로 메만틴을 추가 병용하는 것이 좋습니다.

5mg부터 시작하여 2주 후 진찰했더니 이전보다도 온화해지고, 적어도 그 2주 동안은 도난 망상 증상은 없었다고 합니다.

◯ 필요할 때는 항정신병약을 사용한다

망상 경감을 기대할 수 있는 약제로 메만틴 이외에는 항정신병약을 떠올리는데, 이 약제들 사용에 익숙하지 않거나 사용에 불안을 느끼는 선생님이 많을 것으로 추측합니다. 항정신병약을 처방해야 하는 사례는 전문가에게 맡기는 방침도 하나의 선택이지만, 자신의 외래에서 항정신병약을 어느 정도 범위에서 사용하는 것도 좋으리라 생각합니다.

●●●

사례 36

64세 여성, 남편과 딸이 성적 관계를 갖고 있다고 호소하는 알츠하이머 치매 2개월
전부터 '이웃 사람이 자물쇠를 잠가 내가 내 집으로 못 들어가게 하고 있다', '밖에 구급차가 와 있다', '남편이 이웃집 여성과 바람을 피우고 있다' 등의 말을 하기 시작했다. 자고 있는 남편의 이불을 들추고 바람피우는 여성을 찾는 행동도 보인다. 진찰실에서 환자는 '가족이 모두 말솜씨가 좋아 나는 구박 받고 있다'면서 가족에게 적의를 보였다.

딸에 따르면, 환자는 '너(딸)하고 (환자의) 남편이 알몸으로 끌어안고 있는 걸 봤어. 둘이서 추잡한 행위를 빈번히 하고 있어' 등을 주장하고, 흥분했을 때는 폭력행위를 보여서 곤란을 겪고 있다고 한다.

●●

이 사례에서는 남편과 딸에 대한 불륜 망상이 활발하며, 때로는 폭력행위도 보이고 있습니다. 딸의 마음 고생도 크고, 가족을 향한 시기와 의심도 두드러집니다. 망상 경감을 기대하여 항정신병약을 사용하지 않을 수 없는 사례입니다.

불륜 망상으로 남편을 하루 종일 비난하고 힐난한다, 폭력행위가 더 악화되고 복약도 거부하므로 망상과 폭력행위의 경감을 목적으로 리스페리돈 내용액 1mg/mL을 시작하였습니다. 마시는 차에 몰래 섞어 환자에게 복약시키고 있습니다. 2주 후, 이노성은 경감하고 망상 증상도 감소하였습니다. 복약량을 절반으로 하고, 앞으로는 상태에 따라 격일 투여하면서 서서히 중지하도록 지시하였습니다. 5개월 후, 리스페리돈은 중단했는데, 망상 증상은 가끔 보이는 정도입니다.

⬤ 망상 내용과 행동화 등을 감안하여 방침을 결정한다

'망상이 있으니까 항정신병약으로 치료한다'는 생각은 적절하지 않습니다. 특히 알츠하이머 치매에서 가장 흔히 보이는 도난 망상에 항정신병약이 현저한 효과가 있다고 보지 않습니다. 망상 증상에 대해서는 우선 경청 등을 포함한 비약물요법을 선택해야 하지만, 망상에 지배되어 행동화가 빈번하게 보이는 (예를 들면, 망상 대상에 대한 폭력행위가 빈번해진다, 흉기를 휘두른다 등) 사례에는 메만틴이나 항정신병약 처방도 선택지의 하나로 추가해야 합니다.

Q.43

식욕 저하를 보이는 알츠하이머 치매에 대한 약물요법 요령은?

알츠하이머 치매에서는 식사 행동에 변화를 보이는 경우가 많습니다. 간병 가족으로부터 종종 상담받는 내용 중 하나가 '먹었다는 걸 잊어버리고 몇 번이나 식사를 해서 고민이다'라는 하소연이 있습니다. 저의 임상 경험으로는 몇 번이나 식사를 하는 알츠하이머 치매 환자의 대부분이 과식으로 인한 복통과 구토, 설사 등 소화기 증상을 일으키는 일은 없는 것 같습니다. 따라서 위와 같은 상담을 받았을 때는 '환자가 원하는 만큼 먹게 하세요'라고 가족에게 얘기합니다.

식사 행동 변화에서 곤란한 것은 이식(異食)과 식욕 저하일 것입니다. 이번은 알츠하이머 치매에서 보이는 식욕 저하에 대해 생각해 보고자 합니다.

○ 못 먹는 건가? 안 먹는 건가?

알츠하이머 치매 환자가 식욕 저하, 식욕 부진을 보일 때 우선 생각해야 할 것은 '못 먹는 건가' 아니면 '안 먹는 건가'를 구분하는 것입니다. 식사에 대한 관심은 있는데 음식이 목을 넘어가지 않거나, 먹고 싶은 마음은 있는데 못 먹을 때에는 신체적 질환, 기질적 원인이 없는지 찾아내는 것이 중요합니다.

예를 들면, 무증후성 라쿠나 경색 출현으로 연하 기능 저하가 발생했을지도 모릅니다. 소화성궤양으로 인해 식사할 수 없는지도 모릅니다. 치매 환자에게 나타나는 증상 모두를 치매에서 유래한 것이라고 생각하지 말고 우선 신체적 질환이 다르다는 것을 생각합시다.

신체적 원인의 가능성이 작을 때는 환자가 '못 먹는' 게 아니라 '안 먹는' 게 아닐지 생각합니다. 알츠하이머 치매에서는 질병 진행에 따라 발동성 저하가 진행됩니다. 식사에 대한 관심이나 식사 행동을 시작하려는 발동성의 저하가 보이기 시작합니다. 나아가 실행증에 의해 먹는 방법을 잊어버린 예도 있으리라 생각합니다.

⬤ 안 먹을 때의 대처 방법

발동성 저하 등에 의해 식사 행동을 하지 않는 경우에는 주위 사람들이 섭식을 돕는 것이 원칙이지만, 그것만으로는 성공하지 못하는 경우도 종종 있습니다. 인식 저하(실인증)에 의해 하얀 밥공기 속 백미를 밥공기의 흰색과 구별하지 못하는 경우가 있습니다. 그 때는 밥 위에 뿌려먹는 후리카케나 김을 얹어 양념이 된 밥으로 만드는 방법 등을 사용하면 식사를 시작하는 경우가 있습니다.

후각·미각 장애에 의해 음식 맛을 모르는 경우도 있습니다. 그 때에는 양념을 조금 진하게, 짜게 하는 등의 방법을 이용합니다. 예를 들면, 카레라이스는 그 향과 색 등으로 식욕을 항진시킵니다. 알츠하이머 치매 환자 중에는 종종 카레라이스를 즐겨 먹는 경우도 있습니다. 주식과 부식을 한 접시에 담는 것도 좋을 수 있습니다. 알츠하이머 치매의 경우에는 수의 장애 때문에 식탁에 오른 여러 접시 모두에 주의나 관심을 두지 않는 경우가 있기 때문입니다. 젓가락 사용법을 잊어버린 경우에는 숟가락 사용을 권합니다.

◯ 유효한 약물요법은 있나?

알츠하이머 치매에서 나타나는 식욕 저하, 식욕 부진에 대해 확실히 효과를 보이는 약제는 없다고 봅니다. 비전문의 선생님들은 종종 설피리드(상품명 도그마틸 외)를 처방하시는 것 같은데, 제 판단으로는 별로 효과를 기대할 수 없을 것 같습니다. 저는 식욕이 저하된 알츠하이머 치매 환자에게는 치매 치료제 리바스티그민(상품명 리바스터치 패치, 엑셀론 패치)을 처방하는 경우가 많습니다. 아래는 리바스티그민이 식욕 저하를 보이는 환자에게 효과가 있지 않을까 생각하게 된 사례를 제시하겠습니다.

●●

사례 37

86세 여성, 알츠하이머 치매

1년 반 전까지는 요통으로 누워 있는 경우가 많았고, 식후에 또 식사하는 등 과식 경향이 있었다. 반년 전부터 서서히 경구 섭취량이 줄어들기 시작해 최근 2주 동안은 쌀밥을 전혀 먹지 않는다. 경장 성분 영양제인 라코르만 조금 복용하게 되었다.

1주 전부터 전혀 경구 섭취를 하지 않게 되었기 때문에 우리 병원 소화기내과에서 진찰받았다. 위내시경을 실시했지만, 이상은 없었다. 질문에 대한 대답이 이상해서 치매가 의심되어 저의 외래에 소개받아 왔다.

경구 섭취가 불가능하여 경구약 처방을 못하므로 첩부약인 리바스티그민을 시작했다. 그 후, 첩부 시작 4일째부터 우동을 먹기 시작하여 두 그릇 이상 먹기도 하였다. 그로부터 식사량이 늘어 밥과 케이크 등을 먹기 시작해 1개월 후에는 밥도 두 그릇 이상 먹게 되었다.

••

이 사례에서는 리바스티그민 이외에 아무것도 사용하지 않았습니다. 이 시점에서는 치매 치료제로 식욕 항진 작용을 기대할 수 있다고는 생각하지 않았습니다. 그 1개월 후, 입원 중인 치매 환자의 식욕 저하에 대한 대책을 의뢰받아 마찬가지로 리바스티그민을 사용했더니 식욕이 극적으로 개선되는 것을 관찰할 수 있었습니다. 이런 점에서 리바스티그민은 알츠하이머 치매에서 나타나는 식욕 저하, 식욕 부진에 효과를 기대할 수 있다고 판단하여 이후, 식욕 저하를 보이는 환자에게는 리바스티그민을 제1선택약으로 하고 있습니다. 아래에 시설 입소 중인 식욕 저하 환자에게 사용한 사례를 제시하겠습니다.

••

사례 38

79세 여성, 식사하지 않는 고도의 알츠하이머 치매

73세부터 건망증 증상을 보였다. 76세에 알츠하이머 치매를 진단받아 도네페질(상품명 아리셉트) 투여가 시작되었다. 초진 시의 HDS-R은 11점. 그 후에 메만틴(상품명 메마리)이 추가 병용되었다. 재택 생활에 한계가 있어서 78세에 특별 요양 노인시설에 입소하게 되었다.

반년 전부터 기분 변동이 현저해지고, 식사 섭취가 안 되고, 치매약 복약 거부 등을 보이기 시작했다. 다른 입소자와 문제를 일으켜 얻어맞은 적도 있다. 4개월 전부터 시설의 식사는 거의 하지 않고, 과자와 과일을 한 입 두 입 먹는 정도가 되었다. 수분은 하루 200mL 전후밖에 섭취하지 않는 상태로, 체중이 8개월 사이에 10kg 감소했다.

환자의 아들과 얘기하여 도네페질과 메만틴을 중지하고 리바스티그민

4.5mg을 시작하였다. 1개월 후, 식욕에 변화가 없어서 9mg으로 증량했다. 다시 1개월 후, 간병 시설의 보고로는 정신적으로 온화하게 보내는 경우가 많아지고, 간병에 대한 강한 거부를 보이지 않게 되었다고 한다. 약간 식욕이 생겨 좋아하는 것은 먹게 되었다. 9mg을 계속하였는데 다시 1개월 후에는 시설 음식(보통식)을 70~90% 섭취할 수 있는 날도 생겼다. 그리고 라코르를 하루 200mL 복용하는 것도 가능하게 되었다고 한다. 다른 이용자와 플로어에서 담소하는 모습도 나타나 리바스티그민 9mg을 계속 처방하고 있다.

● 리바스티그민에 의한 식욕 항진 작용기전

왜 리바스티그민이 알츠하이머 치매에서 나타나는 식욕 저하에 효과를 보이는지에 관해서는 명확히 설명할 수 없습니다. 식사 행동에 관여하는 그렐린과 리바스티그민의 관계를 지적하는 의견도 있는 것 같습니다. 또한, 식욕 저하를 보이는 환자 모두에게 리바스티그민이 효과가 있는 건 아닙니다. 하지만 환자에 따라서는 극적으로 식사 행동 개선이 나타나는 경우도 있으므로 지금까지 리바스티그민을 사용하지 않은 사례에는 한 번 시도해 보는 게 좋을 것 같습니다.

Q.44

루이소체 치매를 어떻게 진료하나? 사례 1

여기서는 전형적인 루이소체 치매 사례를 소개합니다. 루이소체 치매 진료를 어떻게 진행하면 좋을지 생각해 봅시다.

사례 39

83세 남성, 전형적인 병상(病像)을 보이는 루이소체 치매

78세 무렵부터 '집안에 모르는 사람이 서 있다'고 하소연하거나 벽에 걸린 옷을 사람이라고 오인하는 모습을 보이기 시작했다. 80세 무렵부터 물건 간수한 곳을 잊어버리거나 물건을 둔 채 잊어버리고 오는 경우가 많아진 것 말고도 수면 중에 큰소리를 내고, 옆에서 자고 있는 아내를 때리는 행동을 보였다. 본인에 따르면, 꿈속에서 이상한 사람이 나와 공격할 것 같은 느낌이 들었다고 한다. 81세 무렵부터는 좁은 보폭과 손가락 떨림, 작은 목소리 등의 증상이 나타났다. 증상에 명백한 동요성은 없다. 가족은 일상생활에도 큰 지장은 없다고 말한다.

● 병력으로부터 생각한다

이 사례에서는 환시와 오인(誤認) 증상이 발증하여 건망증과 렘수면행동장애, 나아가 파킨슨 증상이 시간 경과에 따라 출현했습니다. '변동하는 치매 증상', '환시', '파킨슨 증상' 등 루이소체 치매의 주요 세 가지 징후와 렘수면행동장애가 있다는 점에서 전형적인 루이소체 치매라고 생각해도 좋을 것입니다.

감별해야 할 진단으로 알츠하이머 치매를 들 수 있는데, 이 사례에서는 치매 증상이 고도로 진전되지 않은 단계에서 파킨슨 증상을 보입니다. 원칙적으로 알츠하이머 치매에서는 파킨슨 증상이나 추체외로 징후는 치매가 고도로 진전하지 않으면 나타나지 않기 때문에 이 사례의 감별은 쉽다고 생각합니다.

● 진찰실에서의 모습으로 판단한다

1차 진료의나 비전문의 선생님들은 신경학적 소견을 해석하는 데 익숙하지 않은 경우가 많을 것입니다. 파킨슨 증상 유무를 판단할 때 환자가 진찰실에 들어올 때의 보행이나 앉는 모습, 표정 등 외관에서 증상 유무를 판단해도 좋습니다(전형적인 파킨슨 증상은 외관만으로 판단 가능합니다).

이 사례에서는 진찰실에 들어올 때 모습을 관찰하면 작은 보폭 보행과 동작 완만이 명확합니다. 의자에 앉는 모습이 어색하며 표정이 없는(가면양 얼굴) 것도 관찰됩니다. 신경학적으로는 아래턱과 오른손 손가락에 떨림이 있고, 사지에 경도에서 중간 정도의 근 경축이 확인됩니다. 문진에서는 현재 날짜와 장소 등은 정확히 맞췄지만, 전날 저녁식사 내용을 전혀 기억하지 못했습니다.

HDS-R 총득점은 22점이었습니다. 이 사례에서는 기억에 관한 과제는 비교적 양호한 성적임을 알 수 있습니다. 루이소체 치매의 초기 단계에서는 기억 장애가 경도인 경우도 있으므로 주의가 필요합니다.

⬤ 임상 진단과 치료를 생각한다

이것으로 전형적인 루이소체 치매라고 진단해도 좋을 것입니다. 루이소체 치매에서는 치료의 표적을 인지 기능 장애에 둘 것인가, 아니면 환시를 포함한 BPSD 경감과 파킨슨 증상 제어에 둘 것인가 구분하는 것이 중요합니다.

이 사례에서 가족은 환시와 파킨슨 증상에 대해 특별히 큰 지장을 느끼지 않으므로 치료 표적을 인지 기능 장애의 진전 억제에 두어도 좋을 것입니다. 콜린에스테라아제 저해제 중에서 도네페질(상품명 아리셉트) 세립 3mg부터 시작하는 것이 타당하다고 생각합니다.

사례 40

72세 남성, 전형적인 병상(病像)을 보이는 루이소체 치매

진찰받기 4개월 전, 밤중에 배회하다가 경찰에 이끌려 귀가했다. 비슷한 무렵, 옷을 겹쳐 입은 것이 종종 보이고, '순례자가 오고 있다', '도쿄에 살고 있는 아들이 아까 왔다', '누군가 오고 있다'고 하소연하게 되었다. 상태가 좋을 때는 말하는 것이 무난하지만, 상태가 나쁠 때는 멍하니 있는 등 상태의 변동성이 두드러진다. 동작은 느리지만 떨림은 없다. 수면 중에 잠꼬대가 심하다. 반년 전에 원인불명의 일과성 의식 소실 발작이 있었다. 진찰에서는 표정이 없고(가면양 얼굴), 발언이 단조로우며, 사지에 경도의 근 경축이 확인된다. 동작이 완만하며 보행 시 팔을 거의 움직이지 않는다.

⬤ 진단을 생각한다

　변동하는 인지 기능 장애(치매)에 환시, 파킨슨 증상 등 중핵 증상이 전부 나타나는 전형적인 루이소체 치매라고 판단할 수 있습니다. 또한, 렘수면행동 장애를 추정하게 하는 잠꼬대가 빈번하며, 일과성 의식 소실 발작의 기왕력도 루이소체 치매를 시사하는 소견이라고 할 수 있습니다. 이러한 병력으로부터 루이소체 치매를 생각하도록 합니다. 외관을 포함하여 진찰에서 가면양 얼굴과 동작 완만이 관찰되는 점도 루이소체 치매와 모순되지 않을 것입니다. 굳이 신경학적 진찰을 하지 않아도 괜찮습니다.

⬤ 개정 하세가와식 간이 지능 평가 스케일(HDS-R)에서는…

　HDS-R 총득점은 16점이었습니다. 이 사례에서는 숫자를 거꾸로 말하기와 1분간 야채 이름 열거하기 과제가 0점이었습니다. 3가지 물품명 지연 재생 과제에서는 자발적 응답이 가능했던 것이 1개, 힌트를 주자 정답을 맞힐 수 있었던 게 1개, 힌트를 줘도 기억해 내지 못 했던 것이 1개였습니다.

⬤ 보조 진단으로서 DATScan을 사용한다

　이 사례에서는 병력과 진찰로부터 루이소체 치매 임상 진단이 가능합니다. 굳이 고액의 검사 비용이 드는 뇌기능영상검사(뇌혈류SPECT검사와 DATScan)를 시행할 필요는 없다고 생각합니다.

　여기에서는 참고를 위해 시행한, 선조체(線条体) 도파민 신경 변성을 영상화하는 DATScan 결과를 보여드립니다(**그림 66**). 선조체에서의 방사성동위원소(RI) 집적 저하가 관찰되므로 루이소체 치매 진단 보강으로 이어집니다.

임상상(臨床像)에서 이 사례와 같이 전형적인 루이소체 치매가 의심될 때는 뇌형태 영상 검사(두부 CT 또는 MRI)로 두개 내 기질적 질환과 치료 가능한 병태(病態)를 제외하는 것만으로 충분하며, 굳이 뇌기능영상검사를 할 필요는 없다고 생각합니다.

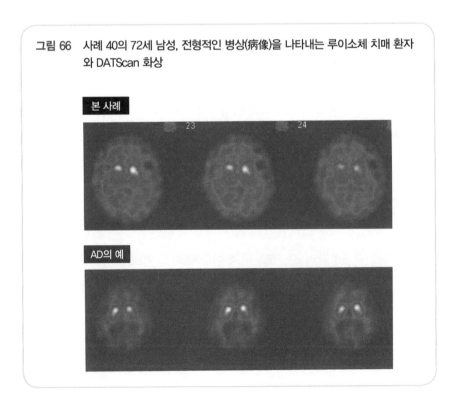

그림 66 사례 40의 72세 남성, 전형적인 병상(病像)을 나타내는 루이소체 치매 환자와 DATScan 화상

◯ 치료를 생각한다

진단 후, 치매 증상 진행 억제를 목적으로 도네페질(상품명 아리셉트) 세립 3mg부터 시작하였습니다. 좋지 않은 증상이 없었으므로 5mg으로 증량하고 경과를 보고 있습니다.

Q.45

루이소체 치매를
어떻게 진료하나?
사례 2

이번에도 마찬가지로 구체적 사례와 함께 루이소체 치매 진단과 치료를 생각해 봅시다.

사례 41

71세 남성, 고도로 진전된 루이소체 치매

4월, 자동차 운전 중에 브레이크와 액셀을 잘못 밟은 적이 2번 있었다. 근무처에서 이상이 있다고 판단하여 퇴직. 5월경부터 배회가 빈번해져 경찰에 수색 의뢰를 2번 하는 상태가 되었다. 12월경부터 '실내에 누군가 있다', '저기에 모르는 사람이 있다'는 등 환시를 호소하는 경우가 나타나기 시작했다.

현재는 야간에 안 자고 바스락거리고, 베란다나 욕실에서 배뇨하는 등의 행동을 보인다. 상태가 좋으면 증상이 나타나는 경우는 적지만, 상태가 나쁘면 자택 내를 돌아다니는 등 증상에 동요성이 있다. 용모 관리도 혼자서는 못 한다.

문진에서는 자신의 연령도 정확히 대답하지 못한다. 진찰에서는 경도 구음 장애(構音 障害)에 전굴(前屈) 자세가 확인되었으나, 사지 근 긴장에는 이상이 없다.

⬤ 진단을 생각한다

병력과 문진, 진찰에서 치매의 존재는 확실합니다. 자신의 연령을 대답하지 못할 정도로 치매는 진전되어 있습니다. 환시와 증상의 동요성이 확인되지만, 파킨슨 증상이 존재하는지 여부의 판단은 어렵습니다.

어려운 것은 원인 질환 발견입니다. 일상 임상에서 가장 맞닥뜨릴 기회가 많은 것은 알츠하이머 치매로, 이 사례도 고도로 진전된 알츠하이머 치매일 가능성은 부정할 수 없습니다. 환시는 알츠하이머 치매에서도 종종 나타나는 정신 증상이며, 고도 알츠하이머 치매에서는 추체외로 징후가 나타나는 경우도 있다고 알려져 있습니다.

한편, 증상의 동요성(動搖性)을 중시한다면 루이소체 치매일 가능성을 생각해야 할 것입니다. 병력과 문진·진찰만으로는 양자의 정확한 감별이 주저되는 것이 솔직한 의견입니다.

⬤ 감별 진단을 위해 무엇을 선택하나?

알츠하이머 치매와 루이소체 치매를 감별할 수 있는 가능성을 가진 보조 진단으로는 뇌혈류 SPECT검사와 ^{123}I-MIBG 심근 신티그래피, DATScan을 생각할 수 있습니다. 어떤 검사가 감별에 가장 예민성을 보이는지는 확실하지 않지만, 이 사례에서는 ^{123}I-MIBG 심근 신티그래피를 선택했습니다(**그림 67**). 그 결과, ^{123}I-MIBG가 심근에 흡수되는 것은 확인되지 않았고, 심종격비(心縱隔比, H/M)도 확실히 저하되어 있어 루이소체 치매에 합치하는 소견이라고 생각하였습니다.

그림 67　사례 41의 ^{123}I-MIBG 심근 신티그래피 결과

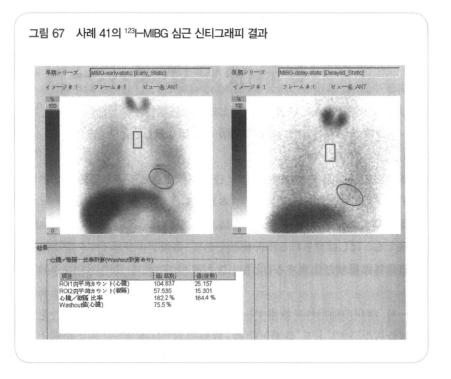

○ 감별할 수 없을 때의 선택지

현장 진료에서는 알츠하이머 치매와 루이소체 치매를 명확히 감별할 수 없는 사례를 종종 경험합니다. 특히 치매를 전문으로 하지 않는 선생님들에게는 곤란한 점이 더 많을 것입니다.

그때의 선택지는 2가지입니다. 하나는 감별 가능한 보조 검사 장비를 갖춘 의료기관에 소개하는 것입니다. 또 하나는 환자와 그 가족에게 현시점에서는 임상적 감별을 할 수 없다는 것을 설명하고, 자신의 외래에서 진료하는 선택지입니다. 근처에 치매 전문 의료기관이 없거나 적절한 검사를 의뢰할 의료기관이 없는 경우에는 후자를 선택해야 할 것입니다. 그때는 알츠하이머 치매와

루이소체 치매 양쪽의 가능성을 생각하면서 아리셉트(일반명 도네페질) 처방을 하면 크게 잘못하는 경우는 없다고 봅니다.

사례 42

79세 남성, 도네페질의 장기적 임상 효과가 나타나는 루이소체 치매

77세 때, 자동차 운전 중에 의식을 소실하여 인신사고를 일으켰다. 본인은 사고 상황을 전혀 기억하지 못한다. 78세 무렵부터는 물건 간수한 곳을 잊어버리거나 물건을 둔 채 잊어버리고 오는 경우가 나타나게 되었다. 심야에 팔을 움직여 무언가 찾는 행동을 보였으나 지금은 없어졌다.

최근 밤이 되면 '방구석에 동물이 보인다', '모르는 할아버지가 서 있다'고 호소하는 경우가 많다. 낮에는 환시를 호소하지 않는다. 증상에 동요성은 없다. 동작 완만과 떨림은 지적되지 않았지만, 최근 몇 개월 사이에 2번 넘어졌다.

문진에서는 연령과 생년월일, 월일, 요일, 현재 장소 등은 맞췄으나, 전날 저녁 식사 내용을 기억하지 못했다. 진찰에서는 동작 완만 외에도 사지에 경도의 근 경축이 확인되었다. MMSE는 16점이었다.

⬤ 진단을 생각한다

건망증(기억 장애)과 야간 환시, 일과성 의식 소실 발작, 잘 넘어짐 등이 있는 사례입니다. 증상에 동요성은 보이지 않습니다.

병력만으로 생각하면 일과성 의식 소실 발작과 잘 넘어짐은 알츠하이머 치매에서는 잘 나타나지 않는 증상이라고 할 수 있습니다.

증상에 동요성이 없다는 점이 루이소체 치매에 전형적이라고는 할 수 없지만, 임상 진단으로서는 알츠하이머 치매보다도 루이소체 치매일 가능성을 생각해야 할 것 같습니다.

사지 근 경축이라는 점에서 파킨슨 증상의 존재는 확실하며, 신경학적 진찰로부터 쉽게 루이소체 치매라고 판단을 내릴 수는 있지만, 신경학적 진찰에 익숙하지 않은 경우에는 좀처럼 판단이 어려울지 모릅니다.

⬤ 진단을 어떻게 확정하나?

치매 진단에 익숙한 의사라면 이 사례를 루이소체 치매라고 판단하기에 주저하지 않을 것입니다. 하지만 임상 진단이 망설여질 경우, 1차 진료의나 비전문의 선생님들이 선택해야 할 방침은 치매 전문 의료기관에 소개하는 것과 루이소체 치매 가능성이 높다는 것을 염두에 두고 자신의 외래에서 치료를 시작하는 것 둘 중 하나입니다. 이 사례의 경우에는 루이소체 치매 가능성이 높다는 점에서 후자를 선택해도 좋다고 생각합니다.

⬤ 치료를 생각한다

루이소체 치매라고 진단하고 아침 식사 후에 도네페질(상품명 아리셉트) 세립 3mg을 복용하는 것으로 시작하였습니다. 2주 후, 좋지 않은 상태가 발생하지 않은 것을 확인하고 5mg으로 증량하였습니다.

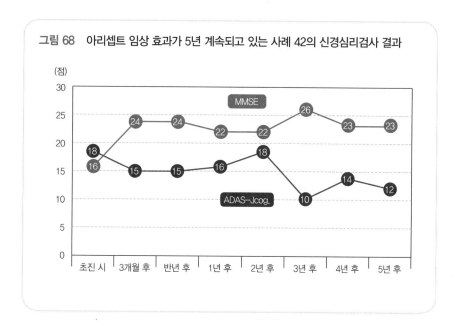

그림 68 아리셉트 임상 효과가 5년 계속되고 있는 사례 42의 신경심리검사 결과

그 후 5년간 경과를 보고 있는데, 신경심리검사에 의한 인지 기능 장애 정도
는 도네페질 시작 후 개선된 상태를 유지하고 있습니다(**그림 68**).

루이소체 치매는 진행성 질환이지만, 도네페질 사용으로 장기간에 걸쳐 치
매 증상의 진행 억제를 기대할 수 있는 사례도 있습니다. 그 때문에 루이소체
치매에는 도네페질을 제1선택약으로 사용하는 것을 권장합니다. 루이소체 치
매에 대해서는 도네페질의 후발품이 허가를 취득하지 못했으므로 선발품인
아리셉트를 사용하도록 합니다.

이 사례에서는 도네페질 시작 후에 환시는 사라졌으나, 복약 후 5년 가까이
지나자 '아이가 많이 보인다', '부엌 프라이팬이 사람 얼굴로 보인다'고 하며
다시 환시를 호소하기 시작했습니다. 하지만 큰 지장이 없다는 점에서 환시에
관해서는 경과만 지켜보도록 하고 있습니다.

Q.46

'앞으로 어떻게 하면 좋은가요?' 라고 가족이 물으면 어떻게 설명하나?

치매라고 진단한 후 환자 가족으로부터 '앞으로 저희는 어떤 걸 하면 좋을까요?'라는 질문을 받는 경우가 많습니다. 가족에게는 병태(病態) 설명과 함께 그 후의 대응책을 알기 쉽게 구체적으로 해설해야 합니다. 간병 분담과 간병 인정 신청, 데이서비스 이용의 중요성 등에 대해 실제 예를 들어가면서 설명하겠습니다(표 43).

표 43   치매로 진단한 후, 간병하는 가족에게 지도해야 할 포인트

- 가정 내에서 간병 분담을 정한다. 가족 중 한 사람에게만 간병을 맡기지 않는다.
- 치매 환자의 간병 인정을 받기 위한 신청 작업을 조기에 진행한다
- 데이서비스와 쇼트스테이 등을 적절히 이용하면서 간병을 진행한다.
- 신체 질환 치료약을 포함하여 약 관리를 환자에게만 맡기지 말고, 반드시 가족도 복약 관리에 관여하도록 한다.
- 유능한 케어매니저를 찾는다.
- 환자가 자동차 운전을 하지 않도록 대책을 마련한다.
- 의료기관에 통원할 때는 가족이 반드시 동행한다.

⭕ 가족 내의 간병 분담 필요성을 설명한다

치매 환자를 간병하는 주요 가족은 배우자와 딸, 며느리인 경우가 압도적으로 많은 것 같습니다. 부부 2명이 생활하는 경우, 아내가 치매에 걸렸을 때는 남편이 간병하지 않으면 안 되지만, 다른 가족이 동거하고 있으면 동거하는 딸이나 며느리가 주요 간병자가 되는 경우가 많습니다. 치매 간병을 보면 남편이나 아들 등 남성들의 역할이 적다고 느끼는 것은 저뿐일까요? 치매 간병은 장기간에 걸치는 경우가 많아 한 사람의 간병자에게 모든 부담을 주면 그 간병자의 스트레스가 막대할 것이 명백합니다. 치매 간병에는 여성 가족만이 아니라 남성 가족과 동거하고 있지 않은 다른 자녀도 관여해야 한다고 생각합니다. 따라서 환자 가족에게는 아래와 같이 설명하면 좋을 것입니다.

"앞으로 간병을 진행하는 데 중요한 것은 (가족 중) 한 명에게만 간병을 맡겨서는 안 된다는 것입니다. 이 환자의 경우, (예를 들면) 부인이 주로 간병을 하게 되리라고 생각하는데, 혼자서 모든 것을 하려고 하면 엄청난 부담이 됩니다. 데이서비스 등 공적 서비스를 함께 이용하는 것은 당연히 필요하지만, 가족 내에서도 간병 분담을 하는 것이 좋다고 생각합니다. 아드님과 따님, 며느님 등도 협력하여 함께 간병을 하는 것이 오래 지속하는 요령입니다. 특히 남성 가족은 일을 이유로 간병을 아내에게 전부 맡겨버리는 경우가 많은 것 같습니다. 남성에게도 휴일 등에 환자를 밖에 데리고 나가는 일 등에 협력하게 합시다."

⬤ 공적 간병(介護) 인정 신청하도록 권할 때의 설명

치매라고 진단받으면 가족에 의한 재택 서포트와 공적 서비스 이용을 병행하는 것이 간병을 오래 지속하는 요령입니다. 당분간 공적 서비스를 이용할 예정이 없는 경우에도 조기에 간병 인정을 받아 두는 것이 좋다고 생각합니다. 간병 인정 신청을 권할 때 저는 아래와 같이 설명하고 있습니다.

> "가정 내 간병만으로는 부담이 크기 때문에 데이서비스 등을 이용하는 게 좋다고 생각합니다. 그것을 위해서는 간병 인정을 받을 필요가 있습니다. 데이서비스 등을 당분간 이용할 예정이 없어도 나중에 이용할 것에 대비해 인정을 받아 두는 것이 좋을 것입니다. 예를 들면, 간병자의 입원이나 급한 관혼상제 때 환자를 일시적으로 간병 시설에 맡기려면 간병 인정을 받았다는 증명이 필요합니다. 살고 있는 시(구, 읍, 면) 주민센터 담당 부서에 가서 간병 인정 신청을 하십시오. 모르는 것이 있으면 가까운 지역포괄지원센터라는 시설에 연락하면 가르쳐 줄 것입니다."

⬤ 데이서비스 등 공적 서비스를 권한다

데이서비스 등 공적 서비스를 권할 때는 아래와 같이 설명합니다.

> "간병을 진행하는 데 데이서비스 등을 이용하면 좋을 것입니다. 자택에 틀어박혀 있으면 치매가 진전될 뿐 아니라 가족의 부담도 커집니다. 주 1회나 2회라도 데이서비스를 이용하여 억지로라도 적극적 활동을 하게 하

면 치매 진전이 늦춰진다고 합니다. 데이서비스 이용이 가족에게는 휴가가 되기도 합니다."

◯ 복약 관리에는 가족이 관여할 것을 강조한다

약 관리 정도는 환자 혼자서 충분히 할 수 있다고 가족은 생각하기 쉽습니다. 하지만 치매, 특히 알츠하이머 치매는 기억 장애가 중심을 이루는 질환입니다. 기억 장애 때문에 1시간 전에 복약한 것을 잊어버릴지도 모릅니다. 달력에 붙여 둔 약을 복약할 때 날짜를 틀릴지도 모릅니다. 치매 진료에서는 약 관리를 환자에게만 맡겨서는 안 됩니다. 가족 또는 주위 사람들도 반드시 약 관리에 관여하는 것이 원칙이라고 생각합니다.

◯ 유능한 케어매니저를 찾는 것

간병(介護)을 하는 데는 유능한 케어매니저의 힘이 꼭 필요합니다. 유능한 케어매니저를 찾는 일의 중요성에 대해서는 이렇게 설명하면 좋을 것입니다.

"간병에 관한 사무적인 것, 예를 들면 데이서비스를 이용할 시설을 찾는다, 이용횟수를 늘린다 등의 문제에 관해서는 케어매니저가 관여하게 됩니다. 가까운 지역포괄지원센터에 상담하면 케어매니저를 찾아 주니까 상담하십시오. 케어매니저도 사람에 따라 그 능력이 다릅니다. 유능한 케어매니저는 가족의 요구와 곤란한 상태에 대해 신속히 대응해 줍니다. 유능한 케어매니저를 찾는 것은 좀처럼 쉽지 않습니다. 이렇다 할 좋은 방법은 없을지 모릅니다. 실제로 관여한 케어매니저가 어떤 사람인가를 지켜보고 나서 자신들의 기대에 미치지 못하는 경우에는 주저하지 말고 케어매니저 교체를 요구하도록 합시다."

⭕ 의료기관에 통원할 때는 반드시 가족이 동행할 것

진단할 때뿐만 아니라 진단 후 통원할 때도 반드시 가족이 동행하여 진찰을 받도록 지도하는 것이 중요합니다. 치매, 특히 알츠하이머 치매에서는 자신이 병에 걸렸다는 인식이 결여된 경우가 대부분입니다. 또한, 기억 장애와 지남력 장애가 주요 증상이기 때문에 환자 혼자 다시 와도 지난번 진찰부터 당일까지의 환자 모습을 본인에게 청취하는 것은 곤란합니다. 가령 환자가 '전혀 문제없습니다'라고 대답해도 그것이 사실인지 여부를 확인할 수 없습니다. 환자의 상태를 잘 아는 가족 또는 주위 사람이 반드시 의료기관에 동행하여 의사에게 환자의 상황을 얘기해 줄 필요가 있습니다.

Q.47

간병인이 치매를
이해하지 못할 때 어떻게 하나?

주요 간병자(예를 들면, 부부 2명이 생활하는 경우, 치매로 진전되고 있는 환자의 배우자)가 치매를 이해하지 못하거나, 이해하려고 하지 않거나, 치매를 앓고 있는 환자에게 관심이 없는 등 간병에 지장을 초래하는 사례를 자주 경험합니다. 여기서는 이런 경우의 간병자에 대한 대응을 생각해 봅시다.

원칙은 간병자의 치매에 대한 인식도가 어느 정도인지 알아내고, 그에 맞는 지도를 하는 것입니다.

○ 치매를 이해하지 못하는 간병자에 대한 대응

치매를 이해하지 못하는 간병자에게 바쁜 외래 진료 중에 충분한 시간을 들여 설명해도 효과 없이 끝나는 경우가 많은 실정입니다. 이러한 경우, 제 경험으로는 간병자의 이해력 불량이 원인인 경우가 많은 것 같습니다. 다른 동거 가족이 있는 경우에는 이해력 있는 가족을 불러 병태(病態) 등을 설명하는 게 좋을 것입니다. 이해하지 못하는 간병자 말고 마땅한 가족이 없을 때는 그 간병자에게 정기적 통원은 반드시 하도록 지도하고 있습니다(실제로는 어느 시점부터 통원하지 않게 되는 경우도 많습니다). 정기적으로 통원하는 가운데 환자가 곤란을 겪는 상황에 대해 하나하나 조언해 주는 것 말고는 방법이 없다고 생각합니다.

⬤ 치매를 이해하려고 하지 않는 간병자에 대한 대응

환자가 치매라는 것을 이해하려고 하지 않는 가족을 보면 이해력 불량은 물론이거니와 환자의 실정을 심각하게 생각하지 않거나 생각하고 싶어 하지 않는, 치매 진단을 부정하고 싶다는 생각과 치매를 받아들이고 싶지 않다는 생각 등이 배경에 있는 것 같습니다.

환자의 실정을 심각하게 생각하지 않는 간병자에게는 환자의 실정에 맞게 현재 문제점을 구체적으로 제시하면서 치매라는 것을 이해할 수 있도록 지도하는 것이 좋을 것입니다.

예를 들면, 치매인 남편을 둔 배우자에 대해서는 아래와 같이 구체적인 증상과 생활 속에서 문제를 제시하면서 병태(病態) 설명을 하는 것이 좋다고 생각합니다.

> "부인께서는 남편분이 치매가 아니라고 느끼는 것 같습니다만, 남편분은 물건 간수한 곳을 잊거나 물건을 둔 채 잊어버리고 오는 경우가 많고, 똑같은 것을 몇 번이나 물어보시죠? 이것은 알츠하이머 치매에서 종종 나타나는 증상입니다. 또 계절에 맞는 의복 선택을 못 하는 경우도 많은 것 같습니다. 즉, 생활에 지장이 있는 것입니다. 이것도 알츠하이머 치매의 특징입니다. 따라서 남편분은 알츠하이머 치매에 걸렸다고 생각해야 합니다."

치매 진단을 부정하고 싶어 하는 가족에게는 신중한 표현을 쓰면서 병명을 확실히 얘기해 주도록 하고 있습니다. 그래도 부정하는 경우에는 무리한 설득은 시도하지 않고, '치매인 경우, 어느 정도 기간이 경과하면 증상 진행 악화가 보이니 어찌 되었든 당분간 외래에서 경과를 지켜봅시다' 같은 설명을 하고 정기적으로 외래 통원하도록 지도하는 것이 좋을 것입니다.

치매라는 상태를 받아들이지 않는 간병자는 언어적 설명을 시도해도 납득시키기 곤란한 경우가 많습니다. 이 경우에는 실제로 간병을 하면서 체험을 통해 치매를 실감하게 하는 것 말고는 방법이 없는 것 같습니다.

⭕ 치매 환자에게 관심이 없는 간병자에 대한 대응

이 경우에는 치매에 관심이 없는 것보다도 치매 발증 이전부터 환자에게 관심이 없거나 환자와 사이가 좋지 않은 경우가 많은 것 같습니다. 조금이라도 환자를 생각하는 간병자나 가족이라면 치매약 복약을 돕거나 데이서비스 이용만은 하도록 지도하는 것이 좋을지 모릅니다.

한편, 전혀 관심이 없는 간병자에게는 복약을 포함하여 환자에게 도움이 되는 간병을 기대할 수 없습니다. 이 경우, 그 간병자에게 기대하지 말고 케어매니저와 간병(介護) 시설과 연계를 꾀하면서 환자 간병을 진행하는 것 말고 방법은 없다고 생각합니다.

⚫ 막다른 상황이 되지 않으면 이해하지 못하는 가족도

위에서 말씀드린 것 같은 지도·대응을 해도 치매를 이해하지 못하고, 이해하려 하지 않는 가족이 있습니다. 이런 경우, 그 당시 상황에서 치매를 바르게 이해하도록 하는 것은 곤란할 것입니다. 환자의 치매 증상이 진행·악화되었을 때 비로소 치매를 받아들이고 병태를 이해할 수 있게 될 것입니다. 즉, 막다른 상황이 되지 않으면 가족은 이해하지 못하는 것입니다.

어느 시점에서 가족의 이해를 얻지 못하면 환자나 가족에게 좋지 않은 사태로 진전될 때까지 기다리는 것도 하나의 선택지라고 생각합니다. 그리고 상황이 변했을 때는 신속하게 개입하는 것이 필요합니다.

Q.48

환자가 데이서비스 이용을 꺼리면 어떻게 하나?

치매라고 진단한 후, 환자 가족으로부터 '데이서비스와 쇼트스테이를 이용하려고 해도 (환자 본인이) 꺼리거나 거부해서 곤란을 겪고 있습니다. 어떻게 하면 좋을까요?'라는 상담을 받는 경우가 종종 있습니다. 여기서는 이런 상황의 대응·간병 지도에 대해 알아보겠습니다.

⬤ 왜 환자는 데이서비스 이용을 꺼리는가?

데이서비스나 쇼트스테이 이용을 꺼리는 환자를 관찰하면 몇 가지 유형으로 나눌 수 있을 것 같습니다. (1) 이용할 필요를 느끼지 않는다, (2) 다른 일 때문에 바빠서 안 가거나 못 간다, (3) 집단 생활이 싫다, (4) 특정 이유는 없이 단순히 가고 싶지 않다 등을 생각할 수 있습니다. 데이서비스 이용을 권할 때의 포인트 중 하나는 환자가 어느 정도 이용을 거부하고 있는지 판단하는 것입니다. 예를 들면, 환자가 완강히 거부하는 경우에는 이유를 차치하고 그 시점에서의 이용을 포기하는 것이 좋을 것입니다.

⬤ 이용의 필요성을 느끼지 않는 환자에 대한 대응

알츠하이머 치매 환자의 경우, 자신의 능력 저하에 대한 인식이 결핍되어 있기 때문에 자신이 지금까지와 마찬가지의 생활을 할 수 있다고 착각하는 경우가 많습니다. 따라서 데이서비스나 쇼트스테이 이용의 필요성을 느끼지 않는 것입니다. 주치의는 그렇게 생각하는 환자에게 데이서비스나 쇼트스테이 이용을 어떻게 권할 수 있을지 능력을 시험받게 됩니다. 저는 다음과 같이 환자에게 설명하고 있습니다.

[병명을 고지한 후의 지도]

"선생님의 병은 알츠하이머 치매입니다. 선생님 자신은 그런 인식을 하고 계시지 않을지 모르지만, 의학적으로는 알츠하이머 치매라고 판단됩니다. 알츠하이머 치매는 아무것도 하지 않으면 점점 건망증이 진행, 악화될 가능성이 높습니다. 이 이상 증상이 진행되지 않도록 하기 위해서 간병 시설에서 데이서비스 등을 이용하시기를 권해 드립니다."

[병명을 고지하지 않을 때의 지도]

"건망증이 다소 있는 것 같고, 고령이 되면 다리와 허리가 약해지는 경우도 많습니다. 두뇌 훈련과 다리와 허리 재활 치료를 목적으로 시설에서 한 번 훈련해 보시면 어떨까요? 싫으시면 그만두면 되니까 한 번 시도해 보지 않으시겠습니까? 자택에서 하루 종일 가만히 계시면 건망증이 진전되거나 다리와 허리가 약해져서 골절을 당해 거동 불능이 될지 모릅니다. 거동 불능이 되면 본인도 힘들고 가족도 힘드니까 한 번 시설에 가서 재활 치료를 하시죠."

⭕ 다른 일 때문에 바빠서 안 가거나 못 간다고 하소연하는 경우

환자가 '자신은 다른 일이나 취미 때문에 바빠서 그런 곳에 갈 여유가 없다'고 말하며 데이서비스 등의 이용을 꺼리거나 거부하는 경우에는 바쁜 게 사실이라면 억지로 데이서비스 등을 이용할 필요는 없을지 모릅니다.

자주 겪는 것은 일주일에 하루나 이틀 정도의 용무나 취미를 환자가 과장하면서 우겨대는 경우입니다. 그렇게 우기는 배경에는 '그런 곳에 가고 싶지 않다, 이용하고 싶지 않다'는 생각이 숨어 있을 것입니다. 환자의 상황을 관찰하면서 이용을 권하면 좋다고 생각합니다.

⭕ 집단생활을 꺼려서 가고 싶어 하지 않는 경우

환자에 따라서는 자신은 집단생활이 싫다, 혹은 불편해서 자택에서 혼자 있고 싶다고 호소하는 분도 있습니다. 이 경우, 여러 설득을 통해 가능한 한 시설 이용을 권하는 것은 결코 잘못된 대응이 아니라고 생각합니다. 하지만 환자의 생각과 의사를 존중하여 당분간은 자택 생활만 하도록 하는 것도 선택지의 하나일지 모릅니다. 한편, 가족은 치매가 진전되는 것을 매우 두려워합니다. 양자를 어떻게 절충시킬지가 문제가 되는데, 저는 아래와 같이 설명하고 있습니다.

"치매가 진전되지 않도록 환자가 데이서비스 등을 이용하기를 바라는 가족의 마음은 알겠습니다만, 환자는 조용한 환경에서 지내고 싶어 하는 것 같습니다. 병에 걸리기 전부터 자택에서의 차분한 생활을 좋아했을 것입니다. 치매가 되었다고 해서 곧바로 집단생활을 해야 하는 건 아닙니다. 어떤 의미에서는 데이서비스를 이용하는 것은 환자를 위해서라기보다도 가족의 정신적, 신체적 부담 경감이 주요 목적입니다. 지금은 억지로 데이서비스를 이용할 게 아니라, 당분간은 자택 생활만 하게 하면서 모습을 지켜보도록 하죠."

⭕ 특정 이유가 없는 경우

환자가 특정 이유 없이 데이서비스 이용 등을 꺼릴 때는 그 거부 정도를 판단하여 경도의 거부라면 부드럽게 이용을 권하는 게 좋을 것입니다. 거부감이 강할 때는 강요하지 말고, 자택에서 계속 생활하면서 관찰하는 것이 좋을지 모릅니다. 다른 명목을 대거나 속이는 등으로 해서 시설에 데리고 가는 방법은 피해야 합니다. 속았다는 것이 계기가 되어 데이서비스를 이용하는 것에 대해 경계심을 갖게 되기 때문입니다.

⭕ 한 번은 이용했는데 그 후 이용을 꺼리는 경우

가족의 권유로 환자가 한 번은 데이서비스를 이용했는데, 그 후 다시 가고 싶지 않다고 버틸 때 어떻게 지도하면 좋을지 생각해 봅시다. 우선 해야 할 것은 환자가 왜 재이용을 꺼리는지 그 이유를 찾는 것입니다. 예를 들면, 이용 시설에서 불쾌한 경험을 했다, 시설 분위기가 맞지 않는다, 자신과 마음이 맞지 않는 이용자가 있다 등의 이유로 환자가 재이용을 꺼릴지도 모릅니다. 꺼리는 원인을 제거하거나 개선하기 힘들 때는 환자에게 맞는다고 생각되는 다른 시설을 찾도록 지도하면 좋을 것입니다.

대응하기 가장 곤란한 것은 환자가 '시설을 이용했는데 그렇게 노망난 노인네들만 있는 곳에는 가고 싶지 않아. 나는 멀쩡하니까 가고 싶지 않다'고 고집을 피우는 경우입니다. 환자에게 병식(病識)이 없으므로 어려움이 있을 것입니다. 이 경우에는 당분간 데이서비스 이용을 중단하는 것 말고는 방법이 없습니다.

○ 이용을 강요하지 않는 것도 선택지 중 하나

데이서비스 이용의 첫 번째 목적은 환자를 위한 것이지만, 동시에 간병 가족의 신체적 · 정신적 부담 경감도 중요한 목적이라 할 수 있습니다. 가족이 어떻게든 데이서비스를 이용하도록 하고 싶어 하는 기분은 이해할 수 있지만, 환자가 아무리 설득해도 데이서비스 이용을 거부할 때는 강요하지 않는 것도 선택지 중 하나가 아니겠느냐고 저는 간병 가족에게 제안하고 있습니다. 가족의 부담은 그 시점에서는 경감되지 않지만, 환자의 생각을 존중하는 것이 더 중요하다고 생각합니다. 물론, 그 후에도 데이서비스 이용을 환자에게 적절히 권하는 것은 당연합니다.

행동심리 증상

Q.49

행동심리 증상이란?

치매에서 나타나는 행동심리 증상(行動心理症狀, BPSD: Behavioral and Psychological Symptoms of Dementa), 즉 환자에게 나타나는 행동 장애·정신 증상에 대한 대응의 구체적 사례를 제시하면서 약물요법과 비약물요법(가족에 대한 간병 지도 스킬) 방법을 해설하겠습니다.

⭘ 중핵 증상과 행동심리 증상

치매 환자에서 나타나는 임상상(臨床像)을 '중핵 증상(中核症狀)'과 '행동심리 증상(行動心理症狀)'으로 나누어 생각하면 병태(病態)를 이해하기 쉬워 진료가 원만하게 진행되는 경우가 많다고 할 수 있습니다.

'중핵 증상'은 신경세포 괴사가 직접 원인이 되어 나타나는 증상입니다(그림 69). 예를 들어 알츠하이머 치매의 중핵 증상은 기억 장애입니다. 물건 간수한 곳을 잊어버리거나 물건을 둔 채 잊어버리고 온다, 같은 말을 몇 번이나 한다, 약속한 것을 잊어버린다 같은 것이 대표적 증상입니다. 그 외에는 지남력 장애와 실어(失語), 실행(失行), 실인(失認), 실행(實行) 기능 장애 등이 중

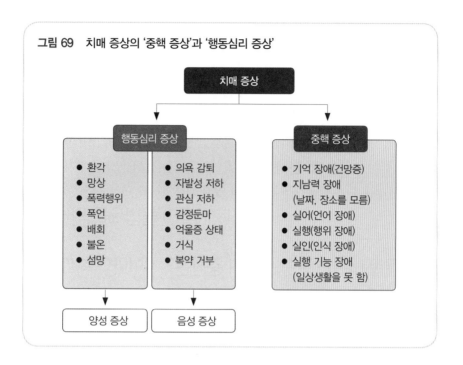

그림 69　치매 증상의 '중핵 증상'과 '행동심리 증상'

핵 증상에 포함됩니다. 실행(實行) 기능 장애란 목표를 정해 실제로 적절한 행동을 하는 기능에 장애가 있는 것을 가리킵니다.

중핵 증상은 치매의 원인 질환에 따라 다릅니다. 지금까지 설명한 바와 같이 알츠하이머 치매에서는 기억 장애가 중핵 증상의 근간이 되지만, 혈관성 치매에서는 실행(實行) 기능 장애, 루이소체 치매에서는 변동하는 인지 기능 장애와 환각, 파킨슨 증상이 그에 해당합니다.

한편, '행동심리 증상'은 중핵 증상에 부수하여 파생하는 것으로, 다양한 병태를 보입니다. 행동심리 증상이 활발하게 나타나는 환자도 있고, 별로 두드러지지 않은 환자도 존재합니다. 행동심리 증상은 모든 환자에게 반드시 발생하는 것은 아닙니다. 환자의 발병 전 성격과 환경 요인, 신체 질환, 가족과의 관계 등 많은 배경 요인에 좌우되어 출현하는 것입니다.

행동심리 증상은 이전에는 '문제 행동'이라고 불렸으나, 이 용어는 부적절하다는 의견으로 인해 현재는 '행동심리 증상' 또는 '행동 장애 · 징신 증상', '주변 증상', 국제노인정신의학회에서 제창된 'Behavioral and Psychological Symptoms of Dementia[1]'(치매의 행동과 심리 증상), 줄여서 BPSD 등의 용어를 사용해야 한다고 이야기합니다. 저는 행동심리 증상 또는 행동 장애 · 정신 증상이라는 용어를 종종 사용합니다. BPSD라는 용어를 고령 환자나 간병 가족에게 사용하기에는 조금 위화감이 있기 때문입니다.

○ 종종 나타나는 행동심리 증상은?

그림 70은 재택 생활을 하는 치매 환자에게 나타나는 행동심리 증상의 종류와 출현 빈도 조사 결과[2]를 나타낸 것입니다. 망상(아마도 도난 망상이 대부분)과 공격적 언동(폭언과 위협), 수면 장애, 환각, 배회, 억울증, 불안, 간

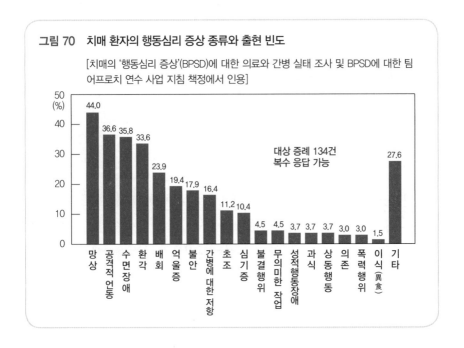

그림 70 치매 환자의 행동심리 증상 종류와 출현 빈도

[치매의 '행동심리 증상'(BPSD)에 대한 의료와 간병 실태 조사 및 BPSD에 대한 팀 어프로치 연수 사업 지침 책정에서 인용]

대상 증례 134건
복수 응답 가능

- 망상 44.0
- 공격적 언동 36.6
- 수면장애 35.8
- 환각 33.6
- 배회 23.9
- 억울증 19.4
- 불안 17.9
- 간병에 대한 저항 16.4
- 초조 11.2
- 심기증 10.4
- 불결행위 4.5
- 무의미한 작업 4.5
- 성적행동장애 3.7
- 과식 3.7
- 상동행동 3.7
- 의존 3.0
- 폭력행위 3.0
- 이식(異食) 1.5
- 기타 27.6

병에 대한 저항 등이 재택 치매 환자에게 종종 나타나는 행동심리 증상임을 알 수 있습니다.

표 44는 이 조사에서 각 행동심리 증상이 나타나는 빈도의 정도를 정리한 것입니다. 예를 들면, 50명의 환자에게 망상이 나타나며, 매일 호소하는 환자가 28명, 일주일에 수차례 호소하는 경우가 15명으로, 양쪽을 합치면 90%에 가까운 환자가 매일 혹은 일주일에 수차례 망상을 호소하는 것을 알 수 있습니다. 한 달에 1회 정도의 망상 호소라면 간병 가족에게 "참으세요"라고 지도할 수 있지만, 집요한 망상 호소가 매일 나타난다면 간병 가족의 정신적 부담은 상당할 것입니다. 이러한 관점에서도 의사는 행동심리 증상에 대한 적절한 지도 스킬을 확실히 습득해 두는 것이 중요합니다.

---

1) Finkel SI, et al. Int Psychogeriatr. 1996;8:497-500.
2) 재단법인 치매예방협회, 치매의 '행동심리 증상'(BPSD)에 대한 의료와 간병 실태 조사 및 BPSD에 대한 팀 어프로치 연수 사업 지침 책정 조사보고서(2008)

표 44　각 행동심리 증상이 나타나는 빈도의 정도

[치매의 '행동심리 증상'(BPSD)에 대한 의료와 간병 실태 조사 및 BPSD에 대한 팀 어프로치 연수 사업 지침 제정에서 인용]

	하루 1회 이상	일주일에 수차례	한 달에 수차례	월 1회	없음	미응답	계
망상	28	15	4	1	0	2	50
공격적 언동	32	8	2	1	0	4	47
환각	23	14	1	1	0	1	40
수면 장애	16	21	2	0	0	1	40
배회	14	5	3	1	0	2	25
불안	12	6	1	0	0	0	19
간병에 대한 저항	9	5	0	0	0	3	17
항우울	8	4	1	0	0	0	13

⬤ 행동심리 증상은 치매의 중증 정도와 관련 없는 경우가 많다

행동심리 증상은 치매가 진전되면 출현하기 쉽고, 경도 단계에서는 잘 출현하지 않는다고 생각하는 선생님들이 계실지 모릅니다. 하지만 행동심리 증상 출현이 치매 중증도와 반드시 관련되어 있지 않아 보입니다.

그림 71은 제가 소속된 야치요병원 치매질환의료센터에서 진찰받은 초진 알츠하이머 치매 환자 219명을 대상으로 행동심리 증상 출현 빈도를 MMSE로 평가한 중증도에 따라 검토한 결과입니다. 옅은 오렌지색 막대그래프는 MMSE가 20점 이상인 경도 그룹, 회색 막대그래프는 10점에서 19점을 보이는 중등도 그룹, 빨간색 막대그래프는 9점 이하의 고도 그룹을 나타내고 있습니다. 행동심리 증상은 (1) 중증도가 진전됨에 따라 증가하는 행동심리 증상과, (2) 중증도에 관련 없이 출현하는 행동심리 증상 등 2가지로 크게 나뉘는 듯합니다. 전자에는 망상 및 불안, 무관심, 이상 행동이 있으며, 후자에는 환각 및 흥분, 우울증, 탈억제, 이자극성(易刺戟性)이 포함됩니다.

⬤ 행동심리 증상에 대한 대응 원칙

행동심리 증상에 관해 가족으로부터 상담 받을 때부터 해결까지의 흐름을 그림 72에 나타냈습니다. 의사가 우선 해야 할 것은 환자에게 나타나는 행동심리 증상의 병태(病態)를 가족에게 알기 쉽게 설명하는 것입니다.

예를 들면, 물건을 훔쳤다고 환자에게 의심 받는 며느리 중에는 '오래 함께 살아온 내가 왜 이런 심한 소리를 들어야 하는데!', '왜 어머님은 이런 아무 근거 없는 트집을 잡으실까?'라고 생각하고 있는 사람이 많습니다. 도난 망상

그림 71　중증도 별로 본 행동심리 증상 출현 빈도(NPI로 검토)

(야치요병원 치매질환의료센터에서 진찰 받은 초진 알츠하이머 치매 환자 219명:
남 80명, 여 139명)

(1) 중증도가 진전됨에 따라 증가하는 행동심리 증상

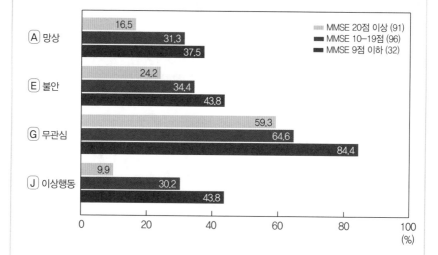

(2) 중증도에 관련 없이 출현하는 행동심리 증상

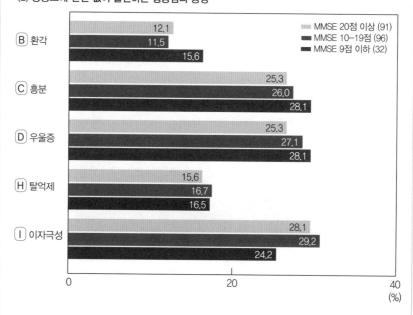

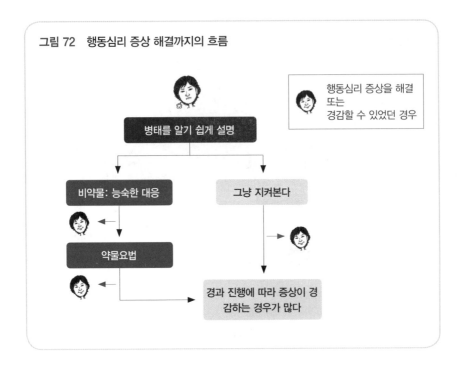

그림 72 행동심리 증상 해결까지의 흐름

행동심리 증상을 해결
또는
경감할 수 있었던 경우

병태를 알기 쉽게 설명

비약물: 능숙한 대응

그냥 지켜본다

약물요법

경과 진행에 따라 증상이 경
감하는 경우가 많다

자체에 곤란을 겪는 것이 아니라, 왜 이런 상태를 보이는지 몰라서 당황하는
경우가 많습니다.

병태(病態)를 정확히 이해할 수 있게 되면 간병 가족에 따라서는, "증상이
그런 거라면 어쩔 수 없네요. 잠시 지켜보겠습니다."라며 현재의 병태를 받아
들일지도 모릅니다. 또 비약물요법 및 약물요법으로 진행하는 경우에도 가족
이 병태를 정확히 이해해 두는 것은 필요한 일입니다.

다음 단계로 비약물요법, 바꿔 말하면 능숙한 간병, 적절한 대응에 관해 지
도하게 되는데, 이 영역이 1차 진료의 선생님들에게는 익숙하지 않은 분야일
지 모릅니다. 바쁜 외래 진료 때는 한 명의 환자와 그 가족에게 진료시간이 충
분하지 않은 경우도 있습니다. 치매 진료에서는 이 비약물요법이 가장 큰 비

중을 차지하는 영역이기도 합니다. 비약물요법이 효과를 보이지 않을 때 비로소 약물요법을 병용하도록 합니다.

단, 행동심리 증상에 따라서는 환자와 간병 가족이 신체적 위험을 겪을 우려가 있거나 간병 가족이 포기하기 직전인 경우도 있을 수 있습니다. 그런 때에는 처음부터 약물요법을 시작하는 것도 틀리지 않다고 생각합니다. 환자와 간병 가족의 상태, 생활환경 등을 생각하여 사례에 따라 대응하는 것이 바람직하다고 할 수 있습니다. 실제로는 약물요법으로 효과를 기대할 수 있는 행동심리 증상은 그렇게 많지 않습니다.

실제 임상에서는 간병 가족이 병태(病態)를 이해하고, 적절한 비약물요법, 약물요법을 써도 행동심리 증상을 해결 또는 경감할 수 없는 경우가 많지 않을까요? 예를 들면, 도난 망상으로 인해 며느리를 범인이라고 확신하고, 환자가 하루 종일 따라다니며 비난하는 경우 등에는 유효한 대책을 세우기 어렵습니다. 아무리 해도 행동심리 증상을 해결할 수 없을 때, 저는 아래와 같이 가족에게 설명합니다.

> "치매에서 나타나는 행동심리 증상은 몇 년 지나면 없어지거나 경감되는 경우가 많다고 합니다. 환자에게 나타나는 상태를 지금 바로 개선하는 것은 좀처럼 어려울 것 같습니다. 하지만 치매에서는 곤란한 증상이 평생 계속되는 경우는 적습니다. 몇 년 지나면 가족을 괴롭힌 곤란한 증상이 경감되는 경우도 많습니다. 그것은 증상이 개선되기 때문이 아니라, 오히려 치매가 진전되어 곤란한 증상을 일으킬 기력이 없어지기 때문입니다. 조금 느긋하게 간병을 계속할 수는 없으신가요?"

⬤ 약물요법은 어떤 행동심리 증상에 유효한가?

약물요법을 기대할 수 있는 행동심리 증상은 그렇게 많지는 않습니다. 바꿔 말하면, 간병 가족으로부터 상담받는 많은 행동심리 증상에 대해 유효한 약제는 없는 게 현실이라고 할 수 있습니다. 예를 들면, 배회와 무단 외출, 귀가 욕구, 간병에 대한 저항 같은 증상에 유효한 약물요법은 없다는 것입니다.

그림 73은 사용하는 향정신약(항정신병약, 항우울증약, 항간질약, 항불안약)과 표적이 될 수 있는 행동심리 증상을 나타낸 것입니다. 항정신병약은 환각과 망상 같은 정신병 증상과 폭력행위, 이노성(易怒性)에 효과를 기대할 수 있습니다. 항우울증약은 우울증·억울증과 초조감, 불안 증상 등에 대해 사용하는 경우가 많습니다. 특히 진정작용이 강한 항우울증약은 야간 섬망과 야간 불온 상태 개선을 목적으로 사용하면 좋을 것입니다. 항간질약은 항정신병약을 사용할 정도는 아닌 이노성과 폭력행위에 사용합니다. 항정신병약을 사용

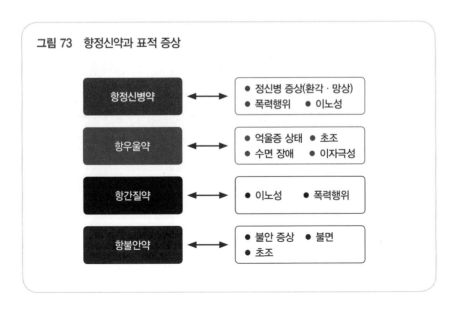

그림 73 향정신약과 표적 증상

항정신병약	⟷	● 정신병 증상(환각·망상) ● 폭력행위 ● 이노성
항우울약	⟷	● 억울증 상태 ● 초조 ● 수면 장애 ● 이자극성
항간질약	⟷	● 이노성 ● 폭력행위
항불안약	⟷	● 불안 증상 ● 불면 ● 초조

하고 싶지 않거나 사용에 익숙하지 않은 선생님들에게는 항경련약이 사용하기 쉬울지 모릅니다. 항불안약은 불안 증상과 불온, 차분함을 잃은 상태, 경도 치매 환자에게 나타나는 불면 등에 유효성을 기대할 수 있습니다. 하지만 항불안약은 치매가 중간 정도에서 고도로 진전된 환자의 불면에 효과를 기대하기는 어렵지 않을까 생각합니다. 그런 사례에는 진정 효과가 강하고 작용 기전이 다른 약제를 선택하는 게 좋을지 모릅니다.

Q.50

행동심리 증상에 향정신약을 사용할 때의 주의점은?

치매 진료에서는 치매 치료제와 함께 향정신약을 능숙하게 사용할 수 있게 되면 진료의 폭이 넓어집니다. 환자에게 나타나는 행동 장애·정신 증상(행동심리 증상)을 경감하기 위해서는 능숙한 간병과 적절한 대응 같은 소위 비약물요법이 최우선으로 선택되어야 할 것입니다. 하지만 실제 임상에서는 비약물요법만으로 가족과 간병 직원이 곤란을 겪는 문제를 해결할 수 없습니다. 오히려 선생님들의 외래에서 진찰 받은 가족과 간병 직원은 비약물요법에 한계를 느끼는 경우가 많지 않을까요?

치매 환자에게 향정신약을 사용하는 것의 옳고 그름에 관해 많은 논의가 있는 것은 사실입니다. 여기에서는 그 점에 관해서는 깊이 파고들지 않고, 실제 임상에서의 향정신약 사용법, 부작용 발현을 최소한으로 억제하는 방법, 그리고 무엇보다 환자 본인에게 피해를 주지 않는 사용법에 관하여 제 나름의 생각을 말씀드리고자 합니다.

○ 표적이 되는 행동심리 증상과 사용 약제를 일치시킨다

향정신약(항정신병약, 항우울증약, 항간질약, 항불안약)을 사용할 때 가장 중요한 것은 표적이 되는 행동심리 증상과 사용하는 약제를 매치시키는 것입니다. 예를 들면, 환각과 망상, 폭력행위에 대해 효과를 기대할 수 있는 약제는 항정신병약입니다. 이러한 증상을 경감시키기 위해 항불안약을 사용하는 선생님들을 가끔 보게 되는데, 환각과 망상, 폭력행위에 대해 항불안약을 투여해도 효과를 기대할 수 없습니다. 그뿐 아니라, 벤조디아제핀계 항불안약에는 항콜린 작용이 있어 섬망과 넘어짐 등을 일으킬 가능성이 있으므로 행동심리 증상을 악화시킬 수도 있습니다.

향정신약을 사용하는 경우에는 표적이 되는 증상에 효과를 기대할 수 있는 약제를 적절히 선택해야 합니다. **그림 74**는 제가 생각하는 향정신약과 표적 증상의 관계를 나타낸 것입니다. 환각과 망상, 폭력행위, 이노성 등에는 항정

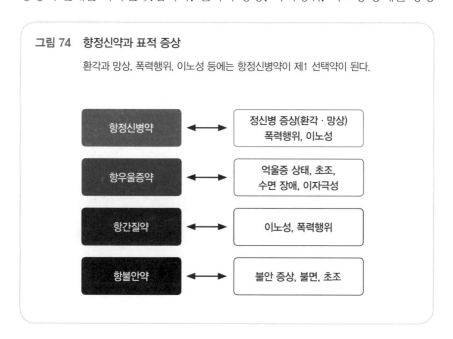

그림 74 향정신약과 표적 증상

환각과 망상, 폭력행위, 이노성 등에는 항정신병약이 제1 선택약이 된다.

항정신병약	⟷	정신병 증상(환각 · 망상) 폭력행위, 이노성
항우울증약	⟷	억울증 상태, 초조, 수면 장애, 이자극성
항간질약	⟷	이노성, 폭력행위
항불안약	⟷	불안 증상, 불면, 초조

신병약이 제1 선택약입니다. 항우울증 상태와 초조, 수면 장애에는 항우울증
약을 사용하면 효과를 기대할 수 있습니다. 폭력행위와 이노성 경감에 항정신
병약을 사용하고 싶지 않거나 그 밖의 약제를 선택하고 싶을 때는 감정 안정
작용이 있는 항간질약을 사용합니다. 항불안약은 불안증과 불면, 가벼운 정도
의 초조 등을 경감하는 데 도움이 됩니다.

⭕ 향정신약을 사용할 때의 원칙

표 45는 향정신약 사용 시의 원칙을 나타낸 것입니다. 어떤 약제(특히 항정
신병약)도 아주 소량에서 시작하여 환자가 나타내는 증상의 추이를 주의 깊게
관찰하면서 조금씩 늘려가면 좋을 것입니다. 치매 진료에서는 각 약제의 첨
부 문서에 써 있는 용법·용량에 얽매일 필요는 없습니다. 대상이 되는 환자
에는 고령자가 많다는 점, 아주 소량으로도 임상 효과를 발현하는 경우가 많
다는 점, 환자 스스로가 유해 사상에 대해 얘기하지 못하는 경우가 많다는 점
등이 그 이유입니다. 반복되는 이야기지만, 향정신약은 아주 소량에서 시작하

표 45   향정신약을 사용할 때의 원칙

아주 소량에서 시작하여 조금씩 증량한다

처방 일수는 3일에서 5일분이 원칙

안 좋은 증상(경면(傾眠)이나 전도(轉倒) 등)을 항상 확인

항정신병약은 허가 외 사용이라는 것을 설명한다

감량을 거쳐 중지할 수 없는지 항상 생각하며 사용한다

여 점진적으로 늘려가는 것이 원칙입니다.

또한, 향정신약을 처방할 경우, 예를 들면 2주분을 처방하는 등 장기 처방을 피해야 합니다. 3~5일, 길어도 1주일 처방으로 해야 할 것입니다. 단기간 처방을 함으로써 빈번하게 환자의 상황을 파악할 수 있게 되어 환자에게 발생하는 좋지 않은 증상을 조기 발견할 수 있기 때문입니다. 추체외로 증상(파킨슨 증상)과 경면(傾眠)이나 전도(轉倒) 같은 유해 사상의 발현이 없는지 항상 관찰하는 것을 잊지 않도록 해야겠습니다.

최근, 정신과 영역에서 치료의 주류가 되는 비정형 항정신병약은 향정신약 중에서도 비교적 추체외로 증상(錐體外路症狀) 출현이 적다고 합니다. 단, 치매 진료에서는 고령자가 많으므로 비정형 항정신병약 사용에도 주의가 필요합니다. 항정신병약의 유해 사상으로 발현한 추체외로 증상으로 인해 동작 완만이 나타나서 넘어지고 골절을 당해 거동 불능이 되는 것은 최악의 케이스입니다. 또한, 항정신병약이 원인이 되어 연하 곤란이 생겨 그것이 오연성 폐렴을 일으킨 사례도 관찰됩니다.

많은 경우, 향정신약은 행동심리 증상으로 곤란을 겪고 있는 가족과 간병 직원을 위해 사용합니다. 따라서 향정신약의 최적 용량은 가족과 간병 직원이 어떻게든 감내할 수 있다고 생각하는 용량에서 멈춰야 할 것입니다. 그리고 가족이나 간병 직원의 부담이 경감된 시점에서 가능한 한 감량하고, 최종적으로는 중지하는 것을 염두에 둡니다.

○ 항정신병약은 적응 외 사용!

일부 약제는 조울증의 조증과 우울증 등에 적응(허가)이 확대되어 있지만,

향정신약 중 항정신병약은 주로 통합실조증 치료에 적응을 취득한 약제군입니다. 항정신병약을 치매 환자에게 사용할 때에는 환자 및 가족에게 적응 외 사용이라는 것을 설명할 필요가 있습니다.

환자와 가족이 허가된 적응증 외 사용에 대해 납득한 경우에도 보험 청구 시에 병명 등을 어떻게 기재하느냐는 문제가 남습니다. 기본적으로는 허가된 '조현병'이라는 병명을 기재해야 하지만, 리스페리돈(상품명 리스페달 외)과 쿠에티아핀(상품명 세로쿠엘 외)에 관해서는 아래와 같은 규칙이 있습니다.

2011년 9월 28일에 공표된 사회보험 진료수가지불기금의 '제9차 심사정보 제공사례'에 따르면, '기질적 질환에 동반하는 섬망·정신운동 흥분상태·이 노성', '파킨슨병에 동반하는 환각'에 대해 리스페리돈과 쿠에티아핀을 처방한 경우, 해당 사용 사례를 심사에서 인정한다고 공포했습니다. 즉, 치매에 동반한 섬망과 흥분, 이노성, 공격성, 폭력행위 등에 대해 리스페리돈과 쿠에티아핀을 사용해도 심사에서 사정(査定)받지 않게 되었다는 것입니다. 이 2개 약제를 사용할 때는, 가령 '알츠하이머 치매에 동반한 정신운동흥분', '혈관성 치매에 동반한 이노성' 같이 진단명을 덧붙이면 좋을 것입니다. 단, 비정형 항정신병약이라도 이 2개 이외의 약제에 관해서는 이 규칙이 적용되지 않으므로 주의하십시오.

○ 티아프리드를 능숙하게 사용하는 요령

1차 진료의 선생님들이 자주 처방하여 사용에 익숙해져 있다고 해도 좋을 향정신약 중 하나가 티아프리드(국내 생산 중단)라고 생각합니다. 저의 외래에 소개 받아 진찰 받는 환자 중에도 티아프리드를 처방받은 분이 종종 계십니다. 하지만 제 인상으로는 1차 진료의 선생님들이 처방하시는 티아프리드의 1일 처방량이 너무 많은 것으로 느껴집니다. 1일 75~150mg 3회 분할 복용 처방이 대부분인데, 실제로는 1일 25~50mg 1회 복용으로 충분히 임상 효과를 기대할 수 있습니다.

그림 75는 제가 티아프리드를 처방하는 순서를 나타낸 것입니다. 첫 투약 시에는 25mg 정을 저녁 식사 후 또는 취침 전에만 복약하도록 하고, 효과가 충분하지 않은 경우에 50mg으로 증량합니다. 경면이나 휘청거림, 진정 등 유해 사상이 출현할 가능성이 있으므로 아침 식사 후나 점심 후 복약은 피하도록 합니다. 티아프리드에는 세립도 있어, 세립으로 처방하는 경우에는 10mg 에서 시작하고 그 후 10mg씩 점차 늘려가는 선택지도 생각할 수 있습니다.

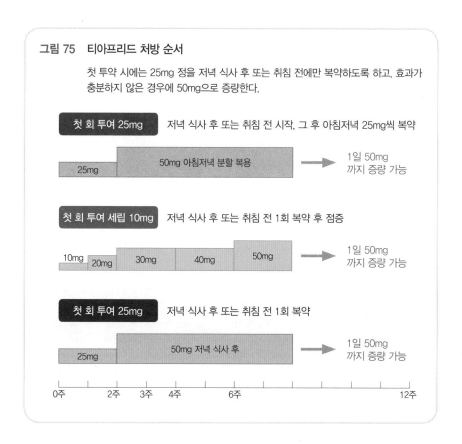

그림 75 티아프리드 처방 순서

첫 투약 시에는 25mg 정을 저녁 식사 후 또는 취침 전에만 복약하도록 하고, 효과가 충분하지 않은 경우에 50mg으로 증량한다.

첫 회 투여 25mg 저녁 식사 후 또는 취침 전 시작, 그 후 아침저녁 25mg씩 복약

| 25mg | 50mg 아침저녁 분할 복용 | → 1일 50mg 까지 증량 가능 |

첫 회 투여 세립 10mg 저녁 식사 후 또는 취침 전 1회 복약 후 점증

| 10mg | 20mg | 30mg | 40mg | 50mg | → 1일 50mg 까지 증량 가능 |

첫 회 투여 25mg 저녁 식사 후 또는 취침 전 1회 복약

| 25mg | 50mg 저녁 식사 후 | → 1일 50mg 까지 증량 가능 |

0주   2주   3주 4주   6주   12주

Q.51

행동심리 증상에 항정신병약을 능숙하게 사용하기 위해서는?

항정신병약이라는 말을 들으면, 제1 세대의 정형 항정신병약인 할로페리돌(상품명 세레네이스 외)과 클로르프로마진(상품명 윈터민 외)이 높은 유용성을 갖는 한편, 침 흘림과 보행 장애, 동작 완만 같은 강한 부작용도 있어서 1차 진료의 선생님들 중에는 항정신병약 사용에 주저하는 분도 많지 않을까요? 하지만 치매 진료 중에 행동심리 증상이 두드러진 환자, 특히 망상과 환각, 폭력행위 등이 활발한 환자에게는 아무래도 항정신병약을 사용할 수 밖에 없습니다. 항정신병약을 능숙하게 사용할 수 있게 되면 치매 진료 스킬은 현격히 향상됩니다.

치매 진료에서 항정신병약을 사용할 때, 편리성과 약효, 부작용이라는 관점에서 비정형 항정신병약이라고 불리는 약제군을 선택해서 사용하는 것이 가장 좋습니다. 치매 진료에서 종종 사용하는 비정형 항정신병약은 리스페리돈(상품명 리스페달 외) 및 쿠에티아핀(상품명 세로쿠엘 외), 올란자핀(상품명 자이프렉사) 등일 것입니다. 아래에서 사례를 제시하면서 그 사용 요령을 해설하겠습니다.

○ 리스페리돈 처방 순서

치매 진료에서 사용하는 리스페리돈 처방 절차를 **그림 76**에 나타냈습니다. 첫 회 사용량을 0.5mg 또는 1mg으로 하여 저녁 식사 후 또는 취침 전 복약에서 시작합니다. 환자의 상태를 관찰하면서 0.5mg씩 점차 늘려갑니다. 1일 최대량을 2mg 전후로 설정하면 좋지 않은 증상의 출현은 보다 적어질 것입니다.

❶ 경면이나 휘청거림이 출현할 위험성이 있으므로 가능한 한 저녁식사 후나 취침 전 복약에 한정하는 것이 중요합니다.

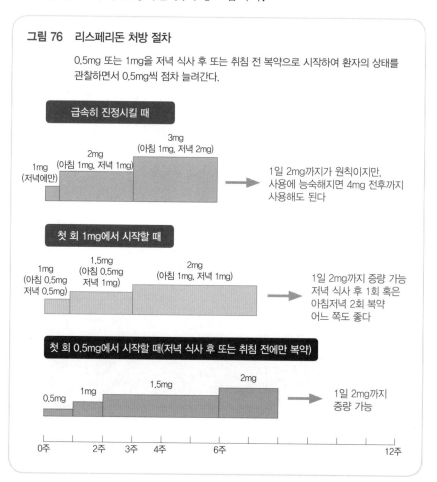

그림 76　리스페리돈 처방 절차

0.5mg 또는 1mg을 저녁 식사 후 또는 취침 전 복약으로 시작하여 환자의 상태를 관찰하면서 0.5mg씩 점차 늘려간다.

급속히 진정시킬 때

1mg
(저녁에만)

2mg
(아침 1mg, 저녁 1mg)

3mg
(아침 1mg, 저녁 2mg)

1일 2mg까지가 원칙이지만, 사용에 능숙해지면 4mg 전후까지 사용해도 된다

첫 회 1mg에서 시작할 때

1mg
(아침 0.5mg
저녁 0.5mg)

1.5mg
(아침 0.5mg
저녁 1mg)

2mg
(아침 1mg, 저녁 1mg)

1일 2mg까지 증량 가능
저녁 식사 후 1회 혹은
아침저녁 2회 복약
어느 쪽도 좋다

첫 회 0.5mg에서 시작할 때(저녁 식사 후 또는 취침 전에만 복약)

0.5mg

1mg

1.5mg

2mg

1일 2mg까지
증량 가능

0주　　2주　3주　4주　　　6주　　　　　　12주

❷ 다른 비정형 항정신병약에 비해 연하 장애나 추체외로 징후가 출현하기 쉬우므로 복약 시작 후 연하 및 운동 기능에 관해 충분히 주의하도록 합시다.

❸ 복약 거부 환자의 경우에는 액제도 있으므로 된장국 등에 섞어 복약시키는 선택지도 생각할 수 있습니다(이 방법의 옳고 그름은 논외로 합니다). 하지만 액제를 사용할 경우, 찻잎 추출 음료(홍차, 우롱차, 일본차 등)와 섞으면 반응이 일어나 함량이 저하되기 때문에 이러한 음료로 희석하지 않도록 합니다.

사례 43

84세, 남성, 알츠하이머 치매.

현재의 문제점은 성적 일탈 행위이다. 고령의 심장병을 앓는 아내에게 성적 관계를 강요하고 하룻밤 내내 성적 요구를 해서 아내는 피폐해 있다. 아내의 신체적 부담이 파탄 직전이어서 리스페리돈 2mg을 저녁 식사 후 복약하기 시작했다. 그 결과 성적 일탈 행위는 거의 없어졌으나, 하루 종일 멍하니 있는 상태(과진정)가 되어서 1정으로 줄이고 경과를 보고 있다.

리스페리돈 (국내 생산 제품)

리페리돈정 0.5, 1, 2mg 환인제약
리페리달정 0.5, 3mg 동국제약
리스달정 1, 2, 3mg 한림제약
리스펜오디정 1, 2mg 명인제약
리스펜정 0.5, 1, 2mg 명인제약
리스프리정 1, 2mg 일동제약
리스피돈오디정 1, 2mg 한미약품
리소페린정 1, 2mg 제일약품

○ 쿠에티아핀 처방 순서

쿠에티아핀의 표적 증상은 리스페리돈과 마찬가지로 환각과 망상, 폭력행위, 이노성 등입니다. 저의 경험으로는 쿠에티아핀 단독 또는 (비)벤조디아제핀계 수면약과의 병용으로 야간 수면 장애와 행동 장애에 대해 비교적 양호한 임상 효과를 확인하는 사례가 많이 있습니다. 첫 회 복약량으로 12.5mg 또는

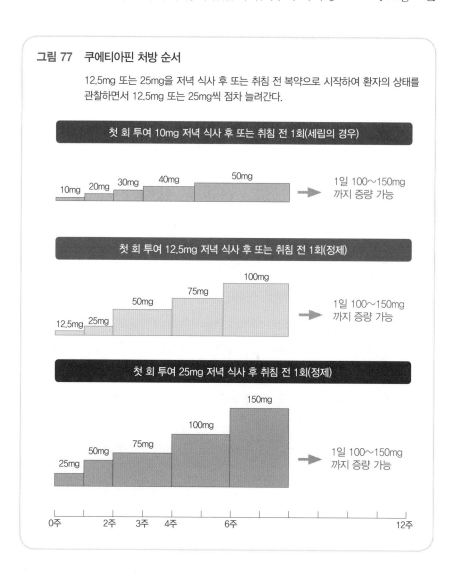

그림 77 쿠에티아핀 처방 순서

12.5mg 또는 25mg을 저녁 식사 후 또는 취침 전 복약으로 시작하여 환자의 상태를 관찰하면서 12.5mg 또는 25mg씩 점차 늘려간다.

첫 회 투여 10mg 저녁 식사 후 또는 취침 전 1회(세립의 경우)

10mg 20mg 30mg 40mg 50mg → 1일 100~150mg 까지 증량 가능

첫 회 투여 12.5mg 저녁 식사 후 또는 취침 전 1회(정제)

12.5mg 25mg 50mg 75mg 100mg → 1일 100~150mg 까지 증량 가능

첫 회 투여 25mg 저녁 식사 후 취침 전 1회(정제)

25mg 50mg 75mg 100mg 150mg → 1일 100~150mg 까지 증량 가능

0주　2주　3주　4주　6주　　12주

25mg을 저녁 식사 후 또는 취침 전 복약부터 시작합니다. 환자의 상태를 관찰하면서 12.5mg 또는 25mg씩 점차 늘려갑니다. 1일 복약량을 100mg 전후로 설정 가능하다면 좋지 않은 증상의 출현은 더 적어지라 생각합니다(**그림 77**).

❶ 리스페리돈과 마찬가지로 경면이나 휘청거림이 발생할 가능성이 있으므로 처음 복약을 시작할 때는 저녁 식사 후 또는 취침 전에 복약하도록 합니다. 익숙해진 단계에서는 아침저녁 식후에 나누어 복약해도 좋을 것입니다.

❷ 당뇨병 환자에게는 금기이므로 처방할 때는 당뇨병 유무와 그 기왕력을 반드시 확인해 주십시오.

❸ 야간 수면 장애에 대해서, 수면약만으로는 효과가 충분하지 않을 경우에 쿠에티아핀을 병용하면 수면·진정 효과를 기대할 수 있는 경우가 많은 것 같습니다.

· ·

사례 44

88세 여성, 알츠하이머 치매. 대퇴골 경부 골절로 45일 입원하고, 퇴원 후에 그때까지 이용하던 요양원 이용을 계속 거부당해서 다른 시설을 이용하기 시작했다. 하지만 그곳에서 야간 불온, 폭력행위가 빈번히 나타나고, 때로는 울타리와 벽을 두드려 양손에 내출혈이 발생한 적도 있다. 무단으로 병상을 이탈해 휠체어를 타고, 음료수를 바닥이나 벽에 던지는 행동도 하여 간병 시설에서 진료를 의뢰했다.

환경 변화로 인한 야간 섬망 가능성이 있다고 생각하여 쿠에티아핀 25mg을 저녁 식사 후에 복약하도록 하고, 최면 효과가 없다면 브로티졸람(상품명 렌돌민, 0.25mg) 1정을 취침 전에 추가 복약하도록 지시하였다.

2주 후 시설 직원의 얘기로는 쿠에티아핀 복약만으로 숙면하고, 얌전하고,

침착하게 되었다고 하여 그 후 상태를 보면서 쿠에티아핀도 중지하도록 얘기해 주었다.

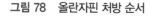

쿠에티아핀 (국내 생산 제품)

스무디핀정 100mg 한미약품
큐티핀정 25mg 일동제약
쿠에타핀정 100mg 환인제약
카세핀정 25, 200mg 한림제약

그림 78   올란자핀 처방 순서

첫 회 복약량으로 2.5mg을 저녁 식사 후 또는 취침 전 복약부터 시작한다.

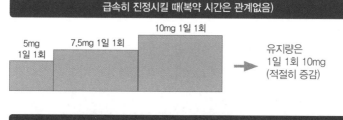

급속히 진정시킬 때(복약 시간은 관계없음)

10mg 1일 1회

5mg
1일 1회

7.5mg 1일 1회

유지량은
1일 1회 10mg
(적절히 증감)

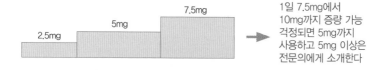

정제로 시작할 때(저녁식사 또는 취침 전 복약)

2.5mg

5mg

7.5mg

1일 7.5mg에서
10mg까지 증량 가능
걱정되면 5mg까지
사용하고 5mg 이상은
전문의에게 소개한다

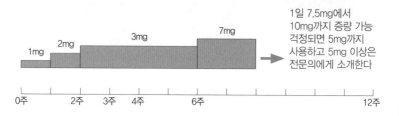

세립으로 시작할 때(저녁 식사 후 또는 취침 전 복약)

1mg

2mg

3mg

7mg

1일 7.5mg에서
10mg까지 증량 가능
걱정되면 5mg까지
사용하고 5mg 이상은
전문의에게 소개한다

0주   2주   3주 4주   6주   12주

⬤ 올란자핀 처방 순서

올란자핀의 표적 증상은 위에 언급한 2개의 항정신병약과 마찬가지로 환각과 망상, 폭력행위, 이노성 등입니다. 저는 야간 행동 장애에 대해서 종종 단일제로 사용하고 있습니다. 첫 회 복약량으로 2.5mg을 저녁 식사 후 또는 취침 전 복약부터 시작합니다(경우에 따라서는 1.25mg부터 시작합니다). 1일 복약량을 5mg으로 설정한다면 유해 사상 발현은 적을 것입니다(**그림 78**). 5mg으로 임상 효과가 나타나지 않을 때는 치매 전문 의료기관이나 정신신경과에 상담하는 것이 좋을 것입니다.

❶ 경면이나 진정 효과를 기대할 수 있으므로, 야간 수면 장애와 행동 장애에 단일제 또는 (비)벤조디아제핀계 수면약과 병용하여 사용합니다.

❷ 쿠에티아핀과 마찬가지로 당뇨병 환자에게는 금기입니다. 올란자핀은 아주 소량으로도 혈당치가 수백mg/dL까지 급격히 증가하는 경우가 있으므로 주의가 필요합니다.

❸ 경면이나 휘청거림과 같은 좋지 않은 증상이 출현할 가능성이 있으므로 복약은 저녁식사 후 또는 취침 전에 한정하여 사용합니다. 주간 복약은 피합시다.

올란자핀 (국내 생산 제품)
자이레핀정 10mg 환인제약 **싸이렉사정** 10mg 종근당 **뉴로자핀정** 5mg 명인제약

(사례 45)

74세 남성, 알츠하이머 치매. 66세 때에 알츠하이머 치매 진단을 받아 현재 리바스티그민과 메만틴을 처방받고 있다.

2개월 전부터 이노성과 폭력행위가 악화됐다. 단기 보호시설에서 난폭하게 굴어 이용을 거부당했다. 간병 가족에게도 폭언, 폭력행위가 빈번했다. 예를 들어 목욕을 시키려고 하면 때리려고 덤빈다. 가족으로부터 폭력행위를 어떻게 좀 해 달라는 요청이 있었다.

폭력행위 경감을 기대하고 올란자핀 2.5mg을 저녁 식사 후 복약을 시작했다. 시작 1주일 후 재진할 때, 가족은 "지난 1주일은 얌전하고, 목욕을 도와줄 때 딱 한 번 저항했지만, 그다지 문제가 되지는 않았다. 간병 시설에서도 곤란한 일은 없고, 주간 보호 이용도 문제가 없다"라고 말했다. 5주 후 진찰에서는 올란자핀 시작 후 화내는 일이 없어져 차분해지고, 넘어지지 않고 산책할 수 있다는 것도 확인되었다. 증상 개선이 이루어졌으므로 올란자핀을 중지하고 상태를 지켜보도록 얘기했다.

●●

⚪ 항정신병약 사용의 옳고 그름

항정신병약은 사용에 익숙한 정신과 의사만 사용해야 한다고 주장하는 선생님도 계십니다. 하지만 저는 사용 원칙을 확실히 지키고 신중하게 사용한다면, 어떤 의사가 사용해도 좋다고 생각합니다. 그 때 중요한 것은 소량에서 시작하여 신중히 효과를 지켜보고, 점진적으로 늘리거나 줄여간다는 것을 항상 유념하는 것입니다.

약제 사용이 환자에게 불이익이 되어서는 안 되며, 불필요하게 항정신병약을 사용하는 것은 엄중하고 신중해야 합니다. 저는 1차 진료나 비전문의 선생님들도 부디 항정신병약 사용에 능숙해지셔서 적정한 처방을 하실 수 있기를 바랍니다.

Q.52

행동심리 증상에 대한 항간질약 처방 순서와 주의점은?

항간질약은 이노성과 흥분으로 대표되는 감정 장애의 안정화를 기대할 수 있는 약제군입니다. 항정신병약 사용을 주저하시는 선생님들은 비슷한 약효를 기대할 수 있는 항간질약을 사용하면 좋습니다. 단, 환각과 망상에 대해 항간질약은 효과를 기대할 수 없으므로 주의하십시오.

항간질약 가운데 어떤 것을 선택하느냐는 어려운 문제지만, 저는 주로 카르바마제핀이나 발프로산을 사용하도록 하고 있습니다. 또한, 저 자신이 사용한 경험은 없지만, 2013년에 발매된 프레가발린(상품명 리리카)도 치매에서 나타나는 행동심리 증상에 유효할 가능성이 있습니다. 프레가발린에 대해서는 저의 사용 경험을 말씀드릴 수 없지만, 사용법과 주의점 등에 대해 설명하겠습니다.

⬤ 카르바마제핀(상품명 테그레톨 외) 처방 순서

카르바마제핀을 사용할 때는 첨부 문서에 기재된 처방량(1일 양으로 200~400mg)에서 시작하면 경면이나 휘청거림 같은 유해 사상이 나타나기 쉽습니다. 그 때문에 고령 치매 환자에게 사용할 때에는 세립으로 50mg 또는

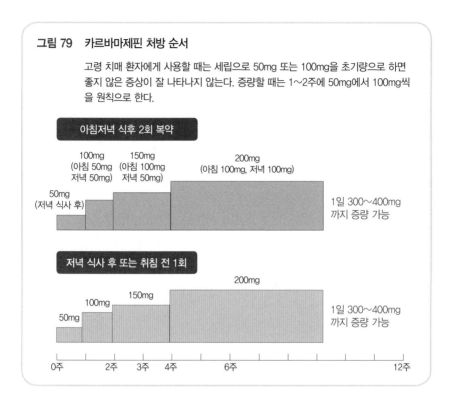

그림 79　카르바마제핀 처방 순서

고령 치매 환자에게 사용할 때는 세립으로 50mg 또는 100mg을 초기량으로 하면 좋지 않은 증상이 잘 나타나지 않는다. 증량할 때는 1~2주에 50mg에서 100mg씩을 원칙으로 한다.

아침저녁 식후 2회 복약

50mg
(저녁 식사 후)

100mg
(아침 50mg
저녁 50mg)

150mg
(아침 100mg
저녁 50mg)

200mg
(아침 100mg, 저녁 100mg)

1일 300~400mg
까지 증량 가능

저녁 식사 후 또는 취침 전 1회

50mg

100mg

150mg

200mg

1일 300~400mg
까지 증량 가능

0주　2주　3주　4주　6주　12주

100mg을 초기량으로 합니다(**그림 79**).

증량할 때도 1~2주에 50mg에서 100mg씩을 원칙으로 합니다.

1일 유지량은 200mg에서 300mg 전후가 타당하리라 생각합니다. 이 용량으로 효과가 나타나지 않을 때는 그 이상 증량해도 카르바마제핀에 의한 개선은 기대할 수 없는 경우가 많으므로 다른 약제로 변경하는 것을 고려해도 좋을 것입니다.

●●●

사례 46

75세 남성, 알츠하이머 치매. 이노성이 두드러지고 야간에 큰소리를 내서 곤란하다고 하여 진찰받았다. 카르바마제핀 50mg을 저녁 식사 후 복약으로 시작하여 100mg, 150mg, 200mg으로 증량해 갔다. 이노성은 개선 경향을 보였으나, 아내가 '기운이 넘치고 큰소리를 내서 견딜 수 없다'고 호소해서 아침 식사 후에도 200mg을 추가했다. 그 결과 경면이 나타나고, 낮 동안 죽 늘어져 있는 경우가 많고, 밥공기도 들지 못하는 상태가 되어버렸다. 그 후에는 아침 식사 후 100mg, 저녁 식사 후 200mg으로 이노성 조절을 계속하고 있다(**그림 80**).

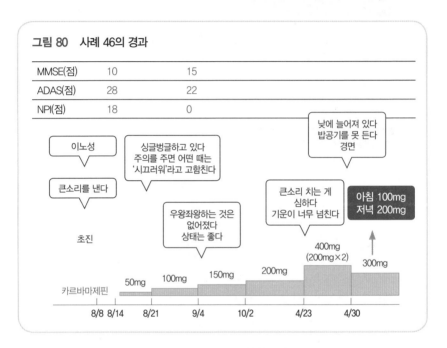

그림 80 사례 46의 경과

MMSE(점)	10	15
ADAS(점)	28	22
NPI(점)	18	0

	국내 생산 제품

카르바마제핀 (국내 생산 제품)

에필렙톨정 100mg 환인제약   **부광티모닐서방정** 300mg 부광약품
카마제핀씨알정 200, 300mg 명인제약   **대화카르바마제핀정** 200mg 대화제약
카마제핀정 200mg 명인제약   **카마제핀씨알정** 200, 300mg 명인제약
에렙틴정 200mg 대원제약

○ 발프로산(상품명 데파킨 외) 처방 순서

발프로산을 사용할 때는 간병 가족의 복약 부담 경감을 위해 1일 1회 복약

으로 충분한 서방정을 선택하는 게 좋을 것입니다. 저는 첫 회 200mg에서 시작하여 환자의 상태를 보면서 1~2주에 100mg 또는 200mg씩 증량하도록 하고 있습니다(**그림 81**). 드물게, 발프로산 복약으로 현저한 식욕 저하가 나타나는 환자를 경험합니다. 시작 후에는 환자의 경구 섭취량에 주의가 필요합니다.

발프로산 (국내 생산 제품)

에필람정 200mg 삼진제약
바렙톨서방정 300mg 환인제약
바로인에이연질캡슐 500mg 한림제약
오르필서방정 300mg 부광약품

발핀연질캡슐 250, 500mg 명인제약
올트릴정 200, 300mg 명인제약
발핀연질캡슐 250mg 명인제약

(사례 47)

81세 남성, 알츠하이머 치매. 화를 잘 내고(이노성), 자신이 한 행동을 하지 않았다고 완강하게 부정해서 가족이 곤란을 겪고 있다. 진단 후에 도네페질이 처방되어 처음에는 비교적 감정의 안정화가 나타났다. 하지만 약을 먹지 않으면 '심기가 불편해지고', '마음에 들지 않으면 물건을 가족에게 집어던지는' 등의 행동 장애가 나타나서 발프로산 400mg을 아침 식사 후 복약하기 시작했다. 그 결과 화를 내는 상태는 오래 지속되지 않게 되었다. 가족이 '이

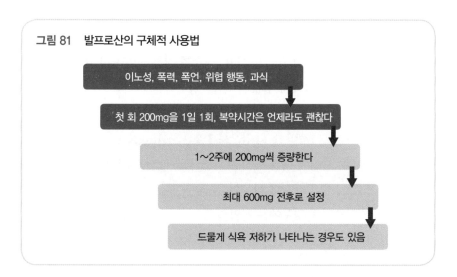

그림 81 발프로산의 구체적 사용법

이노성, 폭력, 폭언, 위협 행동, 과식

↓

첫 회 200mg을 1일 1회, 복약시간은 언제라도 괜찮다

↓

1~2주에 200mg씩 증량한다

↓

최대 600mg 전후로 설정

↓

드물게 식욕 저하가 나타나는 경우도 있음

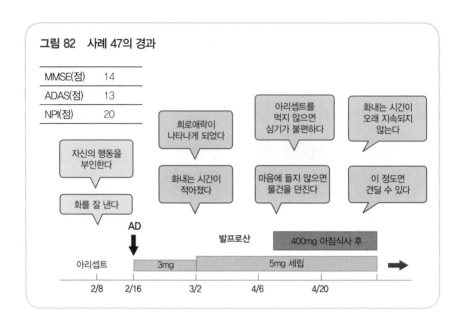

그림 82 사례 47의 경과

MMSE(점)	14
ADAS(점)	13
NPI(점)	20

- 자신의 행동을 부인한다
- 화를 잘 낸다

- 희로애락이 나타나게 되었다
- 화내는 시간이 적어졌다

- 아리셉트를 먹지 않으면 심기가 불편하다
- 마음에 들지 않으면 물건을 던진다

- 화내는 시간이 오래 지속되지 않는다
- 이 정도면 견딜 수 있다

AD

발프로산   400mg 아침식사 후

아리셉트   3mg   5mg 세립

2/8   2/16   3/2   4/6   4/20

것으로 어느 정도 견딜 수 있다'고 하므로 재택 간병을 계속할 수 있는 양에서 멈추기로 하였다(**그림 82**).

○ 클로나제팜(상품명 랜드센, 리보트릴) 처방 순서

저 자신은 클로나제팜을 치매 환자에게 나타나는 이노성과 흥분 등의 감정 장애에 사용한 경험은 그리 많지 않지만, 렘수면 행동 장애(RBD)를 보이는 환자에게 사용하면 임상 효과를 얻을 수 있는 경우가 많습니다.

첨부 문서에는 '클로나제팜 첫 회 양으로 1일 0.5~1mg을 1~3회로 나누어 경구 투여한다. 이후, 증상에 따라 최적 효과를 얻을 때까지 서서히 증량한다. 유지량은 1일 2~6mg을 1~3회에 나누어 경구 투여한다'고 기재되어 있는데, 그대로 사용하면 고령자의 경우에는 경면(傾眠)이 나타나 다음 날 아침 일어나지 못하는 경우가 많으므로 더 적은 양에서 시작하는 게 좋다고 생각합니다.

저는 초기 투여량으로 0.3mg(1,000배산이므로 0.3g으로 기재)을 저녁 식사 후나 취침 전 복약에서 시작하여 0.2mg씩 점점 늘려가도록 하고 있습니다. RBD에는 0.5mg 정도부터 효과를 발휘하는 경우가 적지 않습니다. RBD에 대한 최적 용량은 '악몽을 꾸지 않게 되었다', '큰소리를 내는 게 줄었다', '꿈을 꾸지 않고 숙면할 수 있게 되었다' 같은 증상이 보일 때로 봅니다.

클로나제팜 (국내 생산 제품)

환인클로나제팜정 0.5mg 환인제약
리보트릴정 0.5mg 한국로슈

⬤ 프레가발린(상품명 리리카) 처방 순서

프레가발린의 허가 용도는 '신경 장애성 동통'과 '섬유근 통증에 동반하는 동통'입니다. 하지만 약효의 범위를 생각해 볼 때, 항간질약과 마찬가지로 이노성과 흥분 등 감정 장애에 효과를 기대할 수도 있다고 생각됩니다. 유해 사상으로 경면과 휘청거림, 부종이 나타나는 경우가 있으므로 주의는 필요합니다.

25mg, 75mg, 150mg 캡슐이 있는데, 치매 행동심리 증상에 사용할 때는 25mg을 선택하는 게 좋을 것입니다. 우선, 1캡슐을 저녁 식사 후 또는 취침 전에 복약하도록 합니다. 그 후, 경과를 보면서 1일 1회 25mg씩 증량합니다. 100mg 정도까지는 유해 사상에 주의하면서 저녁 식사 후 또는 취침 전에 한정하여 복약을 진행하는 것이 좋을 것입니다.

프레가발린 (국내 생산 제품)

뉴로카바피지캡슐 75, 150mg 삼진제약
가바뉴로서방정 150, 300mg 한림제약
가바뉴로캡슐 50, 75, 150, 300mg 한림제약
가바리카캡슐 100, 150, 300mg 종근당
광동프레가발린캡슐 75, 150mg 광동제약
뉴리카캡슐 75, 150, 300mg 동아에스티
레프리카캡슐 25, 50, 75mg 보령바이오파마

Q.53

행동심리 증상에 어떻게 대응하나? 사례 1

구체적 사례를 바탕으로 약물요법 및 비약물요법(가족에 대한 간병 지도 스킬)의 구체적 방법을 해설하겠습니다.

(사례 48)

감정 장애, 공격성이 두드러지는 알츠하이머 치매, 87세 여성

표적 증상 : 감정 장애, 공격성

아들 가족과 동거를 시작한 4년 전까지는 다른 현에서 알츠하이머 치매를 앓고 있는 남편을 간병했다.

1년 전 남편이 사망한 무렵부터 화를 잘 내고, 동거하는 며느리에게 물건을 집어던지고, 자기 생각이 전달되지 않으면 주위에 화풀이하게 되었다. 자기 생각에 대한 믿음이 확고부동하고, 감정 기복이 두드러진다. "죽은 남편이 있는 곳으로 가고 싶어, 죽고 싶어"라고 말하며 주위를 곤란하게 한다. 같은 말을 몇 번이나 하는 경우가 많다. 물건 간수한 곳을 잊어버리거나 물건을 둔 채 잊어 버리고 오는 경우가 빈번하며, 하루 종일 물건을 찾는다. 요개호(要介護)2(노인 장기요양 2등급과 비슷)로 인정되어 주5일 주간 서비스를 이용하고 있다. 신체 적으로는 보행기를 밀며 걷고 있는데 확실한 소증상(巢症狀)은 없다.

신경심리검사에서 HDS-R은 23점, MMSE는 19점, 치매 행동심리 증상을 측정하는 검사인 NPI(Neuropsychiatric Inventory)에서는 흥분과 우울증, 탈억제가 두드러진다.

●●

⭕ 초진 시의 진단과 그 후의 치료 방침

감정 장애, 공격성이 두드러진 알츠하이머 치매로 진단되었습니다. 치매는 확실하지만, HDS-R과 MMSE로 평가한 인지 기능 장애는 아직 경도 단계입니다. 행동심리 증상이 활발한 알츠하이머 치매라고 보고 그 후의 치료 방침을 생각하겠습니다.

⭕ 비약물요법의 포인트

❶ 우선 중요한 것은 현재의 병명과 병태(病態)를 가족에게 알기 쉽게 설명하는 것입니다. 가족이 병태를 정확히 이해하는 것이 능숙한 간병, 적절한 대응을 위한 첫걸음입니다.

임상 진단은 알츠하이머 치매로, 알츠하이머 치매에는 활발한 행동심리 증상이 두드러지지 않은 얌전한 유형과 가족이나 주위가 곤란을 겪는 망상과 폭력행위, 배회 같은 활발한 행동심리 증상이 두드러지는 유형으로 크게 나뉜다는 것을 얘기해 주도록 합니다.

❷ 일상생활 가운데 어떤 상황일 때 환자가 감정 장애와 공격성을 보이는지 가족에게 물어보도록 합니다. 대응의 기본은 환자가 화를 내거나 공격성

을 보이는 상황을 파악하고 그 상황을 가능한 한 피하는 것입니다.

❸ 환자에 따라서는 감정 장애와 이노성의 원인을 찾을 수 없는 경우도 종종 경험합니다. 예를 들면, 이 사례에서는 온천에 데리고 갔는데 탕에 들어가 있을 때는 매우 온화했지만, 탕에서 나온 직후에 "이런 곳에는 오고 싶지 않았어!"라며 고함을 친 적이 있다고 합니다. 가족은 왜 갑자기 고함을 쳤는지 짚이는 게 없다고 말합니다.

이와 같이 환자가 나타내는 행동 장애 · 정신 증상에서 특정 원인을 찾을 수 없는 경우도 많기 때문에 집요하게 가족에게 원인을 생각하도록 요구하는 것은 적절한 대응이 아닙니다.

❹ 환자와 공격 대상이 된 가족을 물리적으로 분리하는 대응도 유효합니다. 예를 들면, 환자가 주간 보호시설 등을 이용하도록 하는 등의 방법입니다.

이 사례에서는 이미 주 5일 주간 보호시설을 이용하고 있으므로 이것을 계속하도록 지도합니다. 때에 따라서는 단기 보호시설 이용도 생각하도록 얘기해주면 좋을 것입니다.

❺ 환자의 언동과 행동에 가족이나 주위 사람들이 휘둘리지 않도록 유념하는 것도 필요하다고 얘기해 주도록 합시다. 가까이 있는 사람은 환자의 이노성에 대해 아무래도 감정적인 대응을 하게 되는 경향이 있습니다. 조금 거리를 두고 환자와 접하면 좋을 텐데, 좀처럼 그런 대응을 하지 못하는 경우가 많습니다. 환자의 언동과 행동에 휘둘리지 않도록 지도하면 좋을 것입니다(직접 간병하는 가족은 좀처럼 그렇게 하지 못하지만).

⬤ 약물요법의 포인트

❶ 약물요법 선택지로 치매 치료제인 메만틴(상품명 메마리) 또는 항간질약, 항정신병약, 한방약인 억간산을 들 수 있습니다.

❷ 이 사례에서는 치매 진전 억제 효과와 함께 환자의 행동과 감정, 언동을 안정시킬 가능성도 있는 메만틴을 제1 선택약으로 했습니다.

⬤ 그 후 경과

    메만틴을 20mg으로 증량한 후, 2개월이 지나도 환자의 감정 장애와 공격성 경감 효과는 보지 못했습니다. 갑자기 흥분상태가 되어 근처의 둑에 올라가 강에 뛰어들려고 하는 행동도 보였다고 합니다.

    가족의 정신적 부담이 크므로 항정신병약인 쿠에티아핀(상품명 세로쿠엘 외)의 병용을 시작하였습니다. 25mg 정을 1일 2정 처방하고, 우선 1정만 저녁 식사 후 복약하도록 지시했습니다. 1주일 계속해도 효과가 없을 때는 2정으로 증량하도록 얘기해 주었습니다.

⬤ 쿠에티아핀 처방 요령

❶ 그림 83에 쿠에티아핀 처방 순서를 나타냈습니다. 휘청거림과 경면 등이 발현할 가능성이 있으므로 낮에는 복약을 피하고, 1일 1회 저녁 식사 후 또는 취침 전 복약을 원칙으로 합니다.

❷ 병상(病像)의 추이를 보면서 1주일 전후에 25mg씩 증량해 가도록 합니

다. 1일 복약량을 100mg 전후로 설정하면 좋다고 생각합니다. 소량에서 시작히여 조금씩 증량하고 싶은 경우에는 미세한 조절이 가능한 세립 조제가 적합합니다.

쿠에티아핀 (국내 생산 제품)

스무디핀정 100mg 한미약품
큐티핀정 25mg 일동제약
쿠에타핀정 100mg 환인제약
카세핀정 25, 200mg 한림제약

그림 83 쿠에티아핀 처방 순서

저녁 식사 후 또는 취침 전 복약이 원칙. 환자의 상태를 보면서 1주일 전후에 25mg 씩 증량해 간다.

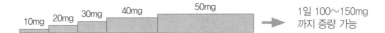

첫 회 투여 10mg 저녁 식사 후 또는 취침 전 1회(세립의 경우)

1일 100~150mg 까지 증량 가능

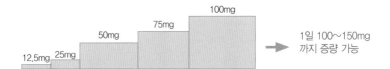

첫 회 투여 12.5mg 저녁 식사 후 또는 취침 전 1회(정제)

1일 100~150mg 까지 증량 가능

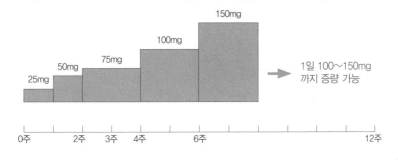

첫 회 투여 25mg 저녁 식사 후 또는 취침 전 1회(정제)

1일 100~150mg 까지 증량 가능

Q.54

행동심리 증상에
어떻게 대응하나?
사례 2

앞에 이어서 이번에도 구체적 사례를 바탕으로 치매에서 나타나는 행동심리 증상에 대한 약물요법 및 비약물요법(가족을 위한 간병 지도 스킬)에 대해 설명하겠습니다.

. . . .

사례 49

주야 역전이 두드러진 알츠하이머 치매, 90세 여성

표적 증상 : 수면 장애(주야 역전)

86세 때에 알츠하이머 치매라고 진단받았으나, 치매 치료약 처방은 받지 않았다.

건망증 외래에 환자를 데리고 온 아들에 따르면, 최근 수면 각성 패턴이 이상해져서 2, 3일간 전혀 안 자고, 그 후 3일간은 대부분 자는 상태를 반복하고 있다고 한다. 근처 병원에서 리스페리돈(상품명 리스페달) 0.5mg과 라멜테온(상품명 로제렘) 1정을 처방받아서 저녁 식사 후에 복약하고 있는데, 1, 2시간 자고나서 심야에 일어나 새벽까지 소란을 피운다. "어떻게 밤에 재울 수 없을까요?"라는 상담이었다. 문진에서는 자신의 나이도 대답하지 못했다. 반년 전에 주치 의원에서 시행한 HDS-R은 8점이었다.

. . . .

⬤ 초진 시 진단과 그 후 치료 방침

4년 전에 알츠하이머 치매라고 진단받았으나 적극적인 치료를 받지 않은 사례입니다. 치매는 고도로 진전되어 있으며, 이에 동반하여 수면 각성 리듬이 붕괴되어 극단적으로 불규칙한 수면 각성 장애를 초래하고 있다고 판단됩니다. 심야에 소란을 피우므로 가족 전원이 숙면하지 못하여 정신적 부담이 큰 상태입니다. 조속히 환자의 수면 장애(주야 역전)를 치료하기 위하여 대책이 필요한 사례라고 할 수 있습니다.

⬤ 비약물요법으로는...

❶ 원칙적으로는 수면 각성 리듬 정상화를 목적으로 간병 지도를 하면 좋을 것입니다. 가족에게 밤에 재우기보다 낮 동안의 활동성을 높이도록 강조하는 것이 중요합니다. 낮 동안 가족이 활동을 유도하고 주간 보호시설 등을 이용하게 함으로써 가능한 한 환자를 재우지 않도록 유의합니다. 이 사례에서는 이미 주 5회 주간 보호시설을 이용하고 있으므로 계속 이용하도록 얘기해 줍니다.

❷ 이 사례에서는 치매가 고도로 진전되어 불규칙한 수면 각성 장애를 보이므로 '아침에 일정 시간 기상', '오전 중 일광욕', '낮잠은 20분 이내' 같은 수면 위생 교육 시행은 거의 불가능하다고 생각합니다. 설사 가족이 권해도 환자가 받아들이기 곤란할 것입니다. 비약물요법만으로는 이 사례의 문제가 해결되지 않는다고 판단됩니다.

○ 약물요법을 생각한다

❶ 수면 장애에 대해 효과를 기대할 수 있는 약제는 (비)벤조디아제핀계 수면약과 멜라토닌 수용체 작동약, 오렉신 수용체 길항약, 진정효과가 강한 항우울증약, 항정신병약 등입니다. 90세라는 연령을 생각하면 항콜린 작용이 강한 벤조디아제핀계 수면약은 선택하기 어려운 상황입니다.

이 사례에서는 이미 멜라토닌 수용체 작동약인 라멜테온과 항정신병약인 리스페리돈이 처방되어 있지만, 효과가 나타나지 않는다고 판단됩니다. 연령을 생각하면 진정효과가 강한 항우울증약과 항정신병약도 제1 선택약으로 해서는 안 될 것입니다.

❷ 저는 이 사례와 같이 고령 알츠하이머 치매 환자에게 수면 장애가 문제가 되는 사례에는 우선 메만틴(상품명 메마리)을 시도하는 경우가 많습니다.

메만틴은 환자의 행동과 감정, 언동의 안정화를 기대할 수 있는 약제입니다. 환자에 따라서는 약간의 경면이 나타나므로 수면 장애와 야간 행동 장애가 두드러진 환자에게는 좋은 효과를 보일 것으로 생각합니다.

메만틴을 처방할 때 이 사례와 같이 고령 치매 환자의 경우에는 5mg 단계에서 수면 장애 개선을 기대할 수 있지만, 동시에 반대로 좋지 않은 증상을 야기할 가능성도 있습니다. 가족에게는 곤란한 일이나 복약을 계속해야할지 고민이 되면 연락하도록 얘기해 두는 것이 중요합니다.

○ 그 후 경과

초진 후 메만틴을 처방하고, 저녁 식사 후에 복약하도록 지시했습니다. 가족에 따르면, 오후 7시에 메만틴 5mg을 복약 후, 환자는 곧바로 잠이 들어 야간에 각성하여 소란을 피우는 일이 전혀 없어졌다고 합니다. 다음 날에는 깨우면 일어나지만, 아침 식사 후에 다시 잠이 들고, 주간 보호시설에서도 경면이 많다고 합니다. 하지만 가족은 지금까지 1시간마다 환자 때문에 억지로 깨던 일을 생각하면 현재 상태가 훨씬 부담이 적다고 말하고 있어 현재 메만틴 5mg으로 경과를 보고 있습니다.

◯ 메만틴 처방 요령

❶ 메만틴 처방 순서에 특별한 요령은 없습니다. 5mg에서 시작하여 1주일에 5mg씩 증량합니다. 원칙적으로 유지량은 20mg이지만, 항치매 효과와 함께 수면 장애에 사용할 때는 환자의 연령과 병상(病像)을 고려한 유지량을 생각하도록 해야겠습니다.

❷ 이 사례와 같이 고령 치매 환자에게 사용할 때는 소량으로도 효과가 나타나는 경우가 적지 않습니다. 표적이 되는 행동 장애 · 정신 증상이 줄어들고, 간병 가족의 신체적, 정신적 부담이 가벼워진 단계의 용량에서 멈추는 것도 선택지의 하나라고 할 수 있습니다.

❸ 복약 시작 시에 나타나는 부작용으로 경면과 부동성 현기증에 주의할 것과 억제 효과가 지나치게 나타난 결과 과진정이 될 가능성을 항상 염두에 두고 경과를 지켜보는 것이 중요합니다.

메만틴 (국내 생산 제품)	
글리빅사정 10mg 대웅바이오	메만틸정 10mg 제일약품
메만틴정 5mg, 10mg (구강 붕해정) 환인제약	펠로정 10mg 명인제약
환인메만틴오디정 10mg 환인제약	메만틴정 10mg 화이자
동화메만틴정 10mg 동화약품	메만토정 10mg 일동제약
마모빅사정 10mg 아주약품	

Q.55

행동심리 증상에 어떻게 대응하나? 사례 3

> 사례 50

불륜 망상으로 가족이 곤란을 겪고 있는 알츠하이머 치매, 82세 여성

표적 증상: 망상(불륜 망상)

건망증 외래에 진찰받으러 오기 8개월 전부터 "집 안에 모르는 사람이 와 있다", "자신이 이전부터 마음에 두고 있던 A씨가 며느리와 바람을 피우고 있다", "두 사람은 영혼으로 맺어져 있어 다른 사람에게는 보이지 않는다"고 말하기 시작했다. 격분해서 심야에 쿵쿵 벽을 두드리는 행동 장애도 보인다.

정신과 병원에서 루이소체 치매라고 진단 받아 리스페리돈(상품명 리스페달) 1mg을 처방받았으나 동작 완만이 나타났다. 3주 후에 0.5mg으로 감량되었지만 현재는 자력 보행을 못해 자택에서 기어서 이동하고 있다.

10년쯤 전부터 외출하고 싶어 하지 않는 상태였다. 건망증은 두드러지지 않고, 증상의 동요성도 없다. 당뇨병 기왕력이 있다.

신경학적으로는 휠체어에 의존하는 상태로, 양쪽 하지에 중간 정도 근 경축이 보인다. 상지 근 긴장에 이상은 없고, 떨림도 보이지 않는다. HDS-R은 13점.

• •

며느리와 실제 존재하지 않는 사람이 바람을 피우고 있다는 불륜 망상이 주

요 증상이며, 치매가 의심되는 사례입니다. 치매 가운데 루이소체 치매가 의심되며, 병력에 따르면 10년 전부터 활발함이 감퇴하여 집안에서도 몇 미터밖에 걷지 않는 상태였다고 하는데, 파킨슨 증상이라고 생각해야 할지 판단이 어렵습니다(DATScan은 건강형이었습니다).

이 경우, 알츠하이머 치매가 진행된 사례 또는 루이소체 치매라고 생각하고 치료를 하면 좋을 것입니다. 특히, 이 사례에서는 가족이 곤란을 겪고 있는 망상의 경감을 최우선으로 하는 것이 타당한 방침이라고 생각합니다.

◯ 비약물요법은 어떻게 하나?

❶ 우선 가족에게 현재 병태(病態)를 알기 쉽게 설명합시다. 망상은 정정이 불가능한 잘못된 확신이므로 환자의 호소를 정정하거나 설득하는 식의 대응은 부적절하다는 것을 가족에게 지도하는 것이 필요합니다. 환자가 호소하는 망상에 대해 가족이 허용할 수 있는 범위라면 경청하는 자세가 중요하다고 얘기해 주도록 합니다.

❷ 간병에 관한 많은 서적에서는 '망상을 부정하면 안 된다. 긍정적인 경청이 중요하다', '망상에 대해서는 긍정도 부정도 하지 말고 경청해야 한다' 등으로 기재되어 있습니다. 저는 이런 생각에 반드시 찬성하지 않습니다. 망상 내용에 따라서는 당연히 부정해야 하고, 또는 부정하는 게 좋다고 생각하고 있습니다.

예를 들면, 이웃 사람이 자택에 침입해서 물건을 훔쳐 간다는 등의 망상을 부정하지 않으면 그 후의 상황이 더욱 악화할지 모릅니다(이웃 사람에게 주먹을 휘두른다, 경찰에 신고한다 등). 부정하는 게 좋은 망상은 확고하게 부정하도록 가족에게 지도해야 한다고 생각합니다.

❸ 간병 가족의 정신적 부담이 크거나 환자 자신 또는 주위 사람에게 신체적 위험성이 클 때에는 비약물요법과 함께 약물요법을 시작하는 것을 주저하면 안 된다고 생각합니다.

⭕ 약물요법 방침은?

❶ 이 사례에서는 이미 리스페리돈이 처방되어 있지만, 이전부터 존재하던 운동 장애가 더 악화된 것이 분명합니다. 추체외로 징후가 발현되고 있으므로 우선 리스페리돈을 중지하는 것이 타당하다고 생각합니다. 치매로 인해 나타나는 망상의 경감에는 비정형 항정신병약의 유효성을 기대할 수 있는데, 이 사례에서는 리스페리돈으로 인해 좋지 않은 상태를 보인다는 점, 당뇨병이 있다는 점에서 약제 선택이 어렵습니다. 당뇨병 기왕력이 있기 때문에 쿠에티아핀과 올란자핀은 사용 금기입니다.

❷ 지금까지 치매 치료제를 처방한 적이 없기 때문에 항치매 효과와 함께 환자의 행동과 감정, 언동의 안정화도 기대하여 메만틴을 처방하는 선택지를 생각할 수 있습니다. 메만틴은 우선적으로 망상을 억제하는 약제는 아니지만, 사례에 따라서는 망상 증상이 경감될 때도 있을지 모릅니다.

⭕ 그 후 경과는…

리스페리돈을 중지하고 메만틴 5mg을 저녁 식사 후 복약하기 시작하였습니다. 2주 후, 리스페리돈 중지로 동작 완만은 개선되고, 표정에 생기가 생겼습니다. 또한, 망상 증상도 없어졌습니다. 이노성도 없어지고, 기분 좋은 나날이 계속되고 있다고 합니다.

하지만 메만틴을 시작한지 4개월 후, 가족(며느리)으로부터 "눈꼬리가 올라가 표정이 무섭다", "망상 속 남성이 나타나 저와 노닥거리고 있다고 하면서 물건을 던진다", "심야에 저희 침실에 와서 제가 있는 걸 확인한다", "대화가 이루어지지 않는다", "짜증내며 큰소리를 쳐서 밤에 잘 수 없다"는 호소를 들었습니다.

간병 가족이 심야에 잠을 못 자고, 망상 재연으로 가족의 부담이 크기 때문에 메만틴을 계속하면서 그 외 약제를 선택하여 증상 경감을 꾀해야 하리라 생각합니다. 당뇨병이 있으므로 항정신병약 선택지의 폭은 한정됩니다. 과거 사용에서 좋지 않은 상태를 보였기 때문에 처방에 약간 불안을 느꼈지만, 리스페리돈을 0.5mg부터 재개했습니다.

1주 후, 이노성은 경감했지만, 망상 증상에 변화는 없어서 1mg으로 증량할 것을 지시했습니다. 그 후, 며느리가 있는 것을 확인하는 행동에는 변화가 나타나지 않았지만, 망상 증상과 혼잣말은 사라졌습니다. 신체적으로는 리스페리돈 재개 전과 변화는 없으므로 일단 안심이지만, 조기에 감량하면서 중지하는 방향으로 진행하는 게 좋을 것입니다.

⬤ 이 사례에서 사용한 치료약 처방의 요령

❶ 메만틴은 망상 경감에 반드시 효과가 있는 것은 아니지만, 제 경험으로는 환자에 따라 망상의 현저한 경감 및 소멸을 기대할 수 있으므로 항치매 효과와 함께 우선적으로 사용해야 할 약제라고 생각합니다.

메만틴으로 망상이 일시적으로 경감했다가 재연됐을 때는 항정신병약을 사용하지 않을 수 없는 경우가 많은 것 같습니다. 항정신병약을 사용할 때는 당뇨병 유무가 약제 선택 기준의 하나가 되는 것은 당연합니다.

❷ 리스페리돈을 사용할 때에는 우선 저녁 식사 후 0.5mg 복약으로 시작합니다. 첫 회 0.5mg으로 1~2주일 경과를 주의 깊게 관찰하도록 해야겠습니다. 표적 증상의 추이를 관찰하면서 0.5mg씩 증량해 나가다 1일 양을 2mg 전후로 설정하면 좋을 것입니다(**그림 84**).

❸ 리스페리돈은 정형 항정신병약에 비해 빈도는 적은 편이지만, 비정형 항정신병약 중에서는 가장 추체외로 징후가 출현하기 쉬운 약제라고 합니다. 표정 부족과 동작 완만, 연하 장애, 이전도성(易轉倒性) 등이 보일 때는 감량 후 중지를 검토하는 것이 원칙입니다.

리스페리돈 (국내 생산 제품)
리페리돈정 0.5, 1, 2mg 환인제약
리페리달정 0.5, 3mg 동국제약
리스프리정 1, 2mg 일동제약
리스피돈오디정 1, 2mg 한미약품
리소페린정 1, 2mg 제일약품
리스달정 1, 2, 3mg 한림제약
리스펜오디정 1, 2mg 명인제약
리스펜정 0.5, 1, 2mg 명인제약

그림 84 리스페리돈 처방 순서

0.5mg 또는 1mg을 저녁 식사 후나 취침 전 복약으로 시작하여, 환자의 상태를 관찰하면서 0.5mg씩 점차 늘려간다.

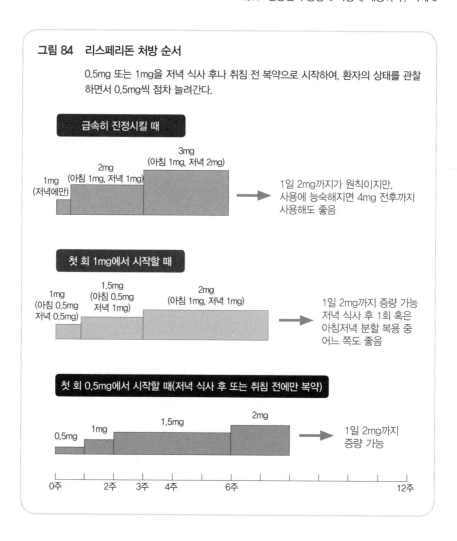

급속히 진정시킬 때

1mg
(저녁에만)

2mg
(아침 1mg, 저녁 1mg)

3mg
(아침 1mg, 저녁 2mg)

→ 1일 2mg까지가 원칙이지만, 사용에 능숙해지면 4mg 전후까지 사용해도 좋음

첫 회 1mg에서 시작할 때

1mg
(아침 0.5mg
저녁 0.5mg)

1.5mg
(아침 0.5mg
저녁 1mg)

2mg
(아침 1mg, 저녁 1mg)

→ 1일 2mg까지 증량 가능 저녁 식사 후 1회 혹은 아침저녁 분할 복용 중 어느 쪽도 좋음

첫 회 0.5mg에서 시작할 때(저녁 식사 후 또는 취침 전에만 복약)

0.5mg

1mg

1.5mg

2mg

→ 1일 2mg까지 증량 가능

0주 2주 3주 4주 6주 12주

Q.56

행동심리 증상에
어떻게 대응하나?
사례 4

(사례 51)

불륜 망상을 동반하는 알츠하이머 치매, 64세 여성

표적 증상: 망상(피해 망상, 불륜 망상)

건망증 외래에서 진찰받기 2개월 전부터 "이웃 사람이 자물쇠를 걸어 나를 집 안에 들이지 않으려 한다", "밖에 구급차가 와 있어서 나가야 한다", "남편이 이웃집 여자와 바람을 피우고 있다" 같은 말을 하기 시작했다. 자는 남편의 이불을 젖히고 불륜 상대 여성을 찾는 행동도 보인다. "2층에서 사람 목소리가 들린다"고 말하고 2층에 뛰어 올라간다.

진찰실에서 환자는 "가족 모두가 나를 구박하고 있다"라고 말하며 가족에 대해 적의를 나타냈다.

2년 전 소뇌 경색에 의해 실조성 구음장애, 협조운동장애(오른쪽>왼쪽)가 나타났다. MRI에서는 우측두엽후부에 외상성 뇌 손상이 확인된다. HDS-R은 23점, MMSE는 23점.

⋯⋯⋯⋯⋯⋯⋯⋯⋯⋯⋯⋯⋯⋯⋯⋯⋯⋯⋯⋯⋯⋯⋯⋯⋯⋯⋯⋯

망상이 주요 증상으로 건망증 증상은 별로 두드러지지 않기 때문에 병태(病態) 파악이 곤란한 사례입니다. 임상상(臨床像)과 신경심리검사 결과에서는 치매 여부를 판단하는 것이 어렵습니다. 더 정확한 진단을 위해서는 뇌 기능 영상검사 등을 시행해야 하지만, 병형(病型) 확정을 유보하고 치료적 개입을 시작하는 것도 선택지 중 하나라고 생각됩니다.

이 사례에서는 망상에 의해 가족 내 인간관계가 파탄 나고 있기 때문에 우선 망상 경감을 목적으로 하는 것이 좋을 것입니다.

⬤ 비약물요법을 어떻게 하나?

❶ 망상을 호소하는 환자에 대한 기본자세로 중요한 것은 환자의 호소를 긍정적으로 경청하는 것입니다. "'그것 참 곤란한 일이네요", "그렇군요. 물건을 도난 당하셨다고요? 큰일이네요" 같이 맞장구치면서 환자의 호소를 진지하게 듣는 자세를 가족이 보여주는 것이 중요합니다'라고 가족에게 설명하면 좋을 것입니다.

❷ 망상을 호소하는 환자의 배경에는 불안과 초조, 버림받을지 모른다는 두려움 등이 존재할 가능성이 있다고 추측됩니다. 환자가 안심할 수 있는 환경을 만들거나 또는 환자에게 무언가 역할을 맡기도록 가족에게 지시하면 좋을 것입니다.

❸ 저는 이 사례의 경험을 통해서 망상 내용에 따라서는 확고하게 부정하는 게 좋은 예도 있지 않을까라고 고쳐 생각하게 되었습니다.

그렇게 생각한 계기가 된 것은 이 사례에 대한 환자 딸의 호소입니다. "일주일에 몇 번 부모님 간병 때문에 본가에 가는데, 엄마가 '너하고 아빠하고 추잡한 관계지? 둘이서 알몸으로 끌어안고 있는 걸 알고 있어!'라고 추궁받았어요. 간병에 관한 책을 보면 망상을 부정해서는 안 된다고 써 있는데, 저는 어떻게 하면 좋죠?"라는 상담을 받았습니다.

이러한 사례에서 망상을 안이하게 긍정하면 그 후에 엄청난 사태로 발전할 가능성이 높지 않을까요? 또한, 부정도 긍정도 하지 않고 경청하고 있으면 환자로부터 "대답 못 하는 건 사실이기 때문이지?"라는 말을 들을지도 모릅니다. 망상 내용에 따라서는 단호하게 부정하는 게 좋다고, 부정해야 한다고 생각하지 않습니까?

'배우자가 바람을 피우고 있다', '이웃 사람이 자신의 집에 침입해서 물건을 훔쳐 간다'와 같은 호소는 확실히 부정하는 게 좋다고 생각합니다. 단, 부정한 후에 환자의 내면에서는 '가족은 내가 말하는 것을 믿어주지 않는다'는 생각이 생겨나 가족 및 주위 사람들과 환자의 관계가 긴장 상태가 되는 경우도 적지 않습니다. 그래도 부정해야 하는 망상은 부정하는 게 좋다는 것이 제가 오랜 기간 치매 진료 경험에서 얻은 결론입니다.

간병 지도와 가족의 마음가짐을 설명하는 서적을 집필하시는 분들은 실제 임상 현장을 알고 계실까요? 혹시라도 알고 있다면, 망상을 호소하는 환자의 가족에게 '전부 긍정적으로 받아들여라', '부정도 긍정도 하지 않는 접촉 방식을 취하라' 등의 탁상공론을 말할 리가 없습니다. 간병하는 가족도 살아있는 인간이어서 말도 안 되는 트집(환자에게는 사실일지 모르지만)을 항상 긍정적으로 받아들일 수는 없다고 생각합니다.

⭕ 약물요법은…

❶ 망상을 표적 증상으로 하는 경우에 사용하는 약제로는 메만틴(상품명 메

마리) 또는 항정신병약을 생각합니다(효과 유무는 논외로 합니다). 항정신병약으로는 일반적으로 할로페리돌 등의 정형 항정신병약보다도 비정형 항정신병약을 사용하도록 합니다. 당뇨병이 있다면 쿠에티아핀(상품명 세로쿠엘 외)과 올란자핀(상품명 자이프렉사)은 금기이므로 리스페리돈(상품명 리스페달 외)이나 아리피프라졸(상품명 아빌리파이) 등을 선택하면 좋을 것입니다.

❷ 어떤 비정형 항정신병약이 가장 유효한지에 대한 기준은 없습니다. 개별 사례마다 시행착오를 거치면서 약제를 선택해 갑니다.

◯ 그 후 경과...

이 사례에서는 가족이 병태(病態)를 이해하고 환경 정비를 하도록 하여 3개월 정도 경과를 보았습니다. 하지만 그 후에 불륜 망상으로 남편을 하루 종일 질책하고, 따지고, 때로는 폭력행위에 이르는 상태로까지 진전되었기 때문에 항정신병약 사용을 시작하였습니다.

종종 복약을 거부하는 경우도 있기 때문에 리스페리돈 내용액 1mg/mL을 시작하였습니다. 방법의 옳고 그름은 논외로 하고, 가족은 저녁 식사 후 된장국에 치료약을 섞는 등의 방법으로 환자 몰래 복약시켰던 것 같습니다.

2주일 후 진찰에서 이노성은 경감하고 망상 증상도 적어졌습니다. 그 때문에 복약량을 절반으로 줄이도록 지시. 그 후, 격일 투여를 거쳐 중지하도록 얘기해 주었습니다. 5개월 후에 리스페리돈을 중지했는데, 망상 증상은 가끔 보이는 정도입니다.

○ 리스페리돈 처방 요령

❶ 리스페리돈은 치매에서 나타나는 망상에 대해 비교적 효과를 기대할 수 있는 약제입니다. 0.5mg 또는 1mg을 저녁 식사 후 또는 취침 전 복약으로 시작하여 0.5mg씩 증량하면 좋을 것입니다. 경면이나 휘청거림을 보일 가능성이 있으므로 낮 동안의 복약은 피하는 것이 좋다고 생각합니다.

❷ 방법의 옳고 그름은 논외로 하고 이 사례와 같이 리스페리돈 내용액을 된장국 등에 섞어 환자 몰래 복약시키는 사례도 있습니다(오해가 생기지 않도록 말씀드리는데, 제가 이 방법을 가족에게 권한 것은 아닙니다).

이 복약 방법을 비인도적이라고 비난하기 쉽습니다. 하지만 환자의 허락을 얻지 않은 복약 방법을 인권 문제라고 지적한다면 가족의 정신적 부담을 생각해 보고 그것을 대신할 유효한 비약물요법이나 약물요법을 제시해야 한다고 생각합니다.

❸ 표적 증상 경감이 이루어졌다면 2, 3개월 계속한 후에 점차 감소시키면서 중지하는 것이 원칙입니다. 가족에 따라서는 "주 1회만 복약시키고 있습니다", "상태에 따라 부정기적으로 복약시키고 있습니다" 같은 대책을 강구하고 있는 경우도 있습니다.

리스페리돈 (국내 생산 제품)
리페리돈정 0.5, 1, 2mg 환인제약
리페리달정 0.5, 3mg 동국제약
리스프리정 1, 2mg 일동제약
리스피돈오디정 1, 2mg 한미약품
리소페린정 1, 2mg 제일약품
리스달정 1, 2, 3mg 한림제약
리스펜오디정 1, 2mg 명인제약
리스펜정 0.5, 1, 2mg 명인제약

Q.57

행동심리 증상에 어떻게 대응하나? 사례 5

사례 52

이노성이 두드러진 알츠하이머 치매, 92세 남성

표적 증상 : 이노성

91세 무렵부터 건망증과 앞뒤가 맞지 않는 응답을 하게 되었다. 종합병원에서 알츠하이머 치매라고 진단받고 도네페질(상품명 아리셉트) 5mg을 처방받았다.

그 후에도 산책하러 나가면 집에 돌아오지 못하고, 더러워진 속옷을 변기 속에 넣는 등의 행동 장애가 계속 확인된 것 외에도 목욕을 권하면 큰소리로 화를 내게 되었다. 가족에 따르면, 도네페질을 복약하기 시작한 무렵부터 이노성이 더욱 두드러지게 되었다고 한다. 주 4회 주간 보호시설을 이용하고 있는데 기꺼이 참가하고 있다. 한편, 단기 보호 이용은 거부. 진찰실에서는 난청도 보이고, 대화 중 화를 내는 경우가 종종 관찰되었다.

⊙ 초진 시 진단과 그 후 치료 방침

난청 때문에 상세한 신경심리검사 등은 시행할 수 없었지만, 병력과 진찰받는 모습으로 판단할 때 치매로 진전되어 있는 것은 분명합니다. 알츠하이머 치매라고 진단해도 좋습니다.

현재 문제는 환자의 이노성에 가족의 정신적 부담이 크다는 것으로, 이노성 경감을 표적으로 하는 대책이 필요합니다.

⊙ 비약물요법을 어떻게 하나?

이 사례에서 비약물요법의 포인트는 아래 3가지입니다.

❶ 변기에 속옷을 쑤셔 넣는 등의 행동 장애에 대해 가족이 당혹감과 분노를 느끼고 있습니다. 우선 해야 할 것은 알츠하이머 치매에서는 주위를 곤란하게 하는 행동 장애를 일으키기 쉽다는 점 등, 알츠하이머 치매의 병태(病態)와 그 특징을 가족에게 알기 쉽게 설명하여 가족이 병을 올바로 이해하도록 하는 것입니다.

❷ 고도 난청을 가진 치매 환자의 경우에는 가족이나 주위 사람들과의 일상 대화를 이해하지 못하므로 피해망상을 갖거나 이노성이 두드러지는 경우도 적지 않습니다. 보청기를 적극적으로 이용하거나 필담 등을 통해 주위 사람의 생각이 환자에게도 이해될 수 있게 하는 대응이나 접촉방식을 유념하도록 지도합니다.

❸ 알츠하이머 치매에서는 경과 중에 이노성과 불온, 야간 행동 장애 등이 출

현하기 쉽고, 이 사례에서 나타나는 이노성도 그 일환일 가능성을 얘기해 줍니다. 동시에 도네페질을 비롯한 콜린에스테라아제 저해약은 모두 환자의 행동과 감정, 언동을 활성화시키는 기능을 갖는다는 점, 효과가 지나치게 나타나면 이노성이 출현할 가능성이 있다는 것을 가족에게 충분히 설명하는 것이 중요합니다.

⭘ 약물요법에서는...

다음으로 이 증례에서 약물요법의 포인트는 아래의 3가지입니다.

❶ 약물요법을 시작할 때, 우선 해야 할 것은 이노성의 원인 또는 요인이 되고 있는 도네페질 복약을 계속할지 중지할지 판단하는 것인데, 이것을 판단하는 것은 꽤 어렵습니다. 도네페질을 중지함으로써 이노성 경감을 기대할 수 있는 사례도 있는 한편, 중지해도 이노성에는 전혀 변화가 보이지 않는 경우도 있기 때문입니다. 후자의 경우, 도네페질이 이노성의 원인이 되지 않았다는 것을 알 수 있습니다.

❷ 이 사례에서는 도네페질 시작 후 곧바로 이노성이 출현했다는 점에서 도네페질이 그 원인이 되었을 가능성이 높습니다. 도네페질을 일시 중지하고, 억제계 약제, 즉 메만틴(상품명 메마리)과 항간질약, 항정신병약, 억간산 등의 한방약 중 하나를 선택하도록 합니다.

❸ 이 사례에서는 92세의 고령이라는 점에서 비교적 부작용이 적은 메만틴 또는 억간산 등의 한방약을 제1 선택지로 생각하는 것이 적절합니다. 특히 항치매 효과를 기대하고 메만틴을 시도하는 것은 의의가 있으리라 생각합니다.

◯ 그 후 경과

메만틴 5mg을 저녁 식사 후 복약하는 것으로 치료를 시작하였습니다. 나이를 생각하여 점차 늘리지 않고 5mg으로 1개월 경과를 지켜봤습니다. 가족의 얘기로는 "지난 1개월은 화내는 것도 적어지고 기분 좋게 지내게 되었습니다. 야간에도 잘 자고 있습니다. 꺼리던 단기 보호시설도 2박 3일 페이스로 월 2회 이용할 수 있습니다"라고 합니다. 이용하고 있는 간병 시설에서 낮 동안 꾸벅꾸벅 조는 경우도 있다고 하므로 메만틴은 증량하지 않고 5mg으로 경과를 보고 있습니다. 5개월간이나 자택에서 안정된 생활을 보낼 수 있게 되어 가족도 메만틴 5mg으로 충분하다고 얘기하고 있습니다.

◯ 이 사례에서 사용하는 치료약 처방의 요령

이노성과 불온, 폭언 등에 메만틴을 사용할 때 원칙은 20mg까지 증량이지만, 환자에 따라서는 그 미만의 용량으로 유지하는 것이 좋은 경우도 있습니다.

이 사례와 같이 90대 환자에게 사용할 때는 더 신중하게 용량 설정을 해야 하며, 고령 환자의 경우에는 당연히 신장 기능 저하도 예상되므로 1일 10mg까지 사용으로 그치는 것이 무난할지 모릅니다. **표 46**은 메만틴을 20mg 미만으로 유지하는 것이 좋은 사례를 나타낸 것입니다.

◯ 이번 사례에 대한 대응 포인트

❶ 고령 치매 환자의 이노성에 메만틴은 유효한 경우가 많다고 생각합니다.

복약량 유지는 환자마다 다르게 설정해야 합니다.

❷ 난청을 동반한 치매 환자는 피해망상적 언동과 이노성이 생기기 쉽다고 할 수 있습니다. 간병 가족에 대한 간병 지도(보청기 사용과 필담, 적절한 커뮤니케이션법)가 더욱 중요합니다.

표 46　메만틴 20mg 미만으로 유지하는 것이 좋은 사례

- 고령 환자(80대 후반부터 90대)
- 체구가 작은 환자(저체중)
- 신장 기능 저하가 명확한 사례
- BPSD를 표적으로 사용하고 있을 때, 표적 증상 경감이 이루어진 단계의 용량
- 유해 사상(경면과 부동성 현기증)의 발현
- 과진정이 의심될 때

Q.58

행동심리 증상에
어떻게 대응하나?
사례 6

사례 53

식사를 하지 않는 고도 알츠하이머 치매, 79세 여성

표적 증상 : 식욕 부진

73세부터 건망증 증상을 보여 76세 때 알츠하이머 치매라고 진단. 도네페질(상품명: 아리셉트) 투여가 시작되었다.

초진 시의 HDS-R은 11점이었다. 그 후 메만틴(상품명 메마리)이 추가 병용되고 있다. 재택 생활에 한계가 있어 78세가 되기 직전에 특별 요양 노인 시설에 입소하였다.

반년 전부터 기분 변화가 심해지고, 식사 섭취가 잘되지 않는 것 외에도 치매 치료제 복약 거부 등을 보이기 시작했다. 다른 입소자와 문제가 생겨 얻어맞은 경우도 있다. 4개월 전부터는 식사를 거의 하지 않고, 과자와 과일을 한두 입 먹는 정도가 되었다. 수분은 1일 200mL 전후밖에 섭취하지 않는 상태이며, 체중이 8개월 사이 10kg 감소. 간병 시설에서 진료 의뢰를 받았다.

⚫ 초진 시 진단과 그 후의 치료 방침

알츠하이머 치매로 진단받은 단계에서 치매 증상은 중등도에서 약간 고도로 진전되고 있으며, 그 후 간병 시설에 입소된 환자입니다. 현재 문제는 경구 섭취를 거의 하지 못하거나 하지 않는다는 것입니다. 치매가 고도로 진전되어 있다는 점에서 특별한 개입을 하지 않고, 자연 경과를 지켜보는 선택지를 생각할 수 있습니다. 환자의 아들도 적극적인 치료를 바라지 않고, 간병 시설 근처 시민병원에서 임종하기를 희망했습니다.

⚫ 비약물요법으로 어떻게 하나?

❶ 경구 섭취가 이루어지지 않으므로 진찰해 주기 바란다는 내용의 치매 환자 진료를 의뢰받는 경우가 적지 않습니다. 치매 환자가 식욕 저하를 나타낼 때 우선 생각해야 할 것은 먹으려는, 혹은 먹고 싶다는 의사가 있는데 식사를 섭취하지 못하는가, 아니면 섭취하지 않는 것인가를 구분하는 것입니다. 전자의 경우 연하 곤란 등의 병태(病態)가 존재하고 있을 가능성을 생각하여 기질적 질환을 제거하는 것이 필요합니다. 후자의 경우에는 치매가 진전된 결과 발동성 저하 등이 원인이 되어 먹는 행동을 하지 않고 식사에 관심을 보이지 않는, 즉 식사를 섭취하지 않는 경우가 종종 관찰됩니다.

❷ 식사를 섭취하지 않는 경우에는 식사 형태를 바꾸고, 좋아하는 것을 먹게 하는 방법을 생각하고, 주식과 부식을 한 접시에 담고(주의 장애 때문에 여러 접시에 관심을 보이지 않으므로 한 접시에 담는다), 양념을 조금 진하게 하고(알츠하이머 치매에서는 미각 장애 때문에 맛을 느끼지 못하게 되어 먹지 않는 경우도 있다), 식기를 바꾸고(흰 밥그릇 속의 흰밥을 식별

하지 못한다), 밥에 뚜렷한 색깔의 후리라케(밥에 뿌려 맛을 나게 하는 분말 반찬)를 뿌리는 등의 대책을 지도하면 좋을 것입니다.

❸ 경구 섭취를 하지 않지만 환자의 전신 상태가 비교적 양호한 경우도 적지 않습니다. 환자의 신체 증상을 보면서 경과를 관찰하다 보면 얼마 후 다시 식사를 시작하는 사례를 경험합니다. 식사를 환자 앞에 내주면서, 혹은 좋아하는 음식을 제시하면서 경과를 잠시 지켜보도록 가족이나 간병 시설에 얘기해 주는 것도 선택지로 생각해야겠습니다.

⭕ 약물요법을 어떻게 하나?

발동성 저하 등이 원인으로 식사를 섭취하지 않는 환자에 대해서 리바스티그민(상품명 리바스터치 패치, 엑셀론 패치)이 유효성을 보이는 경우도 있으므로 한번은 시도해 보는 것도 좋을지 모릅니다. 효과를 기대할 수 있는 사례는 4.5mg 단계에서 식욕 저하 개선이 나타나는 경우가 있습니다.

⭕ 그 후 경과

환자의 아들과 상의하여 도네페질과 메만틴을 중지하고 대신에 리바스티그민을 시작하였습니다. 1개월 후, 식욕에 변화가 없어서 9mg으로 증량했습니다. 다시 1개월 후 간병 시설의 보고로는 정신적으로 온화하게 지내는 경우가 많아지고, 간병 거부행위도 보이지 않게 되었다고 합니다. 약간 식욕이 생겨서 좋아하는 음식은 먹게 된 것 같습니다. 9mg으로 계속하자, 다시 1개월 후에는 시설 식사(보통식)를 70~90% 섭취할 수 있는 날도 있고, 마시는 경장영양제를 1일 200mL 먹는 것도 가능해졌다고 합니다. 다른 이용자와 플로어에서 담소하는 모습도 보인다고 보고되었습니다. 현재, 리바스티그민은 9mg 을 계속 투여하고 있는데, 지난 4개월간은 안정된 상태를 유지하고 있습니다.

⬤ 리바스티그민 처방 요령

❶ 리바스티그민은 식욕 증진약이 아니지만, 환자에 따라서는 식욕 저하 개 선을 기대할 수 있는 경우도 있는 것 같습니다. 처방 시의 특별한 요령은 없고, 4.5mg 또는 9mg에서 시작하여 증량해 가는 것이 좋을 것입니다. 9mg 전후부터 식욕 부진 개선이 관찰되는 경우가 많은 것 같습니다.

❷ 식욕 부진을 표적으로 리바스티그민을 사용했을 때 유지량을 어떻게 설 정할지가 문제가 될지 모릅니다. 식욕 부진 개선이 이루어진 용량에서 멈 출 것인지 혹은 18mg까지 증량할지를 판단하기는 어렵습니다.

원칙은 피부 증상에 주의하면서 18mg까지 증량하는 것인데, 이 사례에서 는 체중이 30kg 전후이므로 9mg으로 계속하였습니다. **표 47**은 제가 생

표 47 리바스티그민을 13.5mg 이하로 사용하는 기준(개인적 의견)

- 체중이 가볍고 체구가 작은 환자(18mg은 너무 많을지 모른다)

- 80대 후반 이후의 환자(18mg은 너무 많을지 모른다)

- 13.5mg 단계에서 첩부 부위에 홍반이 두드러지는 환자
  (18mg으로 증량하면 피부 증상의 악화를 초래)

- 가족이 효과를 실감하고 있어서 이 양으로 됐다는 의향을 보인 경우

- 이노성과 흥분 등의 좋지 않은 증상이 두드러지기 시작한 환자
  (증량하면 중지해야 할 수도 있다)

각하는 13.5mg 이하로 리바스티그민을 사용하는 기준입니다.

⭕ 이 사례의 대응 포인트

❶ 식사를 섭취하지 못하는가, 섭취하지 않는가를 구분하는 것이 필요하다. 전자의 경우에는 우선 기질적 질환을 제거하고, 후자라면 어떻게 경구 섭취를 진행할지 방법을 생각한다.

❷ 리바스티그민이 식욕 부진을 개선하고, 식욕을 증진시키는 효과를 기대할 수 있다. 경구 섭취가 잘 되지 않는 사례에서 시도해 보면 좋다.

리바스티그민 (국내 생산 제품)

리바메론패취 5, 10mg 환인제약
리바멘사패취 5, 10mg 대화제약
리바스패취 5, 10mg 한국팜비오
리바스티렌패취 5, 10mg 알리코제약
리셀톤패취 5, 10mg 명인제약
부광리바스티그민패취 5, 10mg 부광약품
엑셀리바패취 5, 10mg 대웅바이오
리바그민패취 5, 10mg 제일약품

Q.59

행동심리 증상에 어떻게 대응하나? 사례 7

사례 54

이노성과 ADHD(주의력 결핍 및 과잉 행동 장애), 수면 장애가 두드러지는 알츠하이머 치매, 87세 여성

표적 증상 : 이노성, 수면 장애

15년 전에 치매라고 진단받았으나 상세 내용은 불명. 간병 시설에서 큰소리를 지르고, 마루에 나자빠져서 머리를 바닥에 찧는 자해 행위, 물건을 던지는 난폭 행위, 다른 이용자에 대한 폭력행위 등이 관찰된다. 간병 시설로부터 앞으로 주간 보호를 계속 이용하기는 곤란하다는 말을 들어 가족이 상담 진찰을 받으러 왔다. 현재, 어떤 정신과병원으로부터 쿠에티아핀(상품명 세로쿠엘) 25mg과 미안세린(상품명 테트라마이드, 국내제품 없음) 10mg, 플루니트라제팜(상품명 로히프놀, 사일레스) 1mg을 취침 전에 복용하도록 처방받았는데, 야간에 자지 않는 경우가 많다. 자택에서도 하루 종일 소란을 피운다. 2개월 전에 내과 주치의로부터 도네페질(상품명 아리셉트) 3mg을 처방받았는데, 이노성이 악화되어 중지했다. 낙상으로 인한 만성 경막하혈종 기왕력이 있다.

진찰 결과 보행은 간신히 가능했지만 이동은 주로 휠체어를 이용하고 있다. 이름과 연령도 대답하지 못하고 대화가 성립되지 않는다.

•••••••••••••••••••••••••••

정확한 병태 파악이 어렵지만 치매가 고도로 진전되어 있는 것은 분명합니다. 현재 문제점은 의학적 진단보다도 가족과 간병 시설이 곤란을 겪고 있는 행동 장애 · 정신 증상이며, 치료 목표는 이러한 행동 장애 · 정신 증상 경감입니다. 또한, 이미 다른 병원에서 여러 종류의 향정신약을 처방받고 있어 앞으로의 약물요법을 어떻게 할지 판단하는 게 중요할 것입니다.

◯ 비약물요법을 어떻게 하나?

❶ 이노성과 수면 장애는 치매가 고도로 진전된 결과 생긴 것이므로 비약물요법 실행은 좀처럼 어렵다고 생각합니다. 충동적인 자해 행위도 관찰되므로 치매 간병에 관한 서적에 기재되어 있는 평범한 대책으로는 효과를 기대할 수 없다고 생각하는 게 좋을 것입니다(간병 관계 서적에 쓰여 있는 내용은 당연히 해야 할 대책이지만, 그것만으로는 증상 경감을 이룰 수 없기 때문에 상담 진찰받으러 온 케이스가 많다고 생각합니다. 탁상공론적인 대책을 지도하는 것만으로는 가족의 고민을 완화시킬 수 없지 않을까요?).

❷ 치매 진료의 원칙은 비약물요법이지만, 경우에 따라서는 초기 단계부터 약물요법을 실시하는 게 좋은 사례도 적지 않습니다.

◯ 약물요법 방침은?

❶ 고도로 치매가 진전된 고령 환자에게 나타나는 이노성과 ADHD, 흥분, 수면 장애에 대해 어떤 약제를 선택할지는 어려운 문제입니다. 선택 가능한 약제는 치매 치료제인 메만틴(상품명 메마리) 또는 (비)벤조디아제핀

계 수면약을 포함한 수면약, 진정효과가 강한 항우울증약, 항정신병약, 억간산 등일 것입니다.

이 사례에서는 이미 벤조디아제핀계 수면약인 플루니트라제팜과 항정신병약인 쿠에티아핀, 항우울증약인 미안세린 소량이 조합되어 처방되고 있지만, 별로 효과는 없는 것 같습니다.

❷ 치매에서 나타나는 행동 장애·정신 증상 치료에 작용 기전이 다른 소량의 항정신약을 조합할 것인가, 아니면 한 종류의 약제를 증량할 것인가 - 어느 쪽이 좋은 선택이라는 정설은 없습니다. 저는 한가지 약제를 선택하여 환자의 증상 추이를 보면서 증량하는 방법을 취하고 있습니다.

❸ 일반적으로는 현재까지 치매 치료제가 사용된 적이 없는 사례에는 우선 메만틴 처방을 시작하여 증량하면서 행동심리 증상 추이를 지켜보는 것이 좋다고 생각합니다. 메만틴을 시작해도 행동심리 증상 경감을 이루지 못할 때에는 메만틴을 계속하면서 향정신약 중 하나를 선택하는 것이 좋을 것입니다.

◯ 그 후 경과는…

이전 병원에서 처방받은 쿠에티아핀과 미안세린, 플루니트라세팜은 계속하면서 메만틴 5mg부터 시작하였습니다. 메만틴이 20mg에 도달한 시점에서도 행동심리 증상 경감이 나타나지 않고, 자택에서 난폭하게 굴고, 물건을 집어 던지고, 자신의 머리를 기둥에 짓찧는 등의 행동 장애에 변화가 없었습니다.

다음 대책으로 쿠에티아핀과 미안세린, 플루니트라세팜을 전부 중지하고, 그 대신에 올란자핀(상품명 자이프렉사) 2.5mg을 취침 전 복약하는 것으로 변경하였습니다. 1주 후 증상에 변화는 없고, 밤새 소란을 피우는 상태가 계속되므로 올란자핀을 5mg으로 증량하였습니다. 증량 후에는 낮과 밤의 행동 장애에 어느 정도 경감이 나타나 간병 가족 및 간병 시설로부터 '이 상태라면 그럭저럭 대응해 갈 수 있다'는 보고를 받았습니다.

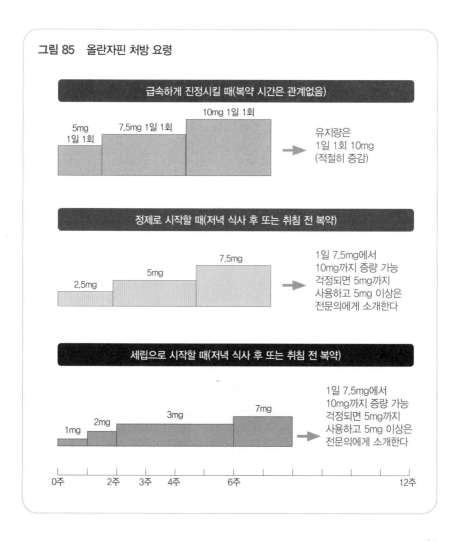

그림 85 올란자핀 처방 요령

급속하게 진정시킬 때(복약 시간은 관계없음)

5mg
1일 1회

7.5mg 1일 1회

10mg 1일 1회

유지량은
1일 1회 10mg
(적절히 증감)

정제로 시작할 때(저녁 식사 후 또는 취침 전 복약)

2.5mg

5mg

7.5mg

1일 7.5mg에서
10mg까지 증량 가능
걱정되면 5mg까지
사용하고 5mg 이상은
전문의에게 소개한다

세립으로 시작할 때(저녁 식사 후 또는 취침 전 복약)

1mg

2mg

3mg

7mg

1일 7.5mg에서
10mg까지 증량 가능
걱정되면 5mg까지
사용하고 5mg 이상은
전문의에게 소개한다

0주   2주   3주 4주   6주   12주

⚫ 본 사례에서 사용하는 치료 약의 처방 요령

❶ 자해 행위를 포함한 현저한 행동 장애를 보이는 사례에서는 약물요법의
조기 시작을 주저하면 안 된다고 저는 생각하고 있습니다. 치매 치료제가
처방되지 않은 때는 환자의 행동과 감정, 언동 안정화를 목적으로 메만틴
을 시도하는 것에 잘못은 없다고 생각하지만, 본 사례와 같은 과잉 행동
장애에는 처음부터 항정신병약을 선택하는 것이 좋을지 모릅니다.

그림 85는 진정 효과를 기대하여 선택한 올란자핀의 처방 순서를 나타낸 것
입니다. 경면과 휘청거림을 일으킬 가능성을 생각하여 복약은 저녁 식사 후
또는 취침 전이 원칙입니다.

❷ 치매에서 나타나는 행동 장애 · 정신 증상에 향정신약, 특히 억제 효과가
강한 항정신병약을 사용할 때 표적 증상 경감이 어느 정도 이루어지고,
간병 가족과 간병 시설이 이 정도라면 그럭저럭 견딜 수 있어서 대응 가
능하다고 생각하는 용량에서 멈추는 것이 중요합니다. 표적 증상을 조금
더 어떻게 해 보겠다, 또는 완전히 억제하려고 하면 오히려 역효과가 나
는 경우가 많다는 것이 제가 치매 진료에서 얻은 교훈입니다.

◯ 본 사례의 대응 포인트

❶ 고도로 진전된 치매 환자에게 나타나는 이노성과 수면 장애에 대해 유효한 비약물요법은 없는 것 같다.

❷ 자해 행위 등을 보이므로 조기 약물요법 개입이 필요하다. 효과를 기대하기 어려운 비약물요법을 고집해서는 안 된다.

Q.60

행동심리 증상에
어떻게 대응하나?
사례 8

(사례 55)

치매를 이해하지 못하는 주요 간병자(아내)와 말다툼이 끊이지 않는 76세 남성, 알츠하이머 치매

표적 증상 : 아내(주요 간병자)의 이해를 어떻게 향상시킬수 있을까

아내로부터 병력을 청취한 바에 따르면 발병 시기는 확실하지 않지만 최근에 남편의 건망증이 심해졌다. 같은 말을 몇 번이나 하고, 속옷 등이 보관된 장소를 몰라 여기저기 찾아다니는 등의 상태가 보인다. 이제까지 의료기관 진찰을 거부했는데 오늘 겨우 데리고 올 수 있었다.

문진에서는 월일과 요일, 전날 저녁 식사, 당일 아침 식사 내용을 대답하지 못했다. HDS-R은 22점, MMSE는 20점이었다.

초진 시 아내가 환자에 대해 감정적인 발언과 접촉 방식을 취하므로 앞으로의 간병에 불안을 느낀다는 인상을 받았다.

● ●

초진 시에 알츠하이머 치매의 가능성이 높다고 얘기해 주었습니다. 그러자 아내는 알츠하이머 치매가 틀림없다고 확신하고, 남편인 환자에게 그 얘기를 집요하게 했습니다. 진찰실에서는 "내(아내)가 없으면 당신은 생활할 수

없으니까"라고 몇 번이나 환자에게 얘기하고 결국에는 환자와 말다툼을 벌였습니다. 알츠하이머 치매의 가능성이 있다고 생각해 환자 및 환자 아내와 함께 상의하여 리바스티그민 첩부를 시작하고, 외래에서 경과를 보기로 방침을 세웠습니다.

그 후에도 환자가 혼자서 할 수 있다고 생각하는 일을 아내가 계속 주의를 주거나 틀렸다고 지적하여 부부싸움은 끊이지 않는 것 같습니다.

또한, 기기 상태가 좋지 않아 MRI 검사 촬영 결과를 바로 보여주지 못했을 때 아내는 영상의학과에 찾아가 "왜 결과를 바로 보여주지 않느냐"고 집요하게 클레임을 걸었습니다. 이러한 모습들에서 아내의 성격에 문제가 많은 것은 분명해 보였습니다.

⬤ 비약물요법을 어떻게 하나?

❶ 아내가 치매에 대해 이해하지 못해 환자의 부아를 돋우는 말을 무신경하게 몇 번이나 하므로 환자가 그것에 반응하여 격분하는 사례입니다.

본 사례와 같이 주요 간병자가 질병을 이해하지 못하여 부적절한 발언과 접촉 방식을 취하는 경우 의사는 진료 때마다 그 간병자에게 올바로 질병을 이해할 필요성과 능숙한 대응 및 적절한 접촉 방식이 치매 진행을 늦춘다는 것을 반복해서 설명해야 한다고 생각합니다.

❷ 본 사례와 같이 상당히 비상식적인 행동을 하는 아내에게는 의사가 어느 정도 강한 태도로 간병 지도를 하는 것도 선택지 중 하나일 것입니다.

저는 진찰 때마다 아내에게 "그런 식으로 말하거나 대하는 것이 환자의 감성을 더 불안정하게 하여 곤란한 상태를 일으킵니다. 치매 간병에서 중요한 것은 환자의 기분을 해치지 않는 부드러운 대응입니다. 지금 같은 방식은 잘못되었다고 생각합니다!"라고 비교적 강한 어조로 얘기하고 있습니다. 주요 간병자가 그것에 대해 불만을 가지면 그 후 내원하지 않을지도 모르고, 어느 정도 납득하고 의사를 신뢰해 준다면 내원을 계속할지도 모릅니다.

❸ 가정 내에 이해심 있는 가족이 있다면 그 가족을 불러 간병 지도를 하는 것은 선택지로서 중요합니다. 하지만 부부 둘이서 생활하는 경우 그러한 지도방법은 선택할 수 없을 것입니다. 설사 부부 이외에 가족이 있어도 실제로 환자의 일상생활에 직접 친밀하게 관여하는 것은 배우자라는 사실에는 변함이 없습니다. 어찌 되었든 주요 간병자(본 사례에서는 아내)에 대한 간병 지도는 피할 수 없는 문제라고 할 수 있습니다.

⭕ 약물요법을 어떻게 하나?

당연하지만, 치매를 이해하지 못하는 간병자에 대한 약은 없습니다.

⭕ 그 후 경과

초진하고 2년이 지났지만, 아내의 이해는 여전히 진전되지 않아 환자 앞에서 "이 사람 때문에 고생해서 체중이 5kg 줄었다" 등의 말을 하며 진찰실에서 말다툼을 하고 있습니다(이해하지 못한다기보다도 아내의 성격이라고 하는 편이 합당할지 모르겠습니다).

그래도 아내는 "제가 말을 심하게 하는 게 잘못된 거군요"라며 자기 나름대로 간병에 대한 생각에 변화가 생긴 것처럼 보입니다. 아내 나름대로 남편에 관한 생각이 있을 테니까, 앞으로도 아내의 이해를 강화시키는 노력을 하면서 진료를 진행해 가는 것 말고 방법은 없는 것 같습니다.

○ 본 사례에서의 간병 지도 요령

❶ 주요 간병자가 치매를 이해하지 못하는 사례에 맞닥뜨리는 경우는 적지 않습니다. 그 때 이해하지 못하는 이유가 그 간병자의 성격적 요인에서 오는 것인지, 그 밖의 요인이 원인이 되고 있는지 구별하는 것이 선결 과제라고 생각합니다. 왜냐하면, 이해하지 못하는 요인에 따라 간병 지도 진행 방법이 달라지기 때문입니다.

❷ 성격 요인과 이해력 부족의 경우에는 이해심 있는 다른 가족이 있다면 그 사람이 오도록 하여 병태(病態) 설명과 간병에 관한 사항을 지도하는 것이 좋을 것입니다. 하지만 실제로는 그런 사람이 없는 경우도 많다고 생각합니다. 또한, 이해하지 못하는 가족이 주요 간병자가 될 수밖에 없는 사례도 적지 않습니다. 그런 경우에는 진료를 계속하면서 그때마다 간병자에게 설명하거나 주의, 지도 등을 해서 어떻게든 헤쳐나가는 것 말고 방법은 없는 것 같습니다.

❸ 질병을 이해하지 못하는 가족의 경우, 어느 정도 기간이 지나면 통원하지 않게 되는 경우가 많은 것 같습니다. 그 중에서도 이해하지 못하면서 통원하는 가족은 조금이라도 치매 환자를 어떻게든 돕고 싶다고 생각하고 있는 경우가 많은 것 같습니다. 느긋하게, 더 나은 간병 실천을 이해할 수 있도록 노력을 계속하는 것이 필요할 것입니다.

❹ 병이 나기 전부터 환자와 간병 가족이 사이가 좋지 않은 경우, 간병 가족이 환자의 병상(病狀)을 이해하려 하지 않거나 이해할 수 있어도 간병에 적극적이지 않은 경우도 있습니다(예를 들어, 오랜 기간 고부 갈등을 하던 며느리의 경우, 시어머니가 치매에 걸렸다고 해서 곧바로 상냥한 대응을 하는 것은 어려울 것입니다). 환자에 대한 학대라고도 할 수 있는 대응을 하는 가족도 때로는 보입니다. 오랜 기간에 걸쳐 환자와 그 가족 사이에 긴장 상태가 계속되었기 때문에 그 후의 간병 지도에 어려움을 겪는 경우가 적지 않습니다. 감정적 응어리를 푸는 좋은 방법은 없는 것 같습니다. 사이가 안 좋은 가족이 의료기관에 환자를 데리고 온 것만도 다행이라는 마음으로 진료를 계속하는 것이 좋으리라 생각합니다.

❺ 치매를 이해하지 못하거나 이해하려 하지 않는 가족에 대하여 이해를 강요하는 것은 별로 좋은 방법은 아닐지 모릅니다. 적어도 의료기관에 정기적으로 환자를 데리고 올 것을 약속하고, 어떤 형태든 간병 서비스를 받도록 얘기해 주는 것이 우리 의사들이 할 수 있는 범위라고 할 수 있습니다. 이해하지 못하는 가족 중 대부분은 능숙한 간병, 적절한 대응을 수행할 수 없습니다. 그런 경우에는 지역포괄지원센터 등에 연락해서 케어매니저가 개입하도록 하고, 간병 서비스를 제공하면서 재택 생활을 계속하는 것이 좋을 것입니다.

⬤ 대응 포인트

❶ 치매를 이해하지 못하는 가족이 주요 간병자가 되는 경우에는 그 간병자에게 병태(病態)를 이해시키고, 적절한 간병을 하게 하기 위해 끈기 있게 조언을 계속하는 것이 필요합니다.

❷ 병을 이해하지 못하는 경우에도 통원을 계속하게 하면서 조금이라도 더 나은 간병을 할 수 있도록 간병자를 계속 설득해야 할 것입니다.

플루니트라제팜 (국내 생산 제품)

라제팜정 1mg 환인제약
루나팜정 1mg 명인제약

Q.61

행동심리 증상에 어떻게 대응하나? 사례 9

이번 회에도 구체적 사례를 바탕으로 치매에서 나타나는 행동심리 증상에 대해서 어떤 약물요법과 비약물요법(가족에 대한 간병 지도 스킬)을 사용할 것인지 그 방법을 해설하겠습니다.

(사례 56)

음주 행동이 도를 넘은 70세 여성, 알츠하이머 치매

표적 증상: 과잉 음주 행동

초진한 지 2년 후, 며느리로부터 받은 상담.

65세 무렵부터 건망증을 보여 68세 때 알츠하이머 치매라고 진단받아 치매 치료제 복약을 시작했다. 낮에는 병원에서 청소일을, 밤에는 호텔에서 주방일을 했다.

이전부터 음주는 했지만, 최근에는 음주량이 증가하여 절주하라고 말을 해도 듣지 않는다. 며칠 전에는 위스키를 반 병 마신 후, 만취 상태에서 차를 운전하여 장 보러 갔다. 현재는 주 2회, 오후 5시에 자택을 나가 자동차로 40분 거리의 교외 호텔에서 설거지 아르바이트를 하고 있다.

가정 내 사정은 며느리는 후처로 이혼한 전처가 종종 환자 집에 아이를 데리고 방문하고 있는데, 환자와의 사이는 전처가 더 양호하다. 아들도 전처의 출입을 묵인하며 후처에게 참으라고 요구하고 있다. 이런 이유로 며느리는 환자에게 강한 태도로 나갈 수 없는 사정인 것 같다.

●●●

본 사례에서는 음주 행동뿐 아니라 만취 상태에서 차를 운전하는 등 위법행위에 이르고 있기 때문에 조속한 대책이 요구됩니다. 상담을 받은 단계에서 '차 열쇠를 빼앗는다', '차를 팔아버린다' 같은 제안을 했지만, 며느리는 "차 운전을 못 하게 하면 아르바이트에 가지 못해 집에서 음주를 더 많이 할 가능성이 있기 때문에 걱정이다"라며 난색을 보였습니다.

낮에는 주간 보호시설을 이용하게 하여 음주 행동을 방지하는 것은 어떠냐고 물었더니, "주간보호에서 돌아온 저녁 4시 무렵부터 음주할지도 모른다. 남편이 주간 보호에 보낼 정도로 심하지 않다고 하며 저를 질책하기 때문에 그 방법은 어렵다"는 부정적인 반응이었습니다.

○ 비약물요법을 어떻게 하나?

❶ 알츠하이머 치매 환자에게 나타나는 과잉 음주 행동에 대한 간병 지도를 합니다.

우선, 음주 행동 자체를 중지시키는 것이 가능한지 여부가 한 가지 포인트라고 할 수 있습니다. 가족의 충고를 순순히 따라서 음주를 중단하면 좋지만, 가족의 의견을 받아들이지 않는 경우가 대부분이 아닐까 생각합니다 (가족이 하는 말을 순순히 받아들이는 사례라면 굳이 의료기관에 간병 상담 받으러 오지 않을 것으로 생각합니다). 의사나 권위 있는 제3자의 의견이라면 환자가 받아들일 가능성도 있으므로 우선 해야 할 것은 의사가 금주하라고 얘기해 주는 것입니다.

❷ 음주 기회를 줄이는 방법을 생각하도록 지도합니다. 집안에 알코올류를 사두지 않는다, 만일 음주할 때에는 '가족이 가까이에 있을 것'을 환자에게 조건으로 제시해 둔다, 가까운 가게에서 알코올류를 구입하지 않도록 여분의 돈을 소지하지 못하게 한다 등의 대책을 들 수 있는데, 실효성은 부족한 것 같습니다.

가족이 없는 사이에 환자가 외출하여 가까운 주류 상점이나 편의점에서 알코올류를 사는 사례를 자주 경험합니다. 또한, 가족이 온종일 환자의 음주 행동을 감시할 수 있는 것도 아니므로 자택 내에서 숨어서 음주하는 경우도 많을 것입니다.

❸ 환자의 거부가 없다면 금주를 목적으로 의료시설 입원이나 간병 시설 입소 등도 대책의 하나가 될 수 있다고 생각합니다.

다른 사례이긴 하지만, 알츠하이머 치매 남성 환자의 경우에 편의점에서 절도(계산하는 것을 잊어버렸는지도 모릅니다만)를 하면서까지 술을 지나치게 마시는 환자가 있었습니다. 만취 상태에서 넘어지는 것도 자주 보았는데, 정신과 의원 부설 간병 시설에 입소시킴으로써 금주에 성공하였습니다. 현재도 그 시설 외래에 통원하고 있는데, 앞으로 '언제 시설에서 퇴소시킬지', '돌아가실 때까지 시설 입소를 계속할 것인지' 등의 문제가 남아 있습니다.

❹ 이번 회의 사례를 상담해 온 며느리에 따르면 어느 케어매니저로부터 "환자가 음주하고 차를 운전하고 나간 직후에 경찰에 음주 운전을 하고 있다

고 신고하여 체포되도록 한다. 면허 정지 취소 교육에 못 가게 해서 면허를 박탈당하도록 하는 방법으로 성공한 사례가 있다"는 말을 들었다고 합니다. 저는 이러한 지도를 한 적은 없고 이 대책이 적정한지 여부는 모르겠습니다만, 간병 직원들은 예상치 못한 방법을 생각해내는구나 하고 감탄한 적이 있습니다.

● 약물요법 방침

치매 환자에게서 나타나는 과잉 음주 행동에 대한 확실한 약물요법은 존재하지 않는다고 생각합니다.

● 그 후 경과

그 후에 며느리로부터 보고가 있었는데, 며칠 전에도 위스키 한 병을 비운 후에 차를 운전해서 아들이 심하게 주의를 주었으나 듣지 않는다고 합니다. 이대로라면 돌이킬 수 없는 사태가 될 가능성이 높기 때문에 당분간 금주를 목적으로 시설에 입소시키면 어떨까 강하게 제안하자, 아들도 겨우 그 방침에 납득해서 입소할 준비를 했습니다.

그런데 1개월 후 환자 자신이 갑자기 음주를 하지 않고 차 운전도 하지 않게 되었습니다. 그 때문에 시설 입소 얘기는 사라졌습니다. 하지만 3개월 후에는 다시 환자가 음주 행동을 해서 결국 간병 시설에 입소하게 되었습니다.

○ 본 사례에서의 간병 지도 요령

과잉 음주 행동도 치매 간병에서는 해결하기 어려운 과제 중 하나입니다. 환자에게 병에 대한 인식이 결핍되어 있으므로 이치를 따져서 설득하는 것은 효과가 없는 경우가 많다고 생각합니다. 음주하지 않도록 여러 가지 대책을 강구해야 하는데, 여러 사정(가족이 심각하게 생각하지 않는다, 환자가 완고하게 거부한다, 멋대로 주류를 산다, 산책 도중에 자판기에서 주류를 산다 등)으로 좀처럼 성공하지 못하는 경우를 종종 경험합니다.

본 사례에서도 아들의 이해가 부족하다는 점, 며느리가 후처여서 전처와 환자를 조심스레 대한다는 점 때문에 대책 실행이 어려웠는데, 간신히 금주 목적으로 시설에 입소시키는 방침이 결정된 무렵부터 음주량이 감소하고 스스로 운전을 하지 않게 되는 등 상황에 변화가 생겼습니다. 변화의 원인은 분명하지 않지만, 일시적으로 좋은 방향으로 나갔다고 할 수 있습니다. 하지만 앞으로 음주 행동을 재연할 가능성도 있을지 모릅니다(이 사례에서는 3개월 후에 음주 행동이 다시 시작되었습니다). 유효한 간병 지도를 하지 못하더라도 가족을 격려하면서 느긋하게 대응하는 것이 필요합니다.

○ 대응의 포인트

❶ 음주 행동 자체를 중단하게 하는 방법을 생각한다. 그것이 무리라면 음주하는 기회를 줄이는 방법을 생각한다. 금주 교육 시설 입소가 유효한 경우가 많다.

❷ 치매 환자의 과도한 음주 행동에 대한 유효한 약물요법은 없다.

Q.62

행동심리 증상에
어떻게 대응하나?
사례 10

사례 57

가족의 부적절한 대응에 반응하여 폭력을 행사하는 81세 여성, 알츠하이머 치매

표적 증상 : 폭언, 폭력행위

79세 무렵부터 고집을 피우는 경우가 늘었다. 하소연을 긍정적으로 받아들일 때는 기분 상태가 좋지만, 동거하는 장남이 1년 전에 조기 퇴직하여 가업인 농업에 관여하게 된 후부터 환자의 상태가 악화하였다. 일상생활 속에서 이상한 점을 장남이 충고하면 환자는 화를 내며 폭언을 내뱉게 되었다. 익숙하지 않은 농사일에 장남이 실패하면 장남에게 심하게 욕을 퍼붓거나 비웃는 경우가 많아서 그것에 대해 장남이 다시 화를 내는 나날이 계속되었다.

3개월 전, 폭언을 내뱉는 환자를 장남이 때린 일이 있어서 시청으로부터 고령자 학대가 아닌지 의심받아 조사받은 적이 있다. 이후, 자신이 넘어졌을 때 생긴 상처를 '아들이 폭행했을 때 생긴 것'이라고 주위에 퍼뜨리는 행동을 하여 장남 부부가 곤란을 겪었다.

맏며느리도 폭력을 쓴 적이 있는 것 같다. 맏며느리에 따르면 환자에게 이것저것 잔소리하며 주의를 준 적이 있는 것 외에 가끔 때린 적도 있고(구체적인 폭력행위에 대해서는 맏며느리가 확실히 얘기하지 않아서 불명) 그것에 환자

가 격분하여 며느리에게 발길질을 한 적이 있다고 한다.

가족 이외의 사람에게는 매우 온화하여 다른 사람에게 환자의 행실을 얘기해도 아무도 믿어주지 않는다. 가족의 희망은 앞으로 어떻게 하면 좋은지 알려달라는 것이다.

진찰실에서 환자는 진찰에 협력적이었는데, 문진에서는 기억 장애와 날짜와 장소에 대한 지남력 장애가 분명했다. 신체적 문제는 없다.

● ●

치매의 존재는 분명하며 아마도 알츠하이머 치매라고 생각됩니다. 본 사례에서는 가족이 치매의 병형(病型) 진단을 원하는 것이 아니라, 가족에 대한 폭언과 폭력행위에 대한 대책과 자택 안과 밖에서 환자의 태도 차이가 납득되지 않는 것을 상담했다고 할 수 있습니다. 의학적 진단에 집착하기보다 우선해야 할 것은 가족이 곤란을 겪고 있는 것에 대한 간병 지도입니다.

◉ 비약물요법을 어떻게 하나?

❶ 알츠하이머 치매의 특징 중 하나로, 외면적으로 멀쩡하다, 적당히 얼버무려 잘 빠져나간다 등을 들 수 있습니다. 자택 안에서는 폭언을 내뱉거나 물건을 던지는 환자가 동네에서는 온화한 인물로 인정받는 경우도 적지 않습니다.

우선은 '외면적으로 멀쩡하다, 적당히 얼버무려 잘 빠져나간다'는 것이 알츠하이머 치매의 기본적 특징이라는 것을 가족에게 설명하고 이해시키는 것이 필수적입니다. 이런 특징을 가진 환자는 가족 이외의 제3자, 특히 권위가 있다고 생각되는 사람이 얘기를 하면 납득하는 경우가 있습니다.

❷ 본 사례에서는 환자의 폭언에 대해 가족이 정면으로 반응하고 폭언과 폭력행위로 되받아침으로써 환자의 행동 장애 · 정신 증상을 한층 더 악화시키는 악순환에 빠져 있습니다.

간병 지도의 원칙상 가족에게 모두 참으라고 얘기하는 것은 적절한 대응이라고는 할 수 없습니다. 본 사례를 겉으로 보이는 것만 판단하면, 환자의 폭언과 폭력행위에 가족이 휘둘리고 있다는 인상을 받습니다. 가족 입장에서 불쾌한 일, 이해할 수 없는 환자의 행동과 언동에 대해 긍정적인 반응과 대응을 하는 것은 좀처럼 어려운 것입니다. 그래도 이러한 반응과 대응을 가능한 한 함으로써 환자의 정신적 안정화를 이룰 수 있는 경우가 있다는 점을 가족에게 지도해야겠습니다.

❸ 함께 사는 경우, 가족은 아무래도 감정적인 대응을 하게 되는 경향이 있습니다. 환자와 약간 거리를 두고 접할 수 있다면 이상적일 것입니다. 그렇게 하면 환자에 대한 분노 감정이 경감될 수 있는 경우가 많다고 생각합니다. 주간 보호시설 이용 등으로 제3자와 접촉하는 시간을 갖거나 늘리도록 지도하는 것도 좋을 것입니다.

⬤ 약물요법은?

❶ 약물요법을 받고 있지 않는 사례에서는 환자의 행동과 감정, 언동의 안정화를 기대하여 치매 치료제인 메만틴(상품명 메마리)을 시도하면 좋습니다.

❷ 이미 메만틴이 처방된 사례에서는 항간질약이나 항정신병약 사용을 고려합니다. 억간산은 메만틴이 효과를 보이지 않는 사례에 사용해도 별로 유

효성을 기대할 수 없을지 모릅니다.

⬤ 본 사례에서의 간병 지도 요령

치매 간병에 완벽한 대응은 존재하지 않습니다. 임상 현장에서는 가족이 곤란을 겪고 있는 행동 장애 · 정신 증상을 경감시키기 위한 조언을 하는 것 말고는 할 수 있는 게 없습니다. 행동 장애 · 정신 증상이 완전히 소멸되지 않은 상황이라도 가족이 어느 정도 참을 수 있다고 생각되는 증상 경감책을 지도할 수 있는 스킬을 습득해 두어야겠습니다.

그것을 위해서는 병의 특징과 표적이 되는 행동 장애 · 정신 증상의 병태(病態)와 그 대처 스킬을 숙지해 두는 것이 필요합니다. 본 사례의 경우에는 환자가 보이는 행동 장애 · 정신 증상에 가족과 주위 사람들이 휘둘리지 않고 긍정적으로 대응하거나 약간 거리를 두거나 하는 접촉 방식이 요구됩니다.

⬤ 그 후 경과

본 사례에서는 메만틴을 투여하지 않고, 비약물요법에서 시작하였습니다.

맏며느리에 따르면 환자의 행동과 언동에 불만을 품고 있으면서도 그 행동과 언동을 대놓고 부정하지 않고, 어떤 때에는 긍정적으로 응수하고, 다른 경우에는 말대답하지 않고 가만히 경청하도록 유념했다고 합니다.

그 결과, 폭언과 폭력행위는 이전보다도 훨씬 감소했다고 합니다. 여전히 가족의 부담은 적지 않지만 그래도 어떻게든 재택 생활을 계속할 수 있는 정도의 상태가 되고 있다고 합니다.

하지만 다시 반년 정도 지났을 무렵, 환자 얼굴 두 군데에 맞은 것으로 짐작되는 파란 멍과 왼쪽 무릎 안쪽에도 차인 것으로 보이는 내출혈이 있었습니다. 동거하고 있는 아들의 폭력행위가 계속되고 있을 가능성을 부정할 수 없다고 판단하여 환자의 남편과 아들 부부를 불러서 사정을 확인하였습니다(지금까지 환자와 같이 왔던 며느리도 사실은 환자의 남편과 장남을 감싸느라 사실대로 얘기하지 않았던 것입니다).

환자의 남편은 "(환자가) 혼자 넘어져 얼굴을 부딪쳤을 뿐이다. 우리는 아무 것도 하지 않았다"고 우겼습니다. 장남은 "왜 이런 일을 가지고 병원에 부르느냐"고 화를 냈습니다. 장남뿐 아니라 남편도 폭력행위를 하고 있을 가능성이 높았습니다. "이런 상황은 학대에 해당합니다"고 설명해도 "왜 이게 학대가 되느냐"며 남편과 장남은 거꾸로 화를 내는 상황이었습니다.

이런 상황에서는 도저히 환자의 간병을 할 수 없다고 판단하여 환자와 가족의 물리적 분리를 목적으로 단기 입원을 권했습니다. 그리고 입원 기간 중 적절한 간병 시설을 찾을 것을 제안했습니다.

장남은 간병 시설에 보낼 돈이 없다고 말했으나(실제로는 환자를 위해 돈을 낼 생각이 없었습니다), 간신히 입원을 시키고 현재 간병 시설을 찾고 있습니다.

○ 대응 포인트

❶ 환자가 행하는 폭언과 폭력행위에 가족과 주위 사람들이 휘둘려서는 안

된다. 원칙은 가능한 한 긍정적, 공감적 대응을 생각할 것.

❷ 간병하는 가족이 환자와 약간 거리를 둔 후에 접하게 되면 분노 감정을 경감시킬 수 있을지 모른다. 가족 이외의 제3자와 접촉하는 시간을 늘리는 대응도 좋을 것이다.

Q.63

행동심리 증상에 어떻게 대응하나? 사례 11

이번 회에도 구체적 사례를 바탕으로 치매에서 나타나는 행동심리 증상에 대해서 어떠한 약물요법과 비약물요법(가족에 대한 간병 지도 스킬)을 사용할 것인지 그 방법을 해설하겠습니다.

······························

사례 58

간병 시설에서 폭력을 행사하는 81세 남성, 알츠하이머 치매

표적 증상 : 폭력행위

76세 때 알츠하이머 치매를 진단받았다. 그 후 임상 경과는 불명확한데, 현재 요양시설에 입소해 있다.

시설에서는 문을 여닫는 소리가 시끄럽다고 고함을 치거나 바닥에 물건을 떨어뜨린 이용자를 욕하고, 다른 이용자를 갑자기 발로 차는 등의 행동 장애가 있다.

촉탁의로부터 메만틴(상품명 메마리) 20mg과 억간산 7.5g을 처방받았으나 증상 경감은 보이지 않는다. 한 때 쿠에티아핀(상품명 세로쿠엘) 25mg도 처방받았으나 휘청거림이 심해 넘어졌기 때문에 복약은 중지되었다. 이번에 간병 시설로부터 폭력행위에 대한 대책 때문에 소개받아 진찰하게 되었다.

진찰에서는 질문에 맞는 대화가 성립되지 않았다. 신경심리검사를 시행할 수도 없었다.

●●

고도로 진전된 알츠하이머 치매라고 판단됩니다. 현재, 간병 시설에 입소해 있는데, 그곳에서 다른 이용자에게 폭력을 행사해 대책이 필요합니다.

촉탁의는 공격성과 폭력행위를 표적으로 이미 메만틴과 억간산을 처방했으나 효과를 보이지 않습니다. 또한, 비정형 항정신병약인 쿠에티아핀을 소량 처방받은 적이 있지만, 휘청거림으로 인해 넘어진 적이 있어 복약이 중지되었습니다. 81세의 고령이므로 가능하면 약물요법에 의존하지 않는 대책을 강구해야겠습니다.

⭕ 비약물요법을 어떻게 하나?

❶ 병력 청취만으로 판단하면 '간병 시설의 대응만으로 되지 않을까?'라고 생각되는 사례가 아닐까요? 하지만 치매가 고도로 진전하여 언어기능 붕괴가 보이므로 환자에 대한 설명 등으로 증상 완화를 기대할 수 없음은 분명하지 않을까 생각합니다.

❷ 간병 시설 내의 상황에 따라 다르지만, 환자가 혼자 보내는 시간을 확보한다, 비교적 자극이 적은 환경을 만든다, 위협적 언동을 보일 때는 경청한다와 같은 간병 지도가 좋을 것입니다.

❸ 만일 사정이 허락한다면 이용하고 있는 요양시설을 변경해 보는 방법도 있습니다. 시설을 바꿈으로써 행동 장애 · 정신 증상 경감을 이룰 수 있을

지도 모릅니다. 현재 이용하고 있는 간병 시설과 환자의 기질이 맞지 않아서 환자가 큰소리를 내거나 공격성을 보일 가능성도 있기 때문입니다.

제 경험으로는 본 사례와 같이 행동 증상·정신 증상이 두드러지는 환자의 경우에 이용시설을 변경하면 주위가 곤란을 겪던 증상이 경감되거나 사라진 경우가 있으므로 시도해 봐도 좋다고 생각합니다.

⬤ 약물요법은?

❶ 표적 증상이 폭력행위일 때 사용하는 약제는 메만틴과 항간질약, 항정신병약, 한방약(억간산 등)입니다.

본 사례에서는 이미 메만틴과 억간산이 처방되어 있지만 효과를 보이지 않는 것이 명백합니다. 항정신병약인 쿠에티아핀도 시도하고자 했으나, 휘청거려 넘어지는 경우가 생겨 사용을 중지하고 있습니다.

앞으로의 선택지로는 정형 항정신병약인 티아프리드(국내 생산중단)와 리스페리돈(상품명 리스테달 외), 올란자핀(상품명 자이프렉사) 등의 비정형 항정신병약을 생각할 수 있는데, 81세 고령이라는 점, 과거에 항정신병약으로 인해 낙상한 적이 있다는 점에서 어느 것도 사용하기 어렵다고 생각합니다. 만일 항정신병약을 사용한다면 티아프리드(국내 생산중단) 소량 투여(세립으로 10mg, 또는 25mg 정제 취침 전 1정)부터 시작하면 과진정 등 좋지 않은 증상 출현을 억제할 수 있다고 생각합니다.

❷ 본 사례에서는 메만틴과 억간산을 계속하면서 감정 안정약으로 카르바마제핀(상품명 테그레톨 외) 100mg을 시작하였습니다.

◯ 그 후 경과는…

카르바마제핀 세립 100mg을 취침 전에 복약하기 시작하였습니다. 1주일 후 간병 시설의 정보에 따르면 혼잣말과 벽에 대고 방뇨하는 행위, 음부를 만지는 등의 행동 장애는 보이지만, 야간에는 대체로 숙면할 수 있게 되었다고 합니다. 낮 동안은 온화한 때와 경면 상태가 혼재하고 있지만, 폭언과 폭력행위는 감소한 것 같습니다.

카르바마제핀 세립을 200mg으로 증량하고 3주 후 진찰했을 때, 휠체어로 이동하는 것을 막으려 하면 폭언을 내뱉는다, 방뇨 횟수가 늘었다, 이전에는 야채를 풀이라고 하면서 안 먹었는데 지금은 야채도 먹게 되었다고 합니다.

300mg으로 증량한 2개월 후, 다른 이용자에 대한 공격성과 폭력행위는 없어졌습니다. 때로 흥분하지만, 간병 직원이 말을 걸면 온화해지는 경우가 많은 것 같습니다. "걸어서 갔다 올게"라고 말하며 휠체어에서 일어나는 행위가 두드러지고 있어 낙상 위험은 커졌지만, 이전에 비해서 정신 상태는 매우 좋다는 정보가 시설로부터 들려왔습니다.

◯ 카르바마제핀 처방 요령

❶ 치매 진료에서 카르바마제핀을 처방할 때는 다른 약제와 마찬가지로 소량에서 시작하여 점차 늘려가는 것이 원칙입니다. 정제와 세립으로 첫회 50mg 또는 100mg 저녁 식사 후 또는 취침 전 복약에서 시작합니다. 1~2주 후에 좋지 않은 상태(경면과 휘청거림)가 출현하지 않으면 50mg씩 증량해 가면 좋다고 생각합니다. 1일 최대량을 300mg 전후로 설정하면 좋을 것입니다(**그림 86**).

❷ 폭언과 폭력행위에 대하여 사용한 카르바마제핀은 1일 100mg에서 150mg의 난계에서 효과를 발현하는 경우가 많습니다. 이 용량으로 표적 증상에 경감을 보이기 시작한 때는 그 후 증량함으로써 이제까지 가족과 주위가 곤란을 겪었던 상태가 개선되는 케이스가 많은 것 같습니다.

◯ 대응 포인트

❶ 폭력행위를 야기하는 요인을 탐색하여 그것을 피하는 대응이 요구된다. 하지만 요인을 찾을 수 없거나 요인 없이 폭력행위를 보이는 사례에서는 약물요법을 적용하지 않을 수 없습니다.

❷ 카르바마제핀은 소량(50mg 또는 100mg)에서 시작하여 50mg씩 점차 늘려간다. 100mg에서 150mg으로 늘려 효과가 나타나기 시작하는 경우가 많다. 1일 양을 200mg에서 300mg으로 설정한다.

카르바마제핀 (국내 생산 제품)

에필렙톨정 100mg 환인제약
카마제핀씨알정 200, 300mg 명인제약
카마제핀정 200mg 명인제약
에렙틴정 200mg 대원제약
부광티모닐서방정 300mg 부광약품
대화카르바마제핀정 200mg 대화제약
카마제핀씨알정 200, 300mg 명인제약

그림 86   카르바마제핀 처방 순서

정제 또는 세립으로 첫 회 50mg 또는 100mg 저녁 식사 후 또는 취침 전 복약부터 시작한다. 1~2주 후에 좋지 않은 상태(경면과 휘청거림)가 나타나지 않으면 50mg 씩 증량해 간다. 1일 양을 200mg에서 300mg으로 설정하면 좋다.

저녁 식사 후 2회 복약

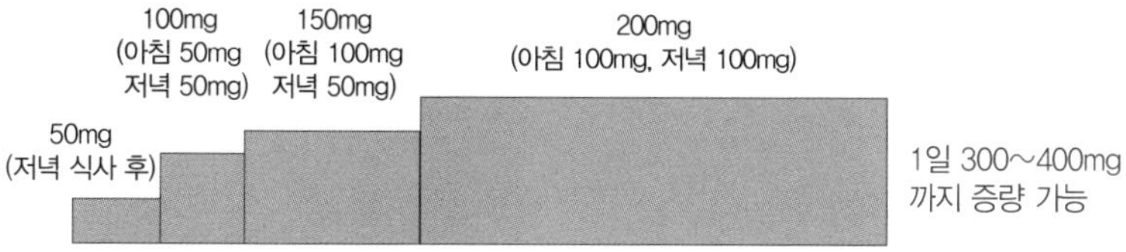

100mg
(아침 50mg
저녁 50mg)

150mg
(아침 100mg
저녁 50mg)

200mg
(아침 100mg, 저녁 100mg)

50mg
(저녁 식사 후)

1일 300~400mg
까지 증량 가능

저녁 식사 후 또는 취침 전 1회

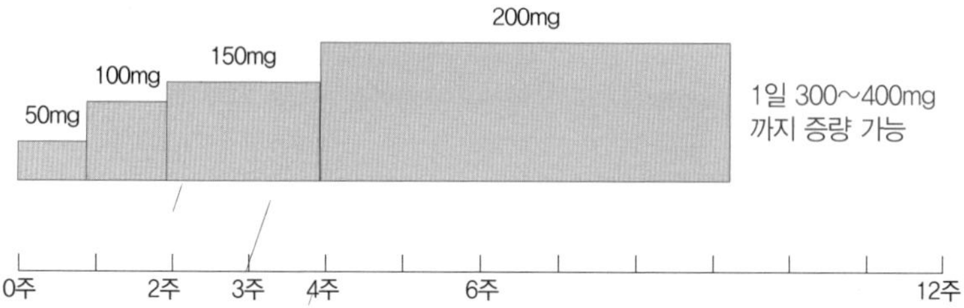

200mg

150mg

100mg

50mg

1일 300~400mg
까지 증량 가능

0주   2주   3주   4주   6주   12주

Q.64

행동심리 증상에
어떻게 대응하나?
사례 12

사례 59

아리셉트를 복용하고 있으나 환각이 경감되지 않는 86세 여성, 루이소체 치매

표적 증상 : 환시, 환청

　외래 진찰 3개월 전 야간에 중도 각성하여 "손자가 오고 있다"고 말하거나 낮에 차에 타고 있을 때 "길 위에 많은 인형이 서 있다"고 우겼다. 그 이전에도 "누군가가 와 있지 않아?"라고 말하는 경우는 종종 있었다고 한다. 주치의는 도네페질(상품명 아리셉트) 5mg 처방을 시작했다.

　건망증은 두드러지지 않다. 수면 중에 잠꼬대를 하고, 누군가와 싸우기라도 하는 듯이 큰소리를 내는 경우가 있다. 증상에 동요성(動搖性)은 보이지 않는다.

　진찰에서는 사지 근 긴장은 정상이며, 파킨슨 증상은 확인되지 않는다. HDS-R은 23점이었다.

　일과성 환시, 누군가가 있다는 느낌이 드는 실태적 의식성, 렘수면 행동 장애 존재를 근거로 루이소체 치매를 생각할 수 있지만, 기억 장애를 비롯한 건

망증 증상과 파킨슨 증상은 두드러지지 않고, 증상에 동요성도 확인되지 않습니다.

그런데도 주치의 선생님은 루이소체 치매라고 생각하고 아리셉트를 시작했는데, 이 판단은 절대 잘못되지 않았습니다. 오히려 적절한 방침이라고 생각합니다.

현재도 아리셉트를 계속 복약하고 있지만, "(실제로는 오지 않은) 손자가 왔었다", "텔레비전에서 잡음이 들려서 잘 수 없다", "딸 부부가 심야에 큰소리로 싸우는 소리가 들린다"고 말하며, 딸 부부의 침실 문을 여는 행동이 보여 증상에 변화는 없었습니다. 그 다음 수단을 어떻게 할 것인지 대책이 필요한 사례입니다.

○ 비약물요법은?

루이소체 치매에서 나타나는 환시와 환청인데, 환자에 따라서는 '실제로는 보이지 않을지 모른다', '사실은 아무것도 들리지 않는 게 아닐까', '나한테 문제가 있는 건 아닐까'라고 어렴풋이 느끼고 있는 경우도 적지 않습니다. 병감(病感) 또는 병식(病識)이 존재하는 케이스도 있다는 것입니다.

그런 사례에서는 뇌 기능 저하에 의해 환시와 환청이 나타나고 있다는 것을 알기 쉽게 설명하면 좋을 것입니다. 환자가 어느 정도 납득할 수 있으면 그 후의 대응은 쉬워지리라 생각합니다.

한편, 환자가 환시와 환청의 존재에 대해 확신을 가지고 있는 경우 그것을 부정하는 접촉 방식은 거꾸로 환자의 정신 상태 악화를 초래하는 경우가 많으므로 피해야 합니다. 환자가 나타내는 환각에 대한 확신도에 따라 대응을 적절히 변경하도록 가족에게 지도하면 좋을 것입니다.

⭕ 약물요법을 어떻게 하나?

❶ 루이소체 치매로 진단된 사례에는 적응증 허가를 취득한 아리셉트 처방을 시작하는 것이 원칙이라 할 수 있습니다(현시점에서는 도네페질의 후발품은 루이소체 치매에 대해 적응증을 허가받지 못했습니다).

루이소체 치매에서 나타나는 환각과 망상에는 아리셉트가 현저한 효과를 보이는 경우가 많아 3mg 단계에서 환각의 경감 혹은 소실을 확인하는 경우도 적지 않습니다. 단, 본 사례에서는 이러한 것에 대해 효과를 기대할 수 없을 것 같습니다.

❷ 문제는 아리셉트를 사용해도 환각과 망상이 경감되지 않을 때의 약제 선택입니다. 가족이 환각과 망상을 어느 정도 참아낼 수 있는 경우에는 경과를 지켜보도록 얘기해 주는 것만으로도 좋을 것입니다. 가능하다면 아리셉트만을 복약시키면서 잠시 경과를 지켜보도록 하고 싶습니다. 단, 가족이 그 밖의 약제를 희망하는 경우에는 어떤 것이든 약제를 선택하지 않을 수 없을지 모릅니다.

임상 진단 가이드라인에도 기재되어 있는 쿠에티아핀(상품명 세로쿠엘 외)을 제1 선택약으로 생각하게 되는데, 쿠에티아핀과 올란자핀(상품명 자이프렉사)은 당뇨병 환자에게는 금기이기 때문에 당뇨병을 동반한 루이소체 치매에는 이 두 가지 이외의 약제를 선택하게 됩니다.

◯ 그 후 경과는...

본 사례에서는 행동 장애(이웃집에 남자가 와서 말다툼을 해서 시끄러워지자 이웃집에 항의하러 갔다, 딸 부부가 큰 소리로 싸우고 있다고 딸 부부 침실에 심야에 함부로 들어갔다 등)를 표적으로 주치의가 에티졸람(상품명 데파스)과 라멜테온(상품명 로제렘), 억간산을 처방했으나 어느 것도 효과를 보이지 않았습니다.

초진한 지 반년 후, 야간 수면 중에 화를 내는 듯이 큰소리를 지르고, 사지를 발버둥 치는 행동을 보이는 렘수면 행동 장애 악화가 확인되어 클로나제팜(상품명 리보트릴, 란드센) 0.3mg을 취침 전에 복약하게 되었습니다.

2주 후, 이상한 꿈을 꾸지 않게 되어 숙면할 수 있게 되었습니다. 환청은 이전보다 현저하게 개선되었으며, 그에 동반한 행동 장애도 보이지 않게 되었다고 합니다.

환자는 작은 목소리가 들리는 경우도 있지만, 신경 쓰이는 상태는 아니라고 말하고 있습니다. 클로나제팜이 작용 기전적으로는 환각과 망상 경감을 기대할 수 있는 약제가 아니지만, 본 사례에서는 렘수면 행동 장애 치료와 함께 부차적으로 환청 경감도 확인되었습니다.

◯ 본 사례에서 사용하는 치료약 처방 요령

❶ 렘수면 행동 장애에는 클로나제팜이 현저한 효과를 보이는 경우가 많으므로 제1 선택약으로 사용합니다. 처방 순서는 첫 회 0.3g(클로나제팜으로서 0.3mg) 전후를 취침 전에 복용하도록 지도합니다. 2주 후에 진찰하

여 효과가 보이지 않을 때는 0.2g씩 증량을 시도합니다.

효과를 기대할 수 있는 사례에서는 0.3~0.5g 전후 투여로 '큰소리를 내지 않게 되었다', '숙면할 수 있게 되었다', '수면 중 이상한 꿈을 꾸지 않게 되었다', '행동 장애가 경감되었다'고 환자와 그 가족이 얘기하는 경우가 많은 것 같습니다.

❷ 클로나제팜의 부작용으로 경면과 휘청거림, 전신 권태감 등을 들 수 있습니다. 이러한 부작용은 취침 전 복약으로 경감할 수 있는 경우가 많지만, 다음 날까지 계속되면 계속 복약하는 것이 곤란할지 모릅니다.

렘수면 행동 장애를 보이는 루이소체 치매 환자에게 투여한 제 경험으로는 적어도 렘수면 행동 장애 치료를 목적으로 사용한 경우에 한해서는 이러한 부작용이 출현한 사례는 전무했습니다.

❸ 많은 사례에서는 0.5g까지 증량으로 효과 발현을 확인하는데, 여전히 효과가 나타나지 않는 경우에는 거기서 0.2g씩 증량해 가면 좋을 것입니다. 1일 최대량으로 어디까지 사용할지에 관한 기준은 없지만, 1일 1g까지 투여해도 효과가 나타나지 않는 경우에는 그 이상 증량해도 효과를 기대할 수 없을지 모릅니다.

그 경우에는 다른 약제로 변경하는 것을 고려해야 하는데, 추천할 수 있는 차선의 약제는 없는 것 같습니다. 라멜테온이 효과를 기대할 수 있다고 하는 문헌이 있지만, 저는 렘수면 행동 장애에 대해 이 약제를 사용한 경험이 없으므로 뭐라 얘기할 수 없습니다.

⭕ 대응 포인트

❶ 루이소체 치매에서 나타나는 환시나 환청에 아리셉트가 현저한 효과를 보이는 사례가 많다.

❷ 아리셉트를 복약해도 환각이 경감하지 않는 사례에서도 가능하다면 아리셉트만으로 경과를 보도록 하는 게 좋다. 경과에 따라 환각 경감을 기대할 수 있는 사례가 있다.

클로나제팜 (국내 생산 제품)

환인클로나제팜정 0.5mg 환인제약
리보트릴정 0.5mg 한국로슈

에티졸람 (국내 생산 제품)

데파스정 0.25, 0.5, 1mg 종근당

할로페리돌 (국내 생산 제품)

페리돌정 1.5, 5, 10mg 환인제약
명인할로페리돌정 1.5, 3, 5, 10, 20mg 명인제약

클로르프로마진 (국내 생산 제품)

네오마찐정 100mg 환인제약
명인클로르프로마진염산염정 50, 100, 200mg 명인제약

Q.65

행동심리 증상에
어떻게 대응하나?
사례 13

사례 60

원인 없이 폭력행위를 벌이는 75세 남성, 알츠하이머 치매

표적 증상 : 폭력행위, 이노성

72세 때 다른 병원에서 알츠하이머 치매라고 진단받아 도네페질(상품명 아리셉트 외) 5mg을 처방받았다. 현재 아내가 환자의 폭력행위로 괴로워하고 있다.

며칠 전에는 "형이 결혼하게 되었다"고 말하는 환자에게 아내가 "그럴 리가요?"라고 대답하자, 노상에서 발로 차고 짓밟아서 경찰이 출동하는 소동이 일어난 지 얼마 되지 않았다. 신체적으로 문제는 없고, 진찰실에서는 온화한 모습이었다.

초진 시의 MMSE는 15점, HDSR은 11점이었다.

●●

알츠하이머 치매라고 진단받고 3년이 경과한 환자입니다. 아내의 상담은 이노성과 폭력행위를 어떻게든 진정시켜 주었으면 좋겠다는 것입니다. 치매가 중간 정도 진전되어 있으므로 폭력행위 경감 효과를 기대하여 메만틴(상품명 메마리) 병용을 시작하였습니다.

10mg을 투여한 단계에서 화를 내는 경우에도 폭력행위로 진전되는 경우가 없어진 것 같고, 이노성을 보이는 시간이 짧아졌다고 합니다. 그래서 20mg 까지 증량했습니다.

그 후에는 안정되었는데, 4개월 후, 환자가 아침에 일어나자마자 오늘 일정을 물어서 아내가 "오늘 일정이 없다"고 얘기하자, 환자는 갑자기 화를 내며 때리려고 덤벼들었다고 합니다. 또한, 여행지에서 버스에 타던 중 갑자기 "집에 갈 거야"라고 말해서 아내가 말리자, 버스 안에서 아내에게 주먹을 휘두르는 사태가 발생해 큰 소동이 벌어졌습니다. 환자의 아내는 폭력행위를 어떻게든 해결해 주기 바라고 있습니다.

⬤ 비약물요법을 어떻게 하나?

❶ 원인을 찾을 수 없는 돌발적 폭력행위에 대해서는 유효한 간병 지도가 어려운 경우가 대부분이지 않을까요? 왜 화를 내는지 알 수 없는 환자에 대해 사전에 화를 돋우지 않는 대응을 하는 것은 불가능하기 때문입니다. 폭력행위에 노출된 가족에게 불필요한 인내를 강요하는 간병 지도는 피해야 한다고 저는 생각하고 있습니다.

❷ 인간 중심 케어로 대표되는 간병 이념을 설명하는 서적에서는 치매 환자가 화를 내는 경우 반드시 화를 내는 이유가 존재하므로 가족과 주위 사람들은 환자가 화내는 원인을 찾아 대책을 생각하라고 기재되어 있는 경우가 많습니다. 화내는 원인을 찾을 수 없을 때 가족과 주위 사람들의 노력이 부족하다거나 치매 환자의 마음에 다가가지 못하고 있다고 말하는 전문가가 있습니다.

과연 그것은 정말 올바른 지적일까요? 주위가 아무리 노력해도 환자가 화내는 원인을 파악하지 못하는 경우도 적지 않다고 느끼는 것은 필자뿐일까요? 화내는 원인은 확실히 존재할지도 모르지만, 그것을 파악할 수 없을 때 가족과 주위 사람들의 노력이 부족하다고 하는 것은 가족과 주위 사람들에게 가혹하지 않을까요?

◯ 약물요법은 어떻게 하면 좋은가?

❶ 이노성과 비교적 경도의 폭력행위에는 우선 메만틴(상품명 메마리) 처방을 생각하면 좋을 것입니다. 메만틴으로 효과가 없을 때, 메만틴을 계속 처방하면서 항간질약과 억간산을 병용하면 좋지 않을까 생각합니다. 항간질약으로는 발프로산(상품명 데파켄 외)과 카르바마제핀(상품명 테그레톨 외)을 선택하면 좋을 것입니다.

❷ 발프로산과 카르바마제핀 중 어느 것을 선택하는 게 좋은지에 관한 기준은 없지만, 저는 감정 안정화에는 후자가 더 유효하지 않을까 생각하고 있습니다. 카르바마제핀은 소량(50mg 또는 100mg)에서 시작하여 50mg씩 증량해 가면 좋을 것입니다.

주요 부작용은 휘청거림과 경면이므로 복약 시간은 저녁 식사 후 또는 취침 전이 좋다고 생각합니다. 심각한 부작용으로 피부 발진과 백혈구 감소증이 나타나는 경우가 있으므로 주의가 필요합니다.

❸ 이노성과 위협 등에 대하여 억간산을 사용해도 좋지만 1일 7.5g부터 시작하지 말고 우선 1일 1회 2.5g부터 시작하여 환자의 상태를 확인하면서 증량해야 할 것입니다. 왜냐하면 기계적으로 1일 7.5g 3회 분할 복용 처

방을 하여 필요 이상으로 환자가 진정되어 있는 사례를 종종 경험하기 때문입니다.

● 그 후 경과는...

저녁 식사 후 카르바마제핀 100mg 복약을 시작하였습니다. 시작 다음 날에 딱 한 번 폭력행위가 있었지만, 이후에는 보이지 않았습니다. 200mg으로 증량한 1개월 후, 아내에 따르면 화내는 일이 없어졌다, 오히려 너무 조용해지고, 의욕도 없어졌다고 합니다. 이노성과 폭력행위가 경감되었으므로 150mg으로 감량하고 경과를 보고 있습니다.

● 본 사례에서 사용하는 카르바마제핀 처방 요령

❶ 카르바마제핀은 항간질약에 속하지만, 감정 안정화도 기대할 수 있는 약제입니다. 치매 진료에서는 이노성과 위협, 폭언, 폭력행위를 표적으로 사용하면 좋을 것입니다.

알츠하이머 치매 경과 중에 이노성과 폭언 등이 출현했을 때는 우선 메만틴을 처방하는 것이 원칙이지만, 메만틴으로 효과가 없을 때는 카르바마제핀 병용을 생각하도록 해야겠습니다.

❷ 치매 진료에서 카르바마제핀을 사용할 때, 첨부 문서대로 처방해서는 안 됩니다. 고령자의 경우에는 휘청거림과 경면 등이 출현하기 쉬우므로 소량(50mg 또는 100mg)에서 시작하고, 복약 시간은 저녁 식사 후 또는 취

침 전 1회만으로 합니다. 증상의 추이를 보면서 50mg씩 증량해 가도록 합니다. 카르바마제핀으로 효과를 기대할 수 있을 때는 1일 150mg에서 200mg 전후에서 증상 경감이 이루어지는 경우가 많은 것 같습니다.

❸ 표적 증상이 경감했을 때 언제 감량하면 좋은지에 대해서 명확한 대답을 갖고 있지 않지만, 저는 반년 전후를 기준으로 감량을 생각하도록 하고 있습니다.

하지만 솔직히 말씀드리면 많은 사례에서 가족이 "지금 양을 유지해 주세요"라고 강하게 희망하기 때문에 좀처럼 감량을 시작하지 못하는 실정입니다.

⭕ 대응 포인트

❶ 원인을 찾을 수 없는 폭력행위에 대하여 효과를 기대할 수 있는 유효한 비약물요법은 없다. 폭력행위의 대상이 되고 있는 가족에게 불필요한 인내를 강요하는 간병 지도는 부적절하다.

❷ 감정 안정약으로 카르바마제핀을 처방할 때에는 소량(50mg 또는 100mg)에서 시작하여 50mg씩 증량해 간다. 효과를 기대할 수 있는 사례는 200mg까지의 범위에서 증상 경감을 이루는 경우가 많다(**그림 87**).

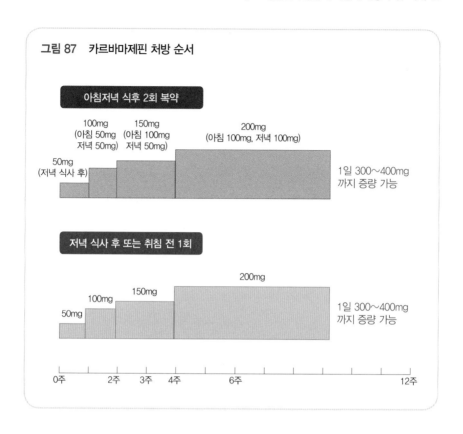

그림 87 카르바마제핀 처방 순서

카르바마제핀 (국내 생산 제품)

에필렙톨정 100mg 환인제약
카마제핀씨알정 200, 300mg 명인제약
카마제핀정 200mg 명인제약
에렙틴정 200mg 대원제약
부광티모닐서방정 300mg 부광약품
대화카르바마제핀정 200mg 대화제약
카마제핀씨알정 200, 300mg 명인제약

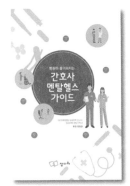

병원이 즐거워지는 간호사 멘탈헬스 가이드

부요 모모코 | 170p | 15,000원

현장의 간호사들의 업무에는 특수성이 있다. 업무 중 긴장을 강요당하는 경우가 많은 것과 감정노동인 것, 그리고 사람의 목숨을 다루는 책임이 무거운 것 등 업무의 질이 스트레스를 동반하기 쉽다는 점이다. 이 책은 이러한 업무를 수행하는 간호사들을 지원할 수 있는 특화된 내용을 담았다. 간호사의 멘탈헬스를 지키기 위해 평소 무엇을 해야 할지, 멘탈헬스가 좋지 않은 사람에게 어떻게 관여하면 좋은지를 소개한다. 저자가 현장에서 직접 경험한 것을 바탕으로 제시한 대응법이라 어떤 것보다 높은 효과를 기대할 수 있을 것이다.

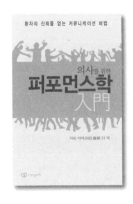

환자의 신뢰를 얻는 의사를 위한 퍼포먼스학 입문

사토 아야코 | 192p | 12,000원

환자의 신뢰를 얻는 퍼포먼스는 의ㆍ약사 누구나 갖춰야 할 기본 매너이다. 이 책은 일본대학예술학부교수이자 국제 퍼포먼스연구 대표 사토 아야코씨가 〈닛케이 메디컬〉에 연재하여 호평을 받은 '의사를 위한 퍼포먼스학 입문'을 베이스로 구성된 책으로서, 의사가 진찰실에서 환자를 상담할 때 반드시 필요한 구체적인 테크닉을 다루고 있다. 진찰실에서 전개되는 다양한 케이스를 통해 환자의 신뢰를 얻기 위한 태도, 표정, 말투, 환자의 이야기를 듣는 방법과 맞장구 치는 기술 등 '메디컬 퍼포먼스'의 구체적인 테크닉을 배워볼 수 있다.

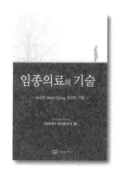

임종의료의 기술

히라카타 마코토 | 212p | 15,000원

임상의사로 20년간 1,500명이 넘는 환자들의 임종을 지켜본 저자 히라가타 마코토(平方 眞)에 의해 저술된 이 책은 크게 세 파트로 나뉘어져 있다. 첫 파트인 '왜 지금, 임종의료 기술이 필요한가'에서는 다사사회(多死社會)의 도래와 임종의료에 관한 의료인의 행동수칙을 소개하였고, 두 번째 파트에서는 이상적인 죽음의 형태인 '노쇠(老衰)'를 다루는 한편 노쇠와 다른 경위로 죽음에 이르는 패턴도 소개하였다. 그리고 세 번째 파트에서는 저자의 경험을 바탕으로 환자와 가족들에게 병세를 이해시키고 설명하는 방법 등을 다루고 있다. 뿐만 아니라 부록을 별첨하여 저자가 실제로 경험한 임상사례를 기재하였다.

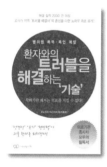

환자와의 트러블을 해결하는 '기술'

오노우치 야스히코 | 231p | 15,000원

이 책은 일본 오사카지역에서 연간 400건 이상 병의원 트러블을 해결해 '트러블 해결사'로 불리는 오사카의사협회 사무국 직원 오노우치 야스코에 의해 서술되었다.

저자는 소위 '몬스터 페이션트'로 불리는 괴물 환자를 퇴치하기 위해서는 '선경성' '용기' '현장력' 등 3대 요소를 갖춰야 한다고 강조한다. 특히 저자가 직접 겪은 32가지 유형을 통해 해결 과정을 생생히 전달하고 있으며, 트러블을 해결하기 위해 지켜야 할 12가지 원칙과 해결의 기술 10가지를 중심으로 보건 의료계 종사자들이 언제든지 바로 실무에 활용할 수 기술을 제시하고 있다.

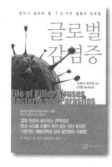

글로벌 감염증

닛케이 메디컬 | 380p | 15,000원

'글로벌 감염증'은 일본경제신문 닛케이 메디컬에서 발간한 책을 도서출판 정다와에서 번역 출간한 것으로서 70가지 감염증에 대한 자료를 함축하고 있다. 이 책은 기존 학술서적으로서만 출판되던 감염증에 대한 정보를 어느 누가 읽어도 쉽게 이해할 수 있도록 다양한 사례 중심으로 서술했으며, 감염증별 병원체, 치사율, 감염력, 감염경로, 잠복기간, 주요 서식지, 증상, 치료법 등을 서두에 요약해 한 눈에 이해할 수 있게 했다.

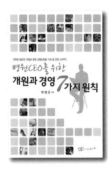

병원 CEO를 위한 개원과 경영 7가지 원칙

박병상 | 363p | 19,000원

'병원 CEO를 위한 개원과 경영 7가지 원칙'은 개원에 필요한 자질과 병원 경영 능력을 키워줄 현장 노하우를 담은 책이다.

이 책은 성공하는 병원 CEO를 위해 개원을 구상할 때부터 염두에 두어야 할 7가지 키워드를 중심으로 기술하였다.

가까운 미래에 병원CEO를 꿈꾸며 개원을 준비하는 의사들과 병원을 전문화하거나 규모 확장 등 병원을 성장시키고자 할 때 길잡이가 될 것이다.

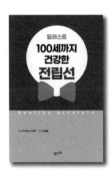

일러스트 100세까지 건강한 전립선

타카하시 사토루 | 172P| 15,000원

니혼 대학 의학부 비뇨기과학계 주임교수 타카하시 사토루

전립선비대증과 전립선암은 중노년 남성을 괴롭히는 성가신 질병이다. 하지만 증상이 있어도 수치심에서, 혹은 나이 탓일 거라는 체념에서 진찰 받는 것을 주저하는 환자가 적지 않다. "환자가 자신의 질병을 바르게 이해하고, 적절한 치료를 받기 위해서 필요한 정보를 알기 쉽게 전달" 해주기 위한 목적으로 만든 책이다.

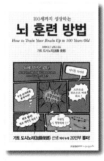

100세까지 성장하는 뇌의 훈련 방법

가토 도시노리 | 241p | 15,000원

1만 명 이상의 뇌 MRI를 진단한 일본 최고 뇌 전문의사 가토 도시노리(加藤俊德)가 집필한 '100세까지 성장하는 뇌 훈련 방법'은 뇌 성장을 위해 혼자서도 실천할 수 있는 25가지 훈련 방법을 그림과 함께 상세히 설명하고 있다.

이 책에서는 "사람의 뇌가 100세까지 성장할 수 있을까?"에 대한 명쾌한 해답을 주기 위하여 중장년 이후에도 일상적인 생활 속에서 뇌를 훈련하여 성장시킬 수 있는 비결을 소개하고 있다. 또 집중이 잘 안 되고, 건망증이 심해지는 등 여러 가지 상황별 고민을 해소하기 위한 뇌 트레이닝 방법도 간단한 그림을 통해 안내하고 있어 누구나 쉽게 실천해 나갈 수 있다.

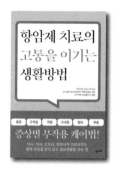

항암제 치료의 고통을 이기는 생활방법
나카가와 야스노리 | 236p | 15,000원

항암제의 발전에 따라 외래에서 암 치료하는 것이 당연한 시대가 되었다. 일을 하면서 치료를 계속하는 사람도 늘고 있다. 그러한 상황에서 약제의 부작용을 어떻게 극복할 것인가는 매우 중요한 문제이다. 이 책은 암 화학요법의 부작용과 셀프케어에 관한 이해를 높이고 암 환자들에게 생활의 질을 유지하면서 치료를 받는 데 도움을 줄 것이다.

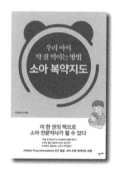

우리 아이 약 잘 먹이는 방법 소아 복약지도
마츠모토 야스히로 | 338p | 25,000원

이 책은 소아 조제의 특징, 가장 까다로운 소아약 용량, 보호자를 힘들게 하는 영유아 약 먹이는 법, 다양한 제형과 약제별 복약지도 포인트를 정리하였다. 또한 보호자가 걱정하는 소아약 부작용, 임신 · 수유 중 약 상담 대응에 대해서도 알기 쉽게 설명해 준다.

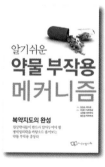

알기 쉬운 약물 부작용 메커니즘
오오츠 후미코 | 304p | 22,000원

"지금 환자들이 호소하는 증상,
혹시 약물에 따른 부작용이 아닐까?"
이 책은 환자가 호소하는 49개 부작용 증상을 10개의 챕터별로 정리하고, 각 장마다 해당 사례와 함께 표적장기에 대한 병태생리를 설명함으로써 부작용의 원인을 찾아가는 방식을 보여주고 있다.
또 각 장마다 부작용으로 해당 증상이 나타날 수 있는 메커니즘을 한 장의 일러스트로 정리함으로써 임상 약사들의 이해를 최대한 돕고 있다.

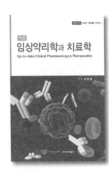

최신 임상약리학과 치료학

최병철 | 본책 328p | 부록 224p | 47,000원

이 책은 2010년 이후 국내 및 해외에서 소개된 신약들을 위주로 약물에 대한 임상약리학과 치료학을 압축 정리하여 소개한 책이다. 책의 전반적인 내용은 크게 질병에 대한 이해, 약물치료 및 치료약제에 대해 설명하고 있다. 31개의 질병을 중심으로 약제 및 병리 기전을 이해하기 쉽도록 해설한 그림과 약제간의 비교 가이드라인을 간단명료하게 표로 정리한 Table 등 150여 개의 그림과 도표로 구성되어 있다. 또 최근 이슈로 떠오르고 있는 '치료용 항체'와 '소분자 표적 치료제'에 대해 각 31개를 특집으로 구성했다. 부록으로 제작된 '포켓 의약품 인덱스'는 현재 국내에 소개되어 있는 전문의약품을 21개 계통별로 분류, 총 1,800여 품목의 핵심 의약품이 수록되어 있다.

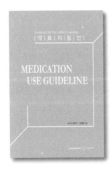

약료지침안

유봉규 | 406p | 27,000원

'약료지침안'은 의사의 '진료지침'과 똑같이 약사가 실천하는 복약지도 및 환자 토털 케어에 가이드라인 역할을 할 수 있는 국내 최초의 지침서이다.

이 책은 갑상선 기능 저하증, 고혈압, 녹내장, 당뇨병 등 약국에서 가장 많이 접하는 질환 18가지를 가나다순으로 정리하였으며, 각 질환에 대해서도 정의, 분류, 약료(약료의 목표, 일반적 접근방법, 비약물요법, 전문의약품, 한방제제, 상황별 약료), 결론 등으로 나눠 모든 부분을 간단명료하게 설명하고 있다.

특히 상황별 약료에서는 그 질환과 병행하여 나타나는 증상들을 빠짐없이 수록하고 있다. 예를 들어 고혈압의 상황별 약료에서는 대사증후군, 당뇨병, 노인, 심장질환, 만성콩팥, 임신 등 관련 질병의 약료를 모두 해설하고 있는 것이다.

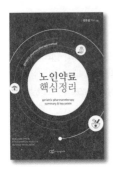

노인약료 핵심정리

엄준철 | 396p | 25,000원

국내에서 최초로 출간된 '노인약료 핵심정리'는 다중질환을 가지고 있는 노인들을 복약 상담함에 앞서 약물의 상호작용과 부작용 그리고 연쇄처방 패턴으로 인해 발생하는 다약제 복용을 바로 잡기 위해 출간 됐다. 한국에서 노인약료는 아직 시작 단계이기 때문에 미국, 캐나다, 호주, 영국 등 이미 노인약료의 기반이 잘 갖추어진 나라의 가이드라인을 참고 분석하였으며, 약사로서의 경험과 수많은 강의 경력을 가진 저자에 의해 우리나라의 실정에 맞게끔 필요한 정보만 간추려 쉽게 구성되었다.

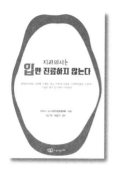

치과의사는 입만 진료하지 않는다

아이다 요시테루 | 176p | 15,000원

이 책의 핵심은 치과와 의과의 연계 치료가 필요하다는 것이다. 비록 일본의 경우지만 우리나라에도 중요한 실마리를 제공해 주는 내용들로 가득하다. 의과와 치과의 연계가 왜 필요한가? 저자는 말한다. 인간의 장기는 하나로 연결되어 있고 그 시작은 입이기 때문에 의사도 입안을 진료할 필요가 있고, 치과의사도 전신의 상태를 알지 못하면 병의 뿌리를 뽑는 것이 불가능 하다고. 저자는 더불어 치과의료를 단순히 충치와 치주병을 치료하는 것으로 받아들이지 않고, 구강 건강을 통한 전신 건강을 생각하는 메디코 덴탈 사이언스(의학적 치학부) 이념을 주장한다.

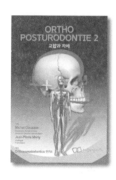

교합과 자세

Michel Clauzade · Jean-Pierre Marty | 212p | 120,000원

자세와 교합, 자세와 치아 사이의 관계를 의미하는 '자세치의학(Orthopo sturodontie)' 이라는 개념은 저자 미셸 클로자드와 장피에르 마티가 함께 연구하여 만든 개념으로써, 자세학에서 치아교합이 핵심적인 역할을 지니고 있다는 사실을 보여준다.

'교합과 자세'는 우리가 임상에서 자주 접하는 TMD 관련 증상들의 원인에 대해 생리학적 관점보다 더 관심을 기울여 자세와 치아에 관한 간단한 질문들, 즉 치아 및 하악계가 자세감각의 수용기로 간주될 수 있는 무엇인가? 두 개 하악계 장애가 자세의 장애로 이어질 수 있는 이유는 무엇인가?에 대한 질문들에 답을 내놓고 있다.

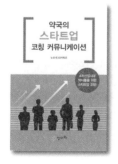

약국의 스타트업 코칭 커뮤니케이션

노로세 타카히코 | 200p | 15,000원

이 책에서 알려주는 '코칭'은 약국이 스타트업 할 수 있도록 보다 미래지향적이며 효율적인 소통법이다. 약국을 찾은 환자를 배려하면서 환자의 의지를 실현시켜주는 것이며, 환자가 인생의 주인공으로서 능력을 발휘하게 서포트 해주는 것이다. 따라서 코칭을 지속적으로 하게 되면 환자와 약사 사이에 신뢰감을 형성하면서 진정한 소통으로 인한 파급력을 얻게 된다.

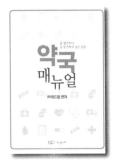

문 열기부터 문닫기까지 필수 실천 약국 매뉴얼

㈜위드팜 편저 | 248p | 23,000원

'약국매뉴얼'은 위드팜이 지난 14년 간 회원약국의 성공적인 운영을 위해 회원약사에게만 배포되어 오던 지침서를 최근 회원약사들과 함께 정리하여 집필한 것으로 개설약사는 물론 근무약사 및 약국 직원들에게도 반드시 필요한 실무지침서이다.

주요 내용은 약국 문 열기부터 문 닫기까지 각 파트의 직원들이 해야 할 업무 중심의 '약국운영매뉴얼', 고객이 약국 문을 들어섰을 때부터 문을 닫고 나갈 때까지 고객응대 과정에 관한 '약국고객만족서비스매뉴얼' 등으로 구성돼 있다.

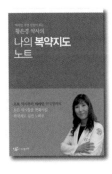

따라만 하면 달인이 되는
황은경 약사의 나의 복약지도 노트

황은경 | 259p | 19,000원

이 책은 2010년대 약사사회의 베스트셀러로 기록되고 있다. 개국약사가 약국에서 직접 경험하고 실천한 복약지도와 약국경영 노하우가 한권의 책에 집약됐다. 황은경 약사가 4년 동안 약국경영 전문저널 ㈜비즈엠디 한국의약통신 파머시 저널에 연재한 복약지도 노하우를 한권의 책으로 묶은 것이다.

환자 복약상담 및 고객서비스, 약국 관리 및 마케팅 분야에 대한 지식을 함축하고 있어 약국 성장의 기회를 잡을 수 있다.

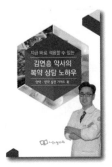

김연흥 약사의 복약 상담 노하우

김연흥 | 304p | 18,000원

이 책은 김연흥 약사가 다년간 약국 임상에서 경험하고 연구했던 양·한방 복약 상담 이론을 총 집대성 한 것으로, 질환 이해를 위한 필수 이론부터 전문적인 복약 상담 노하우까지, 더 나아가 약국 실무에 바로 적용시킬 수 있는 정보들을 다양한 사례 중심으로 함축 설명하고 있다. 세부 항목으로는 제1부 질환별 양약 이야기, 제2부 약제별 생약 이야기로 구성돼 있다.

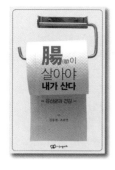

腸(장)이 살아야 내가 산다 -유산균과 건강-

김동현 · 조호연 ㅣ 192p ㅣ 15,000원

이 책은 지난 30년간 유산균에 대해 연구하여 국내 최고의 유산균 권위자로 잘 알려진 경희대학교 약학대학 김동현 교수와 유산균 연구개발에 주력해온 CTC 바이오 조호연 대표가 유산균의 인체 작용과 효능효과를 제대로 알려 소비자들이 올바로 이용할 수 있도록 하기 위해 집필한 것으로써, 장과 관련된 환자와 자주 접촉하는 의사나 약사 간호사 등 전문인 들이 알아두면 환자 상담에 크게 도움을 줄 수 있는 내용들이 많다.

부록으로 제공된 유산균 복용 다섯 가지 사례에서는 성별, 연령별, 질병별로 예를 들고 있어 우리들이 직접 체험해보지 못한 경험을 대신 체득할 수 있도록 도와주고 있다.

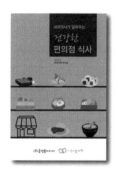

내과의사가 알려주는 건강한 편의점 식사

마츠이케 츠네오 ㅣ 152p ㅣ 15,000원

편의점 음식에 대한 이미지를 단번에 바꾸어주는 책이다. 이 책은 식품에 대한 정확한 정보를 제공함으로써 좋은 음식을 골라먹을 수 있게 해주고 간단하게 건강식으로 바꾸는 방법을 가르쳐준다. 내과의사이자 장 권위자인 저자 마츠이케 츠네오는 현재 먹고 있는 편의점 음식에 무엇을 추가하면 더 좋아지는지, 혹은 어떤 음식의 일부를 빼면 더 좋은지 알려준다. 장의 부담이나 체중을 신경쓴다면 원컵(One-cup)법으로 에너지양과 식물섬유량을 시각화시킬 수 있는 방법을 이용할 수 있다.

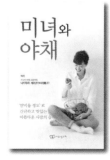

미녀와 야채

나카무라 케이코 ㅣ 208p ㅣ 13,000원

'미녀와 야채'는 일본 유명 여배우이자 시니어 야채 소믈리에인 나카무라 케이코(中村慧子)가 연구한 7가지 다이어트 비법이 축약된 건강 다이어트 바이블이다.

나카무라 케이코는 색깔 야채 속에 숨겨진 영양분을 분석하여 좋은 야채를 선별하는 방법을 제시하였으며, 야채를 먹는 방법에 따라 미와 건강을 동시에 획득할 수 있는 비법들을 이해하기 쉽게 풀어썼다.

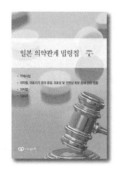

일본 의약관계 법령집

도서출판 정다와 | 368p | 30,000원

'일본 의약관련 법령집'은 국내 의약관련 업무에서 일본의 제도나 법률이 자주 인용, 참조되고 있음에도 불구하고 마땅한 자료가 없는 가운데 국내 최초로 출간되었다.

책의 구성은 크게 약제사법(藥劑師法), 의약품·의료기기 등의 품질·유효성 및 안전성 확보 등에 관한 법률(구 藥事法), 의사법(醫師法), 의료법(醫療法) 및 시행령, 시행규칙의 전문과 관련 서류 양식이 수록되어 있다.

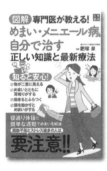

현기증·메니에르병을 스스로 고치는
올바른 지식과 최신요법(근간)

성 마리안나 의과대학 교수 코이즈카 이즈미 감수

현기증을 고치는 요령은 적극적으로 몸을 움직이고 웃는 것이다. 평형감각에 장애가 생기면 걷는 것도, 뛰는 것도 마음대로 되지 않아 이때야 비로소 우리는 평형감각의 '고마움'을 깨닫게 된다. 이 책에서는 평형감각이 장애를 받는 각종 현기증 질환에 관하여 그 치료법과 예방법, 그리고 평소의 주의점에 관하여 설명해 준다.

주치의가 답해주는
치매의 진단·간병·처방

초판 1쇄 인쇄 2020년 7월 8일
초판 1쇄 발행 2020년 7월 15일

지은이   가와바타 노부야
발행인   정동명
발행처   (주)동명북미디어 도서출판 정다와
디자인   서재선
번역가   김철용
인쇄소   천일인쇄사

도서출판 정다와
주 소   서울시 서초구 동광로 10길 2 덕원빌딩 3층 (주)동명북미디어
전 화   02.3481.6801
팩 스   02.6499.2082
홈페이지   https://jungdawabook.wixsite.com/dmbook

출판신고번호 | 2008-000161
ISBN | 978-89-6991-031-8 (13510)
정가는 뒤표지에 있습니다.

이 도서의 국립중앙도서관 출판예정도서목록(CIP)은 서지정보유통지원시스템 홈페이지(http://seoji.nl.go.kr)와
국가자료종합목록 구축시스템(http://kolis-net.nl.go.kr)에서 이용하실 수 있습니다.
(CIP제어번호 : CIP2020026701)

※본서의 한국의 의약품에 대한 정보 '국내 생산 제품'은 한국의 출판사 〈정다와〉에서 추가한 것입니다.